Max Kronawitter

Ikarus stürzt

Mein Tumor, meine Filme und
mein neues Leben auf Zeit

*Meiner geliebten Heike und unseren Kindern David,
Marie und Lucia sowie meiner wunderbaren Großfamilie*

Max Kronawitter

Ikarus stürzt

Mein Tumor, meine Filme und
mein neues Leben auf Zeit

HERDER

FREIBURG · BASEL · WIEN

MIX
Papier | Fördert gute Waldnutzung
FSC® C014496
www.fsc.org

www.herder.de

Satz: ZeroSoft, SRL
Herstellung: GGP Media GmbH, Pößneck
Printed in Germany

Fotos: S. 2, S. 3 oben, S. 4: Erwin Schwingenschlögl; S. 3 unten, S. 12 unten, S. 27: Hans-Peter Hillmeier; S. 4 unten: Doro Große; S. 8 Mitte/unten: Hermann Anetzberger; S. 16 unten: Benedikt Gradl; S. 27 Mitte: Steyl Medien; alle weiteren: Ikarus-Film

ISBN 978-3-451-60144-6
ISBN E-Book (ePub) 978-3-451-83242-0

INHALT

Im Innersten getroffen ... 7
5. Dezember bis 20. Dezember

Überall Scherben ... 37
21. Dezember bis 1. Januar

Verzieh dich, ich kämpfe ... 47
2. Januar bis 15. Februar

Ich will meine Bilder zurück ... 91
19. Februar bis 17. März

Wechselbad der Gefühle ... 111
18. März bis 25. April

Ikarus und das Buch ... 151
27. April bis 13. Mai

Wieder dabei ... 173
14. Mai bis 7. August

Neues Leben auf Zeit ... 217
12. August bis 12. September

Dank ... 237

IM INNERSTEN GETROFFEN

Beginn
5. Dezember

Der Schlitten, auf dem ich in der korrekten Position fixiert bin, fährt in den großen Bauch des Magneten. Ich schließe die Augen, und es geht los. Das gepulste Klopfen des Kernspintomografen vibriert durch meinen Körper. Trotz des Gehörschutzes, den die freundliche Assistentin über meine Ohren gestülpt hat, dröhnt das Tackern durch meinen Schädel. Seltsam unwirklich – gerade durchleuchtet ein modernes Echolot meinen Körper und bringt womöglich Dinge ans Licht, die mein Leben völlig umkrempeln werden. Ein magischer Ort.

Angeschnallt in der überdimensionalen Apparatur zu liegen, ist trotz des eigenartigen Geräusches eigentlich ganz angenehm. Mitten am Tag dreißig Minuten lang die Beine ausstrecken – für mich ein Luxus. Nur das charakteristische Hämmern irritiert mich. Vor Jahren hat es sich in mein Gedächtnis eingebrannt. Böse Erinnerungen werden wach, vergessene Bilder drängen in mein Bewusstsein. Über zehn Jahre ist es her: eine ähnliche Pritsche, darauf Wenke, ein dreizehnjähriges Mädchen. Der Wagen wird in die Röhre gefahren, das gleiche laute Tackern setzt ein. Wenkes Mutter Simone, die starke, vor Leben strotzende Frau, wartet ängstlich zitternd neben mir auf den Befund. „Hugo", so hatte Wenke ihren Gehirntumor genannt, um seinen Schrecken zu bannen, war weitergewachsen, und alle Hoffnung für die Familie wurde in diesen Minuten zunichte. Wenke hatte den Kampf verloren.

Die Bilder von Wenke, das leichte Zittern der Apparatur. Eiskalt war es mir den Rücken hinuntergelaufen, als ich erstmals registrierte, wie sehr der Mechanismus, der das Mädchen ins Innere der Anlage schob, dem Einfahren eines Sarges in eine Krematoriumskammer glich. Hundertmal habe ich die Bilder am Schneidetisch vor- und zurückgespult, jetzt sind sie auf einmal wieder da. Ich habe Wenke für einen Film über das Kinderpalliativteam des Klinikums Großhadern auf ihrem letzten Lebensabschnitt mit der Kamera begleitet. Es waren Dreharbeiten, die an die Nieren gingen, die uns aber auch zu einer seltsamen Schicksalsgemeinschaft zusammenschweißten. Am Ende bat mich dieses besondere Mädchen, bei ihrer Totenfeier die Rede zu halten. Ich habe es getan. Und ich habe mit der Kamera eingefangen, wie die ungewöhnliche Familie von der Krankheit und dem Verlust dieses Mädchens erschüttert wurde.

Und nun liege ich, wie damals Wenke, selbst in so einer Röhre, und unerbittlich scannt das Gerät meinen Kopf ab. Mindestens einen halben Arbeitstag muss ich opfern. Dabei läuft mir ohnehin schon wieder die Zeit davon. Die Aufnahmen von der Premiere in Berlin sind zu schneiden, eine Drehreise in die Mongolei ist zu planen und für die ARD muss so schnell wie möglich ein neuer Themenvorschlag eingereicht werden, damit dieses Jahr noch ein Film für mich abfällt. Also kein Grund, auf einer medizinischen Liege zu entspannen.

Gegen Mittag war ein Anruf von Heike gekommen. Sie habe gerade mit einem Kollegen über meine Blitze gesprochen: „Schaffst du es, in einer Stunde hier zu sein?" Ich lasse alles liegen, haste zum Auto und fahre los in die Münchner Universitätsklink. Seit einigen Wochen sehe ich Blitze rechts oben, wenn ich mich anstrenge, manchmal habe ich danach Kopfschmerzen. Anfänglich habe ich gar nicht darüber gesprochen. Ich bin sonst kerngesund. Gerade ein Jahr ist es her, dass ich beim alljährlichen „Löwenmarsch" hundert Kilometer von Schloss Kaltenberg nach Hohenschwangau in der Nähe von Schloss Neuschwanstein innerhalb von vierundzwanzig Stunden zu Fuß gelaufen bin. Wem das gelingt, der ist doch nicht krank! Ein befreundeter Arzt meinte „Augenmigräne", harmlos. Ich war beruhigt. Meine Frau Heike nicht. Sie drängte zur Untersuchung, schnell.

Heike fängt mich vor der Klinik ab und schleust mich durch die unübersichtlichen Gänge zum Neurologen, der mich freundlicherweise dazwischenschiebt. Körperliche Untersuchung, Befragung, Blutabnahme. Ja, richtig, das Gesichtsfeld ist deutlich eingeschränkt, aber sonst alles tipptopp. Er wirkt nicht beunruhigt. Meine Frau schon. Sie hat noch einen Kernspin-Notfalltermin vereinbart und schiebt mich weiter in die Radiologie-Abteilung. Das hier ist ihre Welt, sie arbeitet seit vielen Jahren in der Klinik und bewegt sich souverän in diesem für mich fremden System, das mich unsicher macht. Wie gut, dass ich nicht alleine hier bin.

„Wir sind fertig", tönt es an mein Ohr. Der Wagen, auf dem ich liege, wird zurückgefahren, die routinierte Assistentin nimmt mir die Kopfhörer ab. Geschafft, mit einem Lächeln überwacht sie, ob ich schwindelfrei aufstehe. Beim Ankleiden werfe ich einen Blick auf mein Handy: zwei Anrufe und eine SMS. Andrea, die Schamanin, fragt, ob ich schon Flüge in die Mongolei gebucht habe. Habe ich, simse ich zurück. Alles andere kann warten. Ich rufe Heike an, um mich zu verabschieden und schnellstmöglich wieder nach Hause zu fahren. Ich will die liegen gebliebene Arbeit des Nachmittags nachholen.

„Stopp, wir müssen die Bilder noch ansehen", ist ihre Antwort, und sie bittet die Kollegin aus der Radiologie, uns noch schnell nach Dienstschluss den Befund zu demonstrieren. Hier sind sich zwei Kolleginnen sympathisch, und die Not der einen wird von der anderen sofort verstanden. Der Vorteil des kleinen Dienstweges. Wir scheinen heute besonderes Glück zu haben. Zu dritt sitzen wir vor dem großen Monitor und versiert öffnet die, wie ich bemerke, außergewöhnlich hübsche Radiologin die Dateien der Untersuchung. Auf dem Bildschirm erscheint der Querschnitt eines Schädels, meines Schädels. Mit wenigen Mausklicks navigiert die Ärztin durch das Bildmaterial und erstarrt. Darauf ist sie nicht vorbereitet. Fassungslos schaut auch meine Frau auf das Computerbild. Klar und deutlich ist im linken Hinterkopf eine große, unregelmäßige, wallnussartige Form zu erkennen, während auf der rechten Seite alles schön gleichmäßig schwarz aussieht. Und dann fällt ein Wort, das ich in den nächsten Tagen so oft hören werde: Glioblastom.

Ich habe einen bösartigen Hirntumor! Von dem Versuch der hilfsbereiten Radiologin, diesen tödlichen Befund in ruhige, schonende Worte zu fassen, bekomme ich fast nichts mit. Sie entschuldigt sich, eine solche Nachricht überbringen zu müssen. Sie tut mir leid. Wahrscheinlich wird sie nie wieder der Bitte nachgeben, einen kurzen Blick auf ein Untersuchungsergebnis zu werfen, ohne sich vorher darauf vorzubereiten. Gebannt starre ich auf die Bilder und bin erstaunt über meine Gelassenheit. Kein Zittern, keine Regung.

Irgendwie ist es so, als hätte ich bei einem riesigen Würfelspiel die unwahrscheinlichste, aber eben doch mögliche Zahlenkombination bekommen. Dann steht meine Frau auf, bedankt sich, nimmt mich an der Hand und führt mich schweigend in den Vorraum. Ich bin wie in Trance. Mit einer mich selbst überraschenden Gelassenheit stehe ich vor ihr und versuche, mir den Ernst der Lage vor Augen zu führen. Ich bin immer noch ganz ruhig. Jetzt hat es also auch dich erwischt, ist so ziemlich der einzige Gedanke, der mein Bewusstsein erreicht. Meine Frau zieht mich an sich und drückt mich. „Max, du wirst sterben", stammelt sie, während ihr Tränen in Strömen über das Gesicht laufen. Der Boden hat sich aufgetan, die Erde hat aufgehört, sich zu drehen. Für den Augenblick habe ich das Gefühl, dass nur wir beide auf der Welt sind. Ein Vakuum – in einem menschenleeren, schwach beleuchteten Vorraum vor einer medizinischen Supermaschine, begegnen sich nach Dienstschluss ein Mann und eine Frau, um in den Grundfesten ihrer Existenz erschüttert zu werden.

Und dann kommen die Bilder: Szenen von zurückliegenden Urlaubsreisen, die ich immer dann wachgerufen habe, wenn ich mich über etwas furchtbar geärgert habe. Jetzt hüllen mich diese Erinnerungen in eine Art Schutzschild, das alle anderen Gedanken fernhalten will. All die Bilder von Tod und Sterben, die ich als Filmemacher während meiner Projekte eingefangen habe, fluten meine Sinne. Wie oft habe ich mich als Zuschauer diesen Themen genähert, habe versucht, sie in Worte und Bilder zu fassen und die vielen Facetten zu verstehen. Jetzt will ich davon nichts an mich ranlassen. Und doch drängt sich ein Bild beharrlich durch und beherrscht mein Denken: Wie beim

Blick in eine Glaskugel sehe ich das Bild meiner verstorbenen Schwester Maria, wie sie im Sarg gebettet liegt. Es hat nichts Bedrohliches. Da werde ich also auch bald liegen. Und der Deckel wird sich auch für mich schließen. Die Uhr, von der keiner weiß, wie lange sie noch läuft, hat angefangen zu ticken.

Letzte Fahrt

„Und ab sofort natürlich Fahrverbot!" Wir sind schon raus aus dem Untersuchungszimmer des Neurologen, der uns eine halbe Stunde nach dem ersten Schock freundlicherweise einen Blitztermin für morgen bei den Neurochirurgen in Großhadern vermittelt hat. „Was hat er damit gemeint?" Erst jetzt holpert das Gehörte in mein Bewusstsein. „Wegen des eingeschränkten Sehens darfst du anscheinend nicht mehr Auto fahren", vermutet Heike. Wir schauen uns zweifelnd an: „Gar nicht mehr? Ab sofort?"

Das kann und will ich nicht glauben. Vor zwei Stunden bin ich noch vollkommen sicher mit dem Auto aus dem Münchner Umland in die Stadt gefahren. Mein Wagen steht vor der Klinik und meine Frau ist ja auch mit ihrem Auto da. Wir lassen doch jetzt nicht eines der beiden hier stehen. In stillschweigender Übereinkunft steigen wir jeder in seinen Wagen und fahren im Konvoi die dreißig Kilometer heim. Selbstverständlich ohne einen Hauch von Unsicherheit.

Vor zwei Wochen habe ich noch meine ganze Familie sechshundert Kilometer von Berlin nach Hause chauffiert. Als Halbblinder? Ich sehe doch alles perfekt. Wir wohnen auf dem Land, völlig unerreichbar mit öffentlichen Verkehrsmitteln. Ohne Auto bin ich vom Leben abgeschnitten. Das soll für mich erst mal vorbei sein? Ich weigere mich, das in mein Denken zu lassen. Ja, und dann muss da noch die sechzehnjährige Tochter vom Bus abgeholt werden, wie jeden Montag. Lächelnd packe ich sie ins Auto, bringe sie sicher nach Hause, stelle wie gewohnt das Fahrzeug in die Garage. Zum letzten Mal. Ich werde nie wieder ein Auto steuern.

Kostbarer Aufschub
6. Dezember

Die Osterseen im Licht eines wunderschönen Spätherbsttages, ein Selfie von Heike und mir für die Kinder. „Das Leben ist schön“, schreibe ich drunter. Wir setzen uns mitten an einem Arbeitstag in eine Pizzeria und trinken ein Bier. So oft vorgenommen und nie gemacht. Das Leben genießen. Wir nehmen uns Zeit, obwohl alle Zeichen darauf stehen, dass wir keine Zeit haben.

„Sie müssen so schnell wie möglich operiert werden. Wenn Sie wollen, morgen!“ Vor zwei Stunden saßen wir vor dem sympathischen Neurochirurgen, dem anzumerken war, wie wenig Vorsprung er dem Tumor jetzt noch geben wollte. Ich schaute meine Frau entsetzt an. Völlig überrumpelt von der Geschwindigkeit, in der sich seit gestern mein Leben zu ändern schien, einigten wir uns dann auf einen kleinen Aufschub bis nach dem Wochenende. Wir müssen mit den Kindern sprechen, das Unglaubliche irgendwie begreifen und so viele geschäftliche Dinge regeln.

Die wenigen Tage vor der Operation sind jetzt Gold wert. Wir werden die Zeit auskosten, uns die vielen Dinge sagen, die im Alltag verschluckt worden sind, und allen Tatsachen zum Trotz Pläne für die Zukunft machen.

Wir schauen auf das Karwendelgebirge am Horizont, und ich bin heilfroh, dass ich nicht schon morgen in die Klinik muss.

Todesurteil auf Papua-Neuguinea

Zurück daheim. Während Heike bemüht ist, den Familienalltag am Laufen zu halten, starre ich lethargisch aus dem Fenster ins Leere. Ist das alles wahr? Den gleichen Schrecken, der jetzt in mich gefahren ist, als ich von meinem Tumor erfahren habe, habe ich schon einmal in den Augen einer jungen Frau gesehen.

Es war in Papua-Neuguinea, im Hochland der Insel abseits aller Zivilisation. Für einen Film über die Steyler Ordensschwestern besuchten wir eine Aids-Beratungsstelle. Dort wurden auch HIV-Tests gemacht, aber keiner hatte gerade während der Filmaufnahmen mit einem todbringenden Ergebnis gerechnet. Es trifft eine junge Frau mit zwei kleinen Kindern. Medikamente gegen das Virus sind damals erst im Versuchsstadium, im Hochland von Papua-Neuguinea völlig unerschwinglich und unerreichbar. Was wird aus dieser Frau? Bei der Recherche hatte ich erfahren, dass HIV-Positive wie Aussätzige von ihren Familien verstoßen werden. Zu groß ist die Angst, weitere Angehörige anzustecken. In abgelegenen Hütten fristen die Infizierten ein beklagenswertes Leben, bis die Immunkrankheit sie irgendwann dahinrafft. Was geht in einer jungen Mutter vor, wenn ihr jemand dieses Todesurteil überbringt, das sie unwiederbringlich von ihren Kindern trennt? Der Blick der Frau ins Leere, in einen dunklen Abgrund, hat mich tagelang nicht mehr losgelassen. Unendliche Trauer und lähmende Angst spricht aus den Filmaufnahmen, die ich gemacht habe. Ein wenig tröstet mich das Hilfsprogramm der Schwestern, die diesen verstoßenen Frauen beistehen. Erst in den folgenden Tagen, als wir tief in den Busch fliegen, lässt mich das Bild der schicksalsgetroffenen Frau endlich los.

Aber zu Hause beim Sichten des Materials ist sie wieder da: diese Frau, die ihr Schicksal so ungerecht und brutal niedergeschlagen hat. Nun sehe ich erneut ihr Gesicht riesengroß auf dem Bildschirm meines Studios. All das Entsetzen und diese tiefe Traurigkeit sind in dem Moment zu erblicken, in dem ihr schlagartig bewusst wird, dass ihr Leben ab jetzt zu Ende geht. Am Schneidetisch sitzend, kann ich es nicht ertragen, diese Tragik zu vervielfältigen und der Welt zu zeigen. Und ich tue etwas, was ich noch nie vorher und auch nie wieder danach gemacht habe: Ich lösche diese Bilder. Vielleicht wollte ich diese intime Begegnung nicht entehren. Vielleicht wollte ich sie nicht nur aus meinem Material, sondern auch aus meinen Gedanken löschen, um mich selbst zu schützen. Das ist nicht gelungen. Ich erinnere mich heute noch sehr genau an diese Frau, die mir jetzt so nahe ist.

Notfallpläne

„Wir müssen vor der OP die Dinge regeln“, hat Heike gesagt. Die „Dinge“, das ist alles Nötige, damit meine Familie zurechtkommt, falls während der Operation etwas schiefgeht. Damit habe ich endgültig verstanden, dass der Eingriff am Gehirn lebensgefährlich ist und dass ich vielleicht nicht oder nur schwer beeinträchtigt überleben werde.

Schon am Morgen sitzen Heike und ich an meinem Schreibtisch und überlegen, was dazugehört, zu den „Dingen“. Wie bereitet man in ein paar Stunden seine eigene Handlungsunfähigkeit vor? Wo fangen wir an? Was ist das Wichtigste?

Die Sicherung der Existenz für Heike und die Kinder, falls ich nicht mehr arbeiten kann. Als „Finanzminister“ der Familie war das ausschließlich mein Ressort: meine Firmenkonten, ein Bürgschaftskonto der Projekte für den BR, die Sparkonten für die Kinder, meine Riesterrente, eine Rücklage für das Haus ... In einem komplizierten System aus Konten bei verschiedenen Banken ist unser Hab und Gut verteilt. Was für mich eine über Jahre sinnvoll gewachsene Struktur ist, ist für einen Uneingeweihten sehr undurchsichtig. Noch komplizierter wird es, sich Zugang zu verschaffen. Meine Geheimzahlen und Einwahlcodes habe ich nach einem ausgeklügelten, nur mir bekannten System verschlüsselt. Was ich gestern noch stolz als ausgefuchste Methode präsentiert hätte, entpuppt sich nun als riesiges Problem. Heike schüttelt ungläubig den Kopf. Würde umgekehrt ich erstmals das Wirrwarr unserer Konten sehen, ich würde wohl auch verzweifeln. Geduldig lässt sie sich alles erklären, notiert eifrig wie eine Schülerin. Nach drei Stunden habe ich das Gefühl, meine Frau ist nun imstande, zumindest die Grundlagen meines Firmen- und Privatgeschäftes einigermaßen zu überblicken und die Bankgeschäfte weiterzuführen. Sie zieht die Augenbrauen hoch, als ich noch an den Aufbewahrungsort meines Testamentes erinnere.

Und was müssen wir noch regeln? Eine Vorsorgevollmacht ausstellen. Ich gebe Heike Vollmacht über mein Leben: Gesundheit, aber auch Finanzen, Behördengänge, Wohnungsangelegenheiten. Für den Bruchteil einer Sekunde kommt mir der Gedanke, dass ich mich damit völlig in ihre Hand lege. Ein komisches Gefühl, selbst nach 27 Ehejahren noch. Aber nicht der leiseste Zweifel hindert mich. Bei ihr bin ich sicher aufgehoben, sie wird versuchen, alles in meinem Sinn zu regeln.

Nun noch die Patientenverfügung, da ist sie die Expertin. Oft genug haben wir uns gegenseitig erklärt, wie wir in dem Fall behandelt werden möchten, in dem wir nicht mehr fähig sind, unseren eigenen Willen zu vertreten. Wir halten es jetzt nur noch im Formular fest. Eigentlich bin ich froh, dass wir bei der Gelegenheit machen, was wir ohnehin längst hätten tun sollen. Aber auch wenn wir beide versuchen, das alles geschäftsmäßig abzuarbeiten, liegt darunter ein Hauch Panik, weil die Wahrscheinlichkeit sich akut erhöht hat, dass diese Papiere zum Einsatz kommen.

Dann mache ich auch noch eine genaue Aufstellung aller Versicherungen. Ist das vielleicht doch alles übertrieben? Hatte der Chirurg nicht gesagt, dass ich wohl im Februar wieder arbeiten kann? Morgen warten noch weitere Aufgaben: Die Fotos für das alljährliche Weihnachtsgeschenk für unsere Eltern müssen noch zusammengestellt werden, ein Präsent für Heike verpackt, die Gaben für die Kinder organisiert. Wer muss vor der OP noch informiert werden? Was mache ich mit den anstehenden Filmprojekten? Viele Entscheidungen kann ich erst treffen, wenn ich weiß, wie es mir nach der Operation geht, wie ich die Bestrahlung und die Chemo vertrage. Wie lange ich wohl noch zu leben habe?

So viele Fragen und so viele Unsicherheiten. Manchmal kommt plötzlich riesengroß die Angst hoch. Wie wird dieses Leben nun weitergehen? Und ich denke wieder an meine Schwester Maria, deren Mantra diese Worte waren: „Wenn der Berg zu groß ist, dann geh einfach immer nur Schritt für Schritt", höre ich sie mir in Gedanken gut zureden. Morgen nächster Schritt.

Bärbel und Erwin
10. Dezember

„Aber doch nichts Schlimmes?" – unsere Nachbarin Kathi schenkt gerade den Glühwein ein, und ich nehme zwei frische Waffeln aus der Hand ihres Sohnes in Empfang. „Schau mer mal", antworte ich mit einem Lächeln, froh, mich hinter dieser bayrischen Formulierung verstecken zu können. Nach meinem Befinden gefragt, hatte ich etwas von einer Operation geantwortet. Unsere Nachbarin organisiert diesen wahrscheinlich kleinsten Weihnachtsmarkt von Oberbayern seit zwei Jahren in der Zimmererwerkstatt ihres Mannes. Hier trifft sich das Dorf an einem Adventssamstag bei Gebäck und Glühwein. Für mich ist es ein angenehmer Pflichttermin, denn ein Teil des Erlöses geht als Spende an einen Pater, den ich zweimal auf den Philippinen besucht habe, wo er Kinder von der Müllhalde und aus der Prostitution holt. Es freut mich, dass unser kleiner Weihnachtsmarkt mein Herzensprojekt unterstützt.

Gerade bin ich mit den wohlriechenden Waffeln unterwegs zu meiner Frau, als mein Blick ein Bild einfängt, das nicht hierher passt. Bin ich im falschen Film? Am Eingang der dekorierten Werkstatt stehen zwei in Winterklamotten gepackte Besucher, die nicht hierhergehören: Bärbel und Erwin – unsere besten Freunde aus Niederbayern. Was machen die um Gottes Willen auf unserem Weihnachtsmarkt? Bärbel umarmt mich so stürmisch, dass ich Mühe habe, die Waffeln festzuhalten. Schlagartig wird mir alles klar: Heike hatte mittags mit ihr telefoniert, von meiner Diagnose und der dringenden Operation erzählt. Sofort haben sich Bärbel und Erwin ins Auto gesetzt, um die zweihundertfünfzig Kilometer vom Bayerischen Wald hierherzufahren. Auch wenn ich mich riesig freue, durchfährt mich der Schrecken. Wenn die beiden Mediziner sich in einer Nacht- und Nebelaktion aufmachen, um mich vor der Operation noch einmal zu sehen, dann muss es richtig ernst sein.

Bärbel ist etwas ganz Besonderes in meinem Leben. Wir sind im gleichen Dorf aufgewachsen, kennen uns seit Kindertagen. Von der ersten Klasse bis zum Abitur haben wir gemeinsam die Schule besucht. Ihr habe ich zu verdanken, meine Frau kennengelernt zu haben, die ich auf der Beerdigung ihres ersten Mannes zum ersten Mal gesehen habe.

Wer der lebenslustigen Bärbel begegnet, würde nie vermuten, wie viele tiefe, traurige Täler sie schon durchschreiten musste. Aufgewachsen als Älteste auf einem Bauernhof musste sie zwei ihrer acht Geschwister zu Grabe tragen. Nach dem Medizinstudium hatte sie sich in Georg verliebt, die beiden heirateten. Kurz nach der Hochzeit wird bei ihm Leukämie diagnostiziert. Er stirbt.

Die drei dramatischen Todesfälle in ihrer engsten Familie haben Bärbel nicht zerbrechen können. Sie hat das Leben gewählt, sich neu verliebt und mit Erwin eine Familie gegründet. Mit zwei Kindern lebt sie als Landärztin im hintersten Bayerischen Wald. Nach fast zwanzig Jahren Bitten hat sie 2020 endlich zugestimmt und ich porträtierte sie in einem Film für die ARD.

Und jetzt haben Bärbel und Erwin alles Geplante liegen gelassen und sind extra mitten in der Nacht zu mir gekommen. Ein warmes Gefühl tiefer Freundschaft durchströmt mich. Wir gehen heim, essen und trinken zusammen vor dem Kaminfeuer. Die medizinischen Details werden nur kurz besprochen, alle wissen, was dieser Tumor bedeutet. Der eher ruhige Erwin – von Beruf Psychiater – ist mir dabei eine große Hilfe. Er strahlt eine natürliche Gelassenheit aus, die mir Zuversicht gibt. Heike und Bärbel, die sich in der Zeit nach Georgs Tod als Seelenverwandte gefunden haben, verbindet nun ein weiteres trauriges Band: Wie kann man die lebensbedrohliche Erkrankung des Ehemannes aushalten, ohne zu verzweifeln? Wir sitzen einen wichtigen Abend beieinander.

Ich bin bereit
11. Dezember

Schwungvoll fährt David sein Auto die Einfahrt runter. Es geht immer lebhaft zu, wenn er heimkommt. Nachdem wir ihm gestern telefonisch von meiner Diagnose berichtet haben, kommt er ungeplant aus seinem Studienort Regensburg. Die völlig neue Situation erschüttert unsere gesamte Familie, schockiert unsere drei Kinder Lucia, Marie und David genauso wie uns beide. Wir sitzen gemeinsam in der Küche und versuchen der Verunsicherung Herr zu werden. Heike erklärt noch einmal ruhig: „Bei Papa ist ein bösartiger Gehirntumor am Sehzentrum gefunden worden, deshalb hat er in letzter Zeit immer wieder diese Blitze gesehen.“ Sie erläutert, was mich in den nächsten Tagen erwartet: die Operation übermorgen, dann ab Januar sechs Wochen tägliche Bestrahlung und Chemotherapie bis zum Herbst. Dazwischen leben, so normal wie es geht.

Die Frage – wie lange lebt der Papa noch? – steht zum Anfassen im Raum. Heike erklärt die Fakten: „Im Durchschnitt knapp zwei Jahre, manche schaffen aber mehr.“ Wir versuchen, eher Zuversicht zu verbreiten als Panik. Ehrlich bleiben, ohne die Hoffnung zu verlieren.

Die Kinder können selber im Internet alles zum Thema Glioblastom nachlesen und werden schnell erfahren, dass dieser Tumor die schlechteste Wahl ist.

Heike hat volle Rückendeckung in der Klinik, ihr Chef und ihre Kollegen wissen seit gestern Bescheid. Ich packe den Koffer fürs Krankenhaus. Extra für die Klinik habe ich mir noch ein neues Handy besorgt. Da, so meine Überlegung, kann ich mich dann in Ruhe damit beschäftigen. Vielleicht auch ein Buch? Auf dem Nachttisch liegt das neue Werk von Abt Johannes, mit dem wir eng befreundet sind. Ich habe ein schlechtes Gewissen. Obwohl er es mir druckfrisch vorbeigebracht hat, bin ich noch nicht zum Lesen gekommen. Ob der Titel für das Krankenhaus geeignet ist? *Die Apokalypse* steht da in großen Lettern. Ein tiefsinniges Buch für lange Krankenhausnächte, denke ich und schiebe es in die Tasche. Wie hätte ich ahnen können, dass ich nach der Operation weder lesen noch ein Mobiltelefon bedienen kann?

Nach dem Packen überredet mich Heike, zum örtlichen Adventsingen zu fahren. Ja, es braucht noch einen Abschluss dieser hektischen Tage, um morgen mit frischem Mut in Großhadern einzurücken. Die spärlich beleuchtete Kirche und die stimmungsvolle Musik beruhigen mich im Strudel der Ereignisse. Heike neben mir, wir halten fest die Hände. Ein bisschen Zeit zum Sammeln angesichts des großen Brockens, den wir hingeworfen bekommen haben.

Warum ich?

Warum ich? Weiß ich nicht. Die Frage ist für mich von Anfang an bedeutungslos gewesen, auch wenn ich immer darauf angesprochen werde. Glücklicherweise habe ich diesen Tumor nicht durch mein Verhalten mitverschuldet. Wäre es Lungenkrebs und ich hätte geraucht, müsste ich mir das vorwerfen. Ich würde mich mitverantwortlich fühlen und vielleicht hätte ich ein schlechtes Gewissen. Das bleibt mir erspart.

Ich bin auch nicht der Meinung, diesen Tumor durch ungelöste psychische Konflikte, falsche Ernährung oder zu viel Telefonstrahlung verursacht zu haben. Der Tumor ist keine Strafe. Für mich ist es ein Zufall der Natur, der jetzt auch mich erwischt hat. Das ist leider Pech, aber ich muss nur damit zurechtkommen, dieses Los erhalten zu haben. Die Last der Ursachenfindung ist von meinen Schultern genommen. Ich kann nichts dafür, und das macht es leichter.

Es geht los
12. Dezember

Das fängt ja schon gut an. Der Coronatest, für den wir gestern extra noch nach München gefahren sind, hat nicht funktioniert. Folglich darf ich nicht in mein Zimmer, bis der neue Test negativ ist. Heike und ich warten, meinen Koffer an mich geklemmt, im Aufenthaltsraum der Station. Der Trubel eines Montagmorgens in einer Klinik: Neue Patienten werden aufgenommen, einer wird in den OP gefahren, ein anderer erkundigt sich nach seiner Untersuchung. Wir sind ständig im Weg.

„Herr Kronawitter, wollen Sie bitte mit mir kommen, ich bin die Stationsärztin und würde schon mal das Aufklärungsgespräch mit Ihnen machen“, fordert mich eine freundliche Ärztin schließlich auf. Ja gern, endlich rührt sich was. Ich hatte schon Angst, wieder nach Hause geschickt zu werden. Solange ich kein Zimmer habe, befürchtete ich, dass doch noch irgendwas schiefläuft. Die einfühlsame Ärztin nimmt sich viel Zeit, uns zu erklären, was und wie genau operiert wird und welche Probleme ich danach haben könnte. Noch Fragen? – Wann kann ich wieder arbeiten? Sie wiegt den Kopf, in ein paar Wochen, je nachdem, wie ich die Operation wegstecke, meint sie. Die Bestrahlung und die Chemo sind erfahrungsgemäß nicht besonders einschränkend, berichtet sie. Und Sport? Auch nach ein paar Wochen, am Anfang nichts, bei dem der Hirndruck hochgeht. Gegen ein paar Minuten auf dem Ergometer sei nichts einzuwenden. Auch wenn sie keinen Zweifel daran gelassen hat, dass dieser Tumor unter allerbesten Bedingungen nur eine gewisse Zeit unter Kontrolle gehalten werden kann und nicht heilbar ist, bin ich guter Dinge. Heike bespricht mit ihr noch kurz die Untersuchungen, die noch ausstehen. Dann sind wir wieder im Warteraum. Heike verabschiedet sich, sie muss zu ihren Patienten. Und ich hole, in eine Ecke gequetscht, meinen Laptop raus, um noch ein bisschen zu arbeiten.

Als ich endlich mein Zimmer beziehen kann, grüßt ein freundlicher Zimmernachbar. Auch er wird operiert und ist zudem eng verwandt mit dem Chef der Abteilung und unserem gemeinsamen Operateur morgen. Das kann ja nur von Vorteil für mich sein, freue ich mich. Wir verstehen uns auf Anhieb gut und posieren mit den vorbereiteten OP-Strümpfen, als wären wir in einem Varieté. Humor verbindet und macht das Schwere etwas leichter.

Als abends Ruhe einkehrt, kommt Heike noch mal vorbei, und wir trinken im Aufenthaltsraum eine Tasse Tee. Nur eine Lichterkette erleuchtet jetzt den kleinen Raum adventlich, friedlich wirkt die Station und ungefährlich. Alle wichtigen Dinge sind gesagt, wir sitzen und flüstern Pläne für die Zukunft. „Du darfst ab jetzt im Haus alles so umbauen, wie du möchtest. Ich mache alles mit und rede nie wieder dagegen!", verspricht meine Frau und gibt mir auf der Rückseite eines Zettels eine schriftliche Generalvollmacht. „Wenn du hier nur wieder heil rauskommst!" Will sie das Schicksal bestechen, oder mir nur Mut machen, damit ich durchhalte?

Es ist schon weit nach sieben, als der Professor noch vorbeikommt. Extra, um mich persönlich vorher kennenzulernen, besucht er uns in unserem heimeligen Zimmer. Sehr freundlich und bescheiden ermutigt er mich, positiv zu bleiben: „Der Tumor liegt zum Operieren nicht ungünstig. Ich denke, dass wir es gut schaffen werden, alles zu entfernen. Das ist zunächst das Wichtigste. Seien Sie zuversichtlich, ich habe Patienten gehabt, die einen solchen Tumor zehn Jahre überlebt haben. Aber das Sehen wird erwartungsgemäß hinterher schlechter werden." Heike sagt zuversichtlich: „Das kriegen wir hin", und ich merke, dass sie meint: „Wenn das alles ist!"

Jetzt ist wirklich alles getan, ich bin bestens vorbereitet. Morgen geht der Kampf gegen den Tumor endlich los.

Operation
13. Dezember

Wo bin ich? Wie im Nebel erkenne ich schemenhaft eine Gestalt. Was ist passiert? Da endlich, ein vertrautes Gesicht! Heike, ich höre ihre Stimme, sie hält meine Hand. „Die Operation ist gut verlaufen", flüstert sie mir zu. Operation? Langsam erinnere ich mich, ja, ich bin im Krankenhaus, mein Hirntumor, schießt es mir wieder in den Sinn. „Ist es schon vorbei?", frage ich vorsichtig. „Ja, du hast es geschafft, du bist schon auf der Intensivstation. Alles ist gut, ruh dich aus. Du bist in Sicherheit." Als ich wieder aufwache, sagt Heike: „Ich soll dich von den Kindern grüßen, sie denken an dich!" Unsere Kinder, ich erinnere mich an drei Gesichter, mir fallen dazu aber keine Namen ein. „Ich weiß nicht mehr, wie unsere Kinder heißen", erschrecke ich. Meine Geschwister, meine Schwager, meine Filmtitel, die Orte meiner Heimat, alles weggeblasen. Keine Worte dafür, ein Raum der Erinnerung mit Bildern ohne Namen.

Nur der Blick auf Heike gibt mir das Gefühl, wirklich da zu sein. Aber was ist nur mit meinem Sehen los? Alles ist so verschwommen und so eng, als würde ich nur noch durch einen Mauerschlitz blicken. Das ist wohl am Anfang so, denke ich – alles so ungewohnt. „Hast du Hunger?", fragt Heike. „Ja, hab ich", antworte ich. „Einen Joghurt vielleicht?" „Was ist das, Joghurt?", frage ich zurück. Ich kann dem Wort keine Bedeutung zuordnen. Erst als mir Heike einen Becher und einen Löffel in die Hand drückt, weiß ich, was ich damit machen muss und wie es schmeckt. Lecker, ich esse noch einen und zwei Mandarinen hinterher. Köstlich, so fruchtig und frisch. David, Marie, Lucia – jetzt fallen sie mir ein, die Namen unserer Kinder. Ich bin erleichtert. Vielleicht doch nur eine Nachwirkung der großen Operation. Über viele Stunden haben sich Anästhesisten und Operateure um mich gekümmert. Schwach erinnere ich mich an den frühen Morgen. Es war draußen noch dunkel, als mich Heike mit dem Transportdienst zum OP-Trakt begleitete. Ein Kollege von ihr begrüßte mich. Wie freundlich hier alle mit mir umgehen, als wäre ich ein alter Bekannter, dachte ich, und kann nur erahnen, welch einen dicken Stein meine Frau bei ihren Kollegen im Brett hat. Und dann beginnt das große Vergessen. Das scheint alles ewig her zu sein. „Wie viel Uhr ist es denn?“, versuche ich mich zu orientieren. „Kurz nach sechs“, heißt es. Den Tag habe ich ja sauber verschlafen, denke ich noch, und tauche schon wieder ab.

Tag danach
14. Dezember

Heute Morgen darf ich von der Intensivstation zurück ins normale Zimmer, davor muss ich aber erst noch zur Kontrolle ins Kernspin. Warten im Bett auf dem Gang. Der Blasenkatheter wurde mir kurz vorher gezogen. Ich muss so dringend aufs Klo! Keiner kommt. Also steige ich einfach aus dem Bett und irre im Flügelhemd den Gang hinunter. Da erwischt mich eine Schwester und donnert mich an: „Sie dürfen noch nicht alleine aufstehen!“ Hätte ich ins Bett pinkeln sollen?

Ich bin jetzt wieder zurück auf der Station in meinem Zimmer. Völlig überrumpelt von allem. Erst langsam sickert es zurück in mein Bewusstsein. Ich habe ein Glioblastom, es ist gestern operiert worden. Die Operation ist anscheinend gut verlaufen. Aber – ich kann nicht richtig sehen! Alles ist dunkler und enger, immer wieder sehe ich Doppelbilder, bei allen Gegenständen fehlen Details, die Bilder sind zerfranst und zerstückelt. Lesen kann ich gar nicht. Auch wenn ich die Buchstaben sehe, erkenne ich sie nicht mehr und kann sie nicht zu Wörtern zusammenfügen.

Die Visite kommt. Der Professor nimmt sich viel Zeit für mich. Es sei ihm gelungen, alles bösartige Gewebe zu entfernen. Eine erfreuliche Auskunft. Mich beunruhigt etwas ganz anderes: Was ist mit meinem Sehen? So ein Eingriff bringe alles ziemlich durcheinander, erklärt er mir. Geduld sei jetzt angesagt, vieles werde sich in den nächsten Tagen und Wochen, wenn die Gehirnschwellung zurückgeht, wieder bessern.

Bin ich beruhigt? Nein, nicht wirklich. Ich will die Welt wieder erblicken können, wieder lesen! So kann ich nicht arbeiten. Sehen ist für mich so fundamental wichtig. Halb blind zu sein, damit hatte ich niemals gerechnet, darauf hatte mich keiner vorbereitet.

Irrfahrten
15. Dezember

Fünf Uhr morgens. Offenbar kann mich mein Schlafmittel nicht mehr länger am Wachwerden hindern. Ich liege da und warte auf die Morgenschwester. Tausend Gedanken flirren durch meinen Kopf. Wird das wieder aufhören mit meinen Gedächtnislücken? Werde ich meine Orientierung wieder zurückbekommen? Die Zeiger der Uhr rücken langsam vor, sehr langsam. Ich traue mich nicht, Licht zu machen und aufzustehen. Mein Zimmernachbar liegt ruhig atmend da und scheint zu schlafen. Draußen auf dem Klinikflur klappert schon der Geschirrwagen, es wird wohl nicht mehr lange dauern. Bald kommt das Frühstück, und dann geht der Tag endlich los. Es stehen Untersuchungen an, irgendwelche Sehtests, wurde mir gestern knapp erklärt. Welche, weiß ich nicht, die komplizierten Namen sagen mir nichts. Hoffentlich mache ich alles richtig. Auf jeden Fall werde ich das Zimmer verlassen und ein Stückchen von der großen Klinik sehen.

Das Croissant schmeckt mir gut. Was wird der Tag bringen?, frage ich mich verzagt. Während mein freundlicher Zimmernachbar noch an seinem Tee nippt, gehe ich ins Badezimmer. Gestern half mir noch die Krankenschwester bei der Morgentoilette, heute will ich es alleine schaffen. Duschen geht wegen des Verbandes am Kopf noch nicht, also ein bisschen Katzenwäsche, Zähne putzen, rasieren. Das schaffe ich schon! Mein Ehrgeiz, so schnell wie möglich wieder ein Minimum an Selbstständigkeit zurückzuerlangen, ist ungebrochen. Vorsichtig setze ich mich an die Bettkante und stehe auf. Das geht, es tut nichts weh. Das Sehen ist allerdings katastrophal. Alles nur sehr verworren, die rechte Bildhälfte kippt einfach weg. Ich habe dauernd Angst anzustoßen, das Gefühl, das Gleichgewicht zu verlieren, aber ich schaffe es in die übersichtliche Nasszelle. Vor dem Spiegel stehend habe ich vergessen, was ich tun wollte. Reflexartig drehe ich den Wasserhahn auf und spüre das kühle Wasser. Ich wasche mein Gesicht, das erinnert mich daran, wie meine Morgenroutine weitergeht. Glücklich erkenne ich meinen Toilettenbeutel wieder. Ich kann die unterschiedlichen Gegenstände und Behältnisse darin aber nicht mehr zuordnen. Ich sehe Dinge, habe aber keine Ahnung, wie sie heißen, und muss überlegen, wozu sie dienen sollen. Langsam breite ich alles aus und versuche zu sortieren. Zähne putzen? Mit der Hand mache ich die typische Bewegung und suche nach einem geeigneten Gerät – wie hieß das Teil, mit dem man die Zähne sauber macht? Wie sieht das Zeug aus, das man da drauf gibt? Ich verteile den weißen Inhalt eines Behältnisses auf meiner Zahnbürste und lege los. Nein, stopp, falsch! Ich merke sofort, dass ich Rasierschaum erwischt habe. Es schmeckt schrecklich. Das ging ja schon mal gründlich daneben. Nach langem Ausspülen nehme ich eine andere Tube und es passt. Ich habe die Zahncreme gefunden. Zum Rasieren nehme ich natürlich dann penibel genau die Dose von vorher, alles fühlt sich richtig an. Ich setze zur Rasur an, die Bewegung habe ich abgespeichert und nicht vergessen. Schon mal prima! Aber warum fühlt es sich falsch an und warum höre ich das typische schabende Geräusch nicht? Ich blicke auf das Gerät in meiner Hand – und erkenne meinen Kamm. Ich habe versucht, mich mit dem Kamm zu rasieren. Erschöpft und frustriert sinke ich auf den Hocker vor dem Badezimmerspiegel. Wie soll ich je im Leben zurechtkommen, wenn ich nicht einmal mehr Rasierschaum und Zahnpasta unterscheiden kann? Ich kämpfe die Verzweiflung tapfer nieder. Das glaubt mir ja niemand. Was ist denn mit mir passiert? Routineabläufe, die ich vor ein paar Tagen noch völlig automatisiert in wenigen

Minuten erledigt habe, brauchen nun meine ganze Konzentration. Mir wird klar, dass ich jedes Teil an einen festgelegten Ort platzieren muss, um es wiederzufinden. Ich muss die Namen vieler Gegenstände wieder lernen, sonst kann ich noch nicht einmal danach fragen. All das türmt sich vor mir auf, aber bevor ich das Ausmaß erfassen kann, klopft eine Schwester an die Badezimmertür: „Herr Kronawitter? Sie haben um neun Uhr den Termin zur Perimetrie! Sie müssen los, ich erkläre Ihnen kurz den Weg dorthin." Im Schlafanzug stolpere ich aus dem kleinen Bad. „Nein, das geht nicht, ich sehe so schlecht, ich kann nicht sicher gehen und mich überhaupt nicht orientieren!"

Kurzerhand wird ein Mann vom Hol- und Bringdienst organisiert, der mich auf einen Rollstuhl aufspringen lässt und durch die labyrinthischen Gänge und Stockwerke des riesigen Klinikums navigiert. Das gefällt mir ganz gut, und ich genieße es für einige Minuten, so bequem chauffiert zu werden. Nach zwanzig Minuten Warten auf dem zugigen Gang, lediglich mit einem T-Shirt und einer dünnen Trainingshose bekleidet, vermisse ich meinen Pullover, die Wollsocken und eine dickere Hose. Wird schon nicht so lange dauern, tröste ich mich. Habe auch schon woanders gefroren und bald kann ich mich ja wieder ins warme Bett kuscheln. Die anstehende Augenuntersuchung kenne ich schon von vor der OP. Das ist unkompliziert. Als ich fertig bin und mich auf meinen Abholer freue, um wieder ins Zimmer zurückzukommen, erklärt der mir, nein, nein, es geht noch weiter. Anschlusstermin EEG. Ich muss wieder warten, dann wird mein Verband abgenommen, der Kopf mit vielen Elektroden versehen und die Gehirnströme werden abgeleitet. Dazu soll ich möglichst ruhig sitzen. Das Kältezittern versuche ich also verschämt zu unterdrücken. Dann geht es endlich zurück auf das Zimmer. Ich bin müde und durstig und lege mich sofort ins Bett.

Nach wenigen Minuten erscheint schon wieder die Schwester mit einem neuen Fahrdienst und schickt mich erneut auf den Weg zu einer Untersuchung. Jetzt wird es mir schon fast zu viel. Vorgestern war erst die Operation, gestern bin ich von der Intensivstation zurückgekommen und heute reise ich durch das Klinikum wie ein Weltmeister. Natürlich lasse ich mir nichts anmerken und mache brav alles mit. Längst habe ich aufgegeben nachzufragen, wofür und was genau. Den Überblick zu behalten, habe ich an Heike abgetreten. Wie gut, dass sie sich auskennt und ich mich darum nicht kümmern muss. Leider kommt sie erst am Nachmittag, und ich tuckere wieder mit dem Fahrdienst los. Aufzug, lange Gänge, vor einer Tür wieder warten. Hier kommt es mir irgendwie bekannt vor, wundere ich mich. Aber in Großhadern sieht alles gleich anonym und unwirtlich aus.

Es geht mittlerweile auf mittags zu. Ich bin jetzt wirklich ruhebedürftig, der Kopf brummt schon lange. Meine Schmerzmittel liegen noch auf dem Nachtkästchen, ich hatte in der Eile des morgendlichen Aufbruchs verpasst, sie zu nehmen.

Endlich geht die Tür auf und eine Frau schaut heraus. Im Nu verfinstert sich ihr anfängliches Lächeln. „Was machen Sie denn schon wieder hier, Herr Kronawitter?“, schmettert sie mir vorwurfsvoll entgegen. „Sie waren doch heute Morgen schon da. Erinnern Sie sich denn nicht?“ Jetzt erkenne ich die Frau von der Perimetrie wieder. Sie ist richtig mies drauf. Ich bin völlig perplex, fühle mich sofort schuldig, obwohl ich gar nichts falsch gemacht habe. „Entschuldigen Sie, das muss wohl eine Verwechslung sein“, stammele ich und bringe gerade noch die Bitte raus, den Mann vom Transport zu informieren, damit ich wieder in mein Zimmer zurückkomme.

Grummelnd zieht sie sich hinter die Türe zurück, wahrscheinlich habe ich ihre Mittagspause verzögert. Kalt und erschöpft warte ich auf meinen Rücktransport in meine sichere Krankenhauszelle. Mir fehlt sogar die Kraft, mich aufzuregen. Hilflos und armselig fühlt man sich hier, so vieler normaler Rechte beraubt. In Freizeitkleidung, in der man sich normalerweise höchstens im ganz privaten Bereich zeigt, soll man sich durch die Öffentlichkeit bewegen und ist Mechanismen und Strukturen ausgesetzt, die man überhaupt nicht durchschaut. Ich will nur noch nach Hause!

Überraschender Besuch
15. Dezember

Wem kann ich mich so zeigen, wem mich zumuten? Wer erträgt es, mich so zu sehen? Das äußerliche Erscheinungsbild mit dem dicken Kopfverband und dem aufgeschwollenen Gesicht ist wirklich abschreckend. Innerlich bin ich tief verunsichert und erschüttert. Gerade die besten Freunde und engsten Angehörigen erkennen doch sofort, was mit mir los ist. Deshalb ist es ausnahmsweise eine wunderbare Hilfe, dass die strengen Coronaregeln nur einen Besucher zulassen. Noch nicht einmal meinen Kindern möchte ich meinen Zustand zumuten, den ich längst selbst noch nicht verstanden habe. Nur meine Frau will ich sehen. Sie versteht meine Lage, hilft mir in diesem Krankenhaus-Dschungel und bei all meinen Alltagsschwierigkeiten. Mit ihr ist alles einfacher.

Aber einer lässt sich nicht abschütteln: mein Freund Johannes, Abt der Benediktinerabtei München und Andechs. Er soll an diesem Nachmittag die offizielle Klinikweihnachtsfeier mit einem geistlichen Impuls bereichern und darf also sowieso in die Klinik. In seinem Habit bekommt er mühelos Zugang zu meinem Krankenzimmer.

Er und der Chef der Neurochirurgie, der meinen Tumor so bravourös entfernt hat, kennen sich privat und halten große Stücke aufeinander. Wie gut für mich! Es ist erstaunlich, wie viel zusätzliches Vertrauen entsteht, wenn es eine persönliche Verbindung gibt, sei es auch nur über ein paar Ecken.

Wir sitzen also beisammen: ich im Bett in Weiß, mit Turban und Krankenhaushemd, er daneben in Schwarz, mit seinem Benediktinerhabit. So sind wir uns noch nie begegnet, aber komische Gefühle kommen gar nicht erst auf. Schon als Johannes das Zimmer betritt, wird mir bewusst, dass die Operation zwar einen tiefen Einschnitt in mein bisheriges Leben bedeutet, aber unserer Beziehung nichts anhaben kann. Seit vielen Jahren gehört Johannes zu meinen engsten Freunden. Unsere beidseitige Begeisterung für Bergtouren, immer hart an unserer Leistungsgrenze, hat uns im Laufe der Jahre zusammengeschweißt. Auf stundenlangen Märschen konnten wir unsere Fragen über den Sinn des

Daseins ausgiebig diskutieren. Gemeinsam haben wir uns körperlich verausgabt, um glücklich auf einer Berghütte anzukommen und unseren Durst bei einem wohlverdienten Bier – oder auch gerne mehreren – zu löschen und unbeschwert das Leben zu feiern. Diese Polarität zwischen fröhlicher Leichtigkeit und ernsthaftem Tiefsinn zu erleben, ist für mich immer ein großer Genuss.

Neben den religiösen Disputen interessiert sich Johannes auch immer für meine Filme. Damals, als Wenke gestorben war, hatte er ihre Mutter und mich nach Andechs auf den Heiligen Berg eingeladen. Für sie war dieser Nachmittag im Kloster der Anfang, sich wieder der Welt zu öffnen. Für mich war er ein Zeichen, dass die Freundschaft von Johannes auch meine Arbeit mit einschließt.

Nein, diesem Johannes muss ich jetzt nicht erklären, was in mir los ist. Oft genug haben wir die Themen Tod und Sterben von allen Seiten beleuchtet. Von einem tiefen Verstehen getragen witzeln wir über meine Situation, wir verscheuchen die schwarzen Gedanken und albern herum. Die Erfahrung, dass es außerhalb der Familie noch jemanden gibt, der an meiner Seite steht, tröstet mich. Das sichere Gefühl, dass meine Krankheit unserer Freundschaft nichts anhaben kann, berührt mich. Nach dem kurzen Besuch bin ich erschöpft und glücklich, fast, wie wenn wir früher auf einer Hütte angekommen sind.

Blind oder taub?
16. Dezember

Wieder Visite. Der Professor ist zufrieden, der zehn Zentimeter lange Schnitt auf meinem Schädel scheint gut zu verheilen. Wie ich mich fühle? „Ganz gut eigentlich, aber ich kann so schlecht sehen. Das Bild ist ganz zerfranst und lesen kann ich überhaupt nicht“, bemerke ich wieder etwas verzagt. Der Tumor saß ja in der Sehrinde, bekomme ich erläutert, es wird sich sicher mit der Zeit bessern. „Werde ich wieder so sehen können wie vorher?“, schiebe ich noch leise hinterher, und möchte so gerne ein optimistisches Ja hören. Das bekomme ich natürlich nicht. Mehrmals habe ich schon versucht, eine definitive Antwort zu bekommen. Aber niemand legt sich fest, alle bleiben vage. Ich höre immer wieder: Abwarten und Üben in der Reha. All die ausweichenden Antworten machen mir Angst. Sie klingen nicht sehr zuversichtlich.

Dass es ausgerechnet mich mit solchen Sehstörungen trifft, wo ich doch davon lebe, gute Bilder zu machen! Wäre ich lieber blind oder taub? Die Frage hat mich vor Jahren einmal sehr beschäftigt. Ich hatte Elija, einen blinden Benediktiner aus der Münchner Abtei St. Bonifaz kennengelernt. Gleich beim ersten Treffen verblüffte er mich durch Aussagen über mein Gangbild, das er nicht durch Sehen, sondern mit seinen anderen Sinnen erkannt hatte. Daraus entstand später der Titel des Films: *Der mit den Händen sieht.*

Als Elija etwa 30 Jahre alt war, hatte man trotz aller Versuche seine zunehmende Erblindung nicht aufhalten können. Er wechselte von seinem Kloster in Jerusalem nach München und ließ sich zum Physiotherapeuten umschulen. Elija machte aus seinem Defizit eine besondere Fähigkeit. Weil ihm die Augen keine Informationen mehr bereitstellten, schulte er seine anderen Sinne umso stärker. Sie wurden so sensibel, dass er „Einblicke" bekam, die tiefer gingen als bloßes Sehen.

Trotz aller Faszination war für mich ein Leben in Dunkelheit unvorstellbar. Dann würde ich lieber auf mein Gehör verzichten. Aber das Schicksal fragt nicht nach Vorlieben. Jetzt hat es mich also erwischt. „Ich brauche jetzt Hilfe!", rief Elija – wie er mir mal erzählte – manchmal laut in eine belebte Bahnhofshalle hinein, wenn er orientierungslos nach einem Zug suchte.

Genauso fühle ich mich jetzt. Ich wage nicht, das Zimmer allein zu verlassen, zu zerrissen ist das Bild, das ich sehe. Wenn ich aufstehe, dreht sich alles um mich herum. Ich bin in ständiger Angst, irgendwo anzustoßen. Wie soll ich mich da draußen auf dem Gang der fremden Station zurechtfinden? Wie wieder zurück in mein Zimmer kommen, dessen Nummer ich noch nicht einmal kenne?

Heike kommt pragmatisch mit einem Rollstuhl und fährt mich erst mal raus aus der Station und ins Freie. Die kühle Winterluft tut gut, der Münchner Himmel färbt sich rosa und die Sonne geht unter. Ein bisschen Freiheit und normales Leben. Der erste Schritt raus und zurück in die Zukunft.

Dann erkunden wir noch ein bisschen die langen Gänge, und plötzlich habe ich erstmals das Gefühl, etwas Bekanntes zu entdecken. „Was heißt das?", möchte ich wissen, lesen kann ich nicht, aber das Wort kenne ich. „Krankenhauskapelle" liest Heike mir vor, und schon schiebt sie mich hinein. Trotz eingeschränkten Blickes erkenne ich den Raum. 15 Jahre dürfte es her sein, dass wir hier einen Trauergottesdienst der Palliativstation gefilmt haben. Das war doch gerade erst, denke ich, und jetzt sitze ich hier im Rollstuhl und habe die Seiten gewechselt. Es fühlt sich nicht real an.

Eine Seelsorgerin entdeckt uns und spricht uns an. Es ist wohltuend, einmal nicht nach dem medizinischen Befund gefragt zu werden. Sie wird mir morgen eine Kollegin vorbeischicken. Ich bin überrascht, als am nächsten Tag Heidi kommt, mit der ich Theologie studiert habe. Als ich ihr erzähle, dass ich seelisch ganz gut mit meiner Situation zurande komme, meint sie nur: „Da wird sich noch manches ändern." Sollte meine Gelassenheit nur ein Zwischenhoch sein? Sollte die große Verzweiflung noch auf mich warten? Heidis Bemerkung geht mir lange nach. Dennoch bin ich froh, in der Kapelle Menschen getroffen zu haben, die nicht nach dem Puls oder nach Blutwerten fragen. Es ist beruhigend, in dem unüberschaubaren medizinischen Dschungel von Großhadern, in dem ich mir so verloren vorkomme, eine vertraute Kirche und eine vertraute Seelsorgerin gefunden zu haben.

Jetzt bin ich erst mal heilfroh, als Heike mich wieder in mein Zimmer schiebt. Trotz Rollstuhl völlig erschöpft, sinke ich in die Sicherheit meines Bettes. In der Ruhe nach dem Abendessen kehrt Elija in meine Gedanken zurück. Ich will mich wieder an Bildern freuen, mich von ihnen verzaubern, in eine andere Welt entführen lassen. Werde ich wieder besser sehen können, oder noch schlechter? Angst steigt in mir hoch. Muss ich mit diesen schrecklichen Resten von Bildern auskommen? Würde ich, wie der Mönch Elija, lernen müssen, damit zu leben? Nein, bitte nicht dieses zerfledderte Sehen! Damit möchte ich auf keinen Fall alt werden. Wenn das nicht besser wird, dann gebe ich auf.

When a blind man cries

Ich liege nachts wach – ein Ohrwurm hat sich seit Tagen in meinem Gehirn festgesetzt wie eine hängen gebliebene Schallplatte: *I'm a blind man and my world is pale,* ein Song von Deep Purple, den ich schon als Jugendlicher mit unserer Rockband gespielt habe, obwohl er nie so richtig ins Repertoire passte. Nicht nur das emotionale Gitarrensolo, sondern auch der ergreifende Inhalt des Liedes hat mich schon in Schultagen berührt und ist jetzt für mich zur schockierenden Wahrheit geworden.

Aus der Operation bin ich plötzlich als ein anderer aufgewacht. „Hirnamputiert" trifft das Gefühl sehr gut. Ich kann zwar reden, aber mir fallen viele Begriffe nicht mehr ein. Orange? Zahnbürste? Direkt nach der Operation hatte ich vergessen, wie meine Kinder heißen, welche Filme ich alle gemacht habe. Angst und Grauen vor dem eigenen Unvermögen, sich zu erinnern, ergreifen von mir Besitz. Aber viel schlimmer ist: Ich kann nicht richtig sehen! Ja, ich erkenne alle Personen, aber es fügt sich kein Bild zu einem Ganzen zusammen, alles zerfällt in Einzelteile wie in einem Kaleidoskop. Der ganze rechte Bildrand verschwindet in schwammigem Nebel, es ist so dunkel, weil ich nur ein halbes Bild sehe. Ich kann nichts lesen, keine Buchstaben, keine Zahlen erkennen. Ich kann mein Handy nicht bedienen, mein Krankenzimmer nicht wiederfinden.

When a blind man cries, Lord, you know there ain't no sadder tale. Stundenlang läuft dieser Song in meinen Ohren, fühle ich mich selbst wie der Protagonist des Liedes, verlassen von der Welt, die sich verdunkelt hat. Was bleibt einem halb blinden Filmemacher noch? Die Frage quält mich, seit ich nach der Operation langsam akzeptieren muss, dass sich das Sehen wohl so schnell nicht bessern wird, weil ein Teil der linken Sehrinde weggeschnitten werden musste.

Had a good time, but it ended much too soon. Ich liege wach und ich bin traurig.

Kampf mit dem Handy
17. Dezember

Endlich allein. Mein Zimmergenosse durfte nach Hause, ein Minimum an unbeobachtetem Leben habe ich zurück. Die Nachtschwester war schon da, hat mir das Schlafmittel gebracht und keiner wird mich mehr stören. Das Gefühl, endlich wieder ich selbst zu sein. Ich möchte raus aus meiner Krankenhausblase, Kontakt zur Welt aufnehmen. Gibt es Anfragen an meine Firma? Ich greife zum Handy, um erst mal einen Blick in die E-Mails zu werfen. Das habe ich bisher noch nicht probiert, weil ich so schlecht sehe. Dafür brauche ich Konzentration und Ruhe, und ich möchte nicht beobachtet werden.

Auf der Oberfläche sehe ich verschwommen die unterschiedlichen Icons der Apps. Ich erkenne mühsam die bunten Bildchen, kann sie aber nicht zuordnen. Es ist, als hätte ich all das noch nie gesehen. Viele Male täglich habe ich automatisch die richtigen Stellen gedrückt, um Zugang zu meinen elektronischen Welten zu bekommen. Ich hätte geschworen, das blind zu können. Nun sitze ich davor und erkenne nichts mehr.

Leichte Panik steigt in mir auf, wie soll ich mich denn hier jemals wieder zurechtfinden? Es liegt nicht nur am Sehen, ich kann nichts wiedererkennen. Ich versuche, mich zu beruhigen, atme tief durch und drücke auf ein Symbol, hinter dem sich vielleicht die E-Mails verbergen könnten. Es ploppt ein Button auf, ich vermute, dass man hier bestätigen oder ablehnen muss. Ich beginne zu schwitzen und lehne lieber mal ab, alles schließt sich. Kein Fortschritt.

Ich versuche es noch einmal, wieder muss man anscheinend bestätigen oder ablehnen. Was könnte das sein, dem ich hier zustimmen soll? Was bleibt mir übrig? Ich klicke auf okay. Doch anstatt nun freien Zugang zu meinen Mails zu bekommen, öffnet sich ein neues Fenster. Wieder drücke ich einen Button und wieder öffnet sich ein Fenster, das ich nicht erkenne. Ich weiß nicht mehr, wo ich bin, verirrt im elektronischen Dschungel, der immer wirrer wird. Bald hat das Durcheinander nichts mehr mit den vertrauten Einstellungen meines Handys zu tun.

Mir klopft das Herz, der Kopf pocht unter dem dicken Verband. Ich lege das Telefon weg und mache eine kleine Pause.

Das kann doch nicht sein! Ich muss das unbedingt wieder hinkriegen! Ohne Handy bin ich von der Außenwelt abgeschnitten. E-Mails, WhatsApp, SMS – diese schnellen Möglichkeiten, Nachrichten auszutauschen, sind für mich absolut essenziell. Wieder und wieder nehme ich einen neuen Anlauf, tippe auf dem Smartphone herum und versuche, die Kontrolle zurückzugewinnen. Aber es ist hoffnungslos, ein einziges Chaos.

Mein Kopf scheint zu zerspringen. Völlig entkräftet und frustriert lass ich mich in das Kissen fallen. Auf der Suche nach Schuldigen richtet sich meine Wut gegen alle Hersteller von Mobiltelefonen. Können die noch nicht mal Handys erfinden, die man als frisch an einem Hirntumor Operierter bedienen kann?!

Ich brauche Hilfe. Bevor das nicht in Ordnung gebracht ist, kann ich nicht einschlafen. Die Einzige, die vor Ort ist, ist die Nachtschwester. Lange zögere ich, sie per Klingeldruck zu rufen. Denn mein Problem ist ja kein medizinisches, sondern ein ganz privates. Der kühne Reporter, der mutig den Finger in die Wunde legt und vor unangenehmen Fragen nicht zurückweicht, ist privat ein schüchterner Mensch, der niemanden gern um Hilfe bittet. Beschwerden in Hotels oder im Flugzeug überlasse ich lieber meiner Frau.

Irgendwann drücke ich dann endlich auf die Klingel, nach ein paar Minuten steht die Krankenschwester lächelnd vor mir. Sie greift beherzt zum Gerät. Es dauert keine halbe Minute, da sieht der Bildschirm wieder genau so aus, wie ich ihn kenne. Meine weiß gekleidete Retterin bleibt an meiner Seite, bis es mir gelingt, einen Blick auf meine E-Mails zu werfen. Die kann ich zwar nicht lesen, habe aber den Eindruck, wieder mit der Welt draußen verbunden zu sein. Es gibt Menschen, die an mich denken. Was für ein Glück.

Trotz des Schafmittels liege ich noch lange wach, erschüttert über die eigene Hilflosigkeit. Wie ein Musiker, der nicht mehr imstande ist, sein Instrument zu spielen. Ohnmacht und Hilflosigkeit haben mich im Griff. Wie wird das werden?

Nach Hause kommen
20. Dezember

Endlich. Heute werde ich entlassen. Ich darf nach Hause. Noch ein Dankeschön ins Kuvert für das Personal, dann führt mich Heike ins Freie. Es ist warm, die Sonne scheint und ein tiefes Gefühl von Freiheit erfasst mich. Glücklich lasse ich mich auf den Beifahrersitz fallen und Heike navigiert gen Süden. Wunderbar, es geht heim!

Aber jäh wird meine Euphorie gedämpft. Das gesamte rechte Blickfeld ist ja weg. Ich sitze auf dem Beifahrersitz und habe dauernd Angst, Heike könnte das Auto zu weit in die Mitte lenken und in den Gegenverkehr geraten. Auch das Tempo ist mir viel zu flott, obwohl Heike ganz vorsichtig fährt. Ja, ein Wurstsalat wäre genau das Richtige, bekräftige ich tapfer, als sie fragt, was ich mir zum Mittagessen wünsche. Ich kann die visuellen Eindrücke nicht so schnell verarbeiten und fühle mich wie im Karussell. Verkrampft halte ich mich fest und versuche, den aufkommenden Schwindel zu unterdrücken.

Die Landschaft zieht vorbei, riesige Schilder fliegen an mir vorüber. Was steht da? Ich kann es nicht entziffern. Während ich einen oder zwei Buchstaben zu erkennen versuche, ist die Tafel schon wieder weg. Aufschriften wie Wolfratshausen, Münsing, Degerndorf, hundertmal gelesen, erscheinen mir wie Wörter einer unbekannten Sprache. So müssen sich die Menschen im Krieg gefühlt haben, als Besatzer neue Straßenschilder in einer fremden Schrift angebracht haben. Verwirrt starre ich in die Gegend. Als Heike noch zum Metzger abbiegen möchte, bitte ich sie, mich nur schnell heim zu bringen. Mit weichen Knien steige ich nach 30 Kilometern aus dem Auto, heilfroh, dass die Schaukelpartie endlich ein Ende hat.

Vertrautheit schlägt mir entgegen, als ich das Haus betrete, und ich lasse mich sofort aufs Sofa fallen. Mir kommt es vor, als wäre es ewig her, seit ich von zu Hause aufgebrochen bin. Jetzt erst merke ich, wie geschwächt und durcheinander ich mich fühle. Wie in Watte gepackt, als hätte ich die ganze Nacht durchgezecht und der Kater will einfach nicht verschwinden. Wie in Trance schleppe ich mich in mein Arbeitszimmer und lasse meinen reduzierten Blick durch das Büro schweifen. Alles ist aufgeräumt. Offenbar habe ich vor meiner Abreise noch Ordnung gemacht. Nur ein Stapel Post liegt auf dem Schreibtisch. Ich durchwühle Briefe und kann außer meiner Adresse nichts entziffern. Wie soll ich hier je wieder arbeiten? Nein, ich muss raus hier.

Vorsichtig steige ich die Treppen wieder hinunter ins Wohnzimmer, da höre ich den Schulbus vor der Tür halten. Marie und Lucia kommen nach Hause. Als sie mich entdecken, stürzen sie auf mich zu. Wir umarmen uns fest. Gott sei Dank, ich bin wieder bei meinen Kindern! Endlich daheim angekommen. Meine Familie tut mir gut. Mein Arbeitszimmer muss ich erst mal meiden, es macht mir Angst. Heike hat eine kleine Brotzeit mit einem frischen Salat zubereitet, der Wurstsalat ist vorerst verschoben. Ich genieße es, gemeinsam an einem Tisch zu sitzen, zu essen und zu erzählen. Es ist so viel besser als allein mit dem Plastiktablett an der Krankenhausbettkante. Es schmeckt so herrlich nach normalem Leben.

ÜBERALL SCHERBEN

Ein Buch zum Überleben
21. Dezember

Als ich aufwache, ist es tiefe Nacht. Zu Hause – Gott sei Dank. Ich schließe die Augen wieder. Das Einzige, was ich tun kann, ist denken. Die Bilder stürzen auf mich ein: Bis vor zwei Wochen war alles in normaler Ordnung, und jetzt ist kein Stein mehr auf dem anderen. Mein Leben ist aus den Fugen geraten.

Da kommt ein Gedanke, wie ein kleiner Lichtstrahl: Waren es nicht immer genau solche Geschichten, die mich für meine Filme inspirierten? Soll ich vielleicht die folgenschwere Wendung meines Lebens verfilmen? Meine berufliche Leidenschaft ruft mir das zu. Der Gedanke hat sich in mein Gehirn geschoben und verfestigt sich zu einer fixen Idee. Aber wie soll ich meine Geschichte erzählen? Ich kann es ja nicht! Ich kann nicht drehen, auch die Bilder nicht bewerten, keinen Computer bedienen, um zu schneiden oder Texte zu schreiben. Wird es irgendwann wieder gehen – in Monaten vielleicht? Bis dahin kann ich nicht warten. Die Geschichte wird jetzt erlebt und muss jetzt erzählt werden.

Ich überlege, wem aus meinem beruflichen Bekanntenkreis ich mein Vorhaben in die Hände legen könnte. Eine Kollegin kommt mir in den Sinn. Ihr würde ich vertrauen. Soll ich sie fragen, ob sie mich in diesen Tagen mit der Kamera begleiten, schon mal Material sammeln und dann später daraus einen Film machen möchte?

So befeuernd der Einfall anfänglich ist, bekomme ich mehr und mehr Zweifel. Möchte ich mich wirklich einer Regisseurin aussetzen, ihr Einblick in mein intimes Seelenleben gewähren?

Als Filmemacher habe ich immer versucht, so lange nachzufragen und dranzubleiben, bis die Protagonisten ihre Barrieren aufgaben und mich in ihr ungeschminktes Leben hineinschauen ließen. Jetzt müsste ich das auf der anderen Seite der Kamera auch tun, meine Hüllen fallen lassen und bedingungslos ehrlich sein. Wie schwer erträglich es sein kann, durchschaut zu werden, habe ich erlebt. Die Protagonistin einer meiner Filme zog sich mitten im Projekt total zurück, ließ sich verleugnen und wollte nicht mehr mit mir reden. Ich habe Blut und Wasser geschwitzt, um den Film doch noch zu einem gelungenen Ende zu bringen.

Möchte ich mich wirklich einem so großen Publikum ausliefern? Je länger ich daliege und in Gedanken unterwegs bin, desto mehr verliert mein nächtlicher Einfall an Genialität. Wie soll sich denn mein ganzes Leben in 30 Minuten pressen lassen? Was geht denn da alles verloren? Ich brauche viel mehr Raum, um diese Geschichte zu erzählen. Und mehr Kontrolle darüber, wie ich sie erzähle. Vielleicht kann ich ein Buch schreiben? Warum eigentlich nicht? Die Idee ist geboren.

Ich wälze ich mich hin und her, aufgepeitscht von der ersten Begeisterung beginne ich im Kopf Sätze zu formulieren. Ich spüre, wie der Journalist in mir wiedererwacht, getrieben von dem Impuls, Bewegendes zu erzählen. Jetzt bin ich es selbst, der seine Geschichte teilen könnte. Der Tumor zwingt mich, mein bisheriges Leben und meine Zukunftspläne in einem ganz neuen Licht zu betrachten. Ich muss mein Leben ändern – eine Herausforderung und eine Chance. Ich erkenne nach und nach, dass es für mich überlebenswichtig ist, von all den neuen Gedanken und Situationen zu erzählen. Das wird meine Strategie. Sie zieht mich in dieser dunklen Nacht aus der Verzweiflung. Sofort am nächsten Morgen werde ich beginnen, sie umzusetzen. Auch wenn ich noch nicht schreiben kann, werde ich tagebuchartig meine Erfahrungen in mein altes Diktiergerät sprechen. Mein Tatendrang ist erwacht. Glücklich darüber schlafe ich wieder ein.

In memoriam Wenke
22. Dezember

„Liebe Heike, lieber Max, ich denk ganz fest an Euch, und wenn es hilft, ruft mich gerne und jederzeit an." Eine WhatsApp von Simone, die über Umwege von meinem Tumor erfahren hat. Ich bin überrascht, dass sich Simone ausgerechnet jetzt meldet. Seit Tagen muss ich an die Zeit mit ihr und Wenke denken. Der Film über Wenkes Sterben hat uns zusammengeschweißt, und wir sind bis heute verbunden geblieben. Nun scheint mit meinem Hirntumor ein weiteres Schicksalsband dazu geknüpft zu werden. Simone ist uns einen Schritt voraus, sie weiß, worum es geht. Ihr traue ich zu, mich zu verstehen.

Statt nach dem Tod ihrer Tochter in Trauer und Lethargie zu verfallen, hat sie den Verlust in positive Energie umgewandelt. In Trauerseminaren erzählt sie heute ihre Geschichte und hilft auf diese Weise Dutzenden Familien, den schmerzlichen Verlust ihrer Kinder zu verarbeiten.

Faszinierend ist, wie intensiv Simone ihre Tochter im Alltag um sich spürt. Nie zweifelt sie auch nur einen Augenblick daran, dass Wenke einfach da ist und sich auch immer wieder bemerkbar macht. Sie gehört weiter zur Familie. Wenke selbst hatte kurz vor ihrem Tod ein Bild mit einem Schloss auf einer Wolke gemalt, von dort wollte sie ihre Familie weiter begleiten. *Vivere militare est* hatten sich Mutter und Tochter gemeinsam auf den Unterarm tätowieren lassen: *Leben ist Kämpfen.*

Zunächst sah es so aus, als hätte Wenke diesen Kampf verloren. Und heute? Durch die Bereitschaft, in unserem Film über ihren Tod zu sprechen, wurde sie zu einer kleinen Ikone. Sie hat sich damit ein bisschen unsterblich gemacht und genau das wollte sie. Als ich sie fragte, warum sie bei dem Film mitmachen wolle, antwortete sie: „Damit dieser blöde Tumor wenigstens einen Sinn hat." Sie hatte nach der Diagnose einen Dokumentarfilm über das Sterben einer Jugendlichen gesehen und dadurch wieder Boden unter den Füßen bekommen. Nun wollte sie ihre Erfahrungen weitergeben, um damit anderen zu helfen. Genau das ist ihr gelungen. Unzähligen Menschen hat sie mit ihrem Lächeln Mut gemacht, davon zeugt auch die lange Liste der Kommentare auf YouTube.

In Trauerseminaren und Hospizkreisen genügt der Name Wenke, um den Multiplikatoren ein Lächeln ins Gesicht zu zaubern. Jetzt hilft Wenke auch mir. Was ich vor zehn Jahren als Lebenshilfe für andere empfunden habe, wird mir selbst zur Brücke.

Eine Überlebensstrategie von Wenke war ihr Humor. Sie war so lustig, wir hatten viel Spaß miteinander. Typisch für sie war es, dass sie ihrem Tumor den Namen Hugo gab, weil der für sie so blöd klang. Und sie hatte eine klare Vorstellung davon, was vor ihrem Tod noch alles passieren müsse. Sex gehörte dazu, und so plante und erlebte sie ihre erste Liebesnacht. Am Morgen danach war sie um eine wesentliche Erfahrung reicher und einen Schritt weiter auf dem Weg, ihren Tod zu akzeptieren.

Für mich war die Begleitung mit der Kamera eine Gratwanderung. Wie weit darf ich gehen, damit es nicht voyeuristisch wird? Ab wann bin ich eine Zumutung für die Familie, ein Fremdkörper, der zusätzlichen Stress erzeugt? Aber dann trat Wenke mit einem Wunsch an mich heran, der alles änderte: „Max“, begann sie mit dünner Stimme, „unser Pfarrer ist so seltsam, dass ich mir wünschen würde, dass du die Rede bei meiner Trauerfeier hältst. Kannst du das machen?“ Was für ein Vertrauensbeweis. Gerührt versprach ich es ihr. Mit Tränen in den Augen habe ich diesen Wunsch einige Wochen später erfüllt. Wenkes Bitte änderte für mich etwas Grundlegendes: Von diesem Augenblick an gehörte ich zur Familie. So sind wir damals zusammengewachsen, und das trägt bis heute. Über zehn Jahre sind seither vergangen.

Ich greife zum Hörer und rufe Simone an. Von ihr kommt kein Mitleid, Sprüche wie: „Mach dir keine Sorgen, das wird schon wieder“, bekommt man von ihr nicht zu hören. Schon eher einen Satz wie: „Sterben ist vorerst noch nicht dran.“ Mit ihr zu sprechen, hat etwas Tröstliches. Simone möchte mich besuchen. „Irgendwann läute ich einfach“, lächelt sie durchs Telefon, „und dann trinken wir einen Kaffee“. Ich bin überzeugt, dass sie bald kommen wird. Und Wenke bringt sie auf jeden Fall mit, da habe ich keinen Zweifel.

Stille Nacht
24. Dezember

Ein Heiliger Abend wie immer? Wie können wir noch im Schockzustand dieses Fest feiern? Wir haben unser lang eingespieltes Weihnachtsritual verlassen und sind nicht wie sonst zu Abt Johannes nach St. Bonifaz gefahren. Dieses Jahr fühlt es sich falsch an, alles so zu machen wie in den vergangenen Jahren immer. Nach einigem Hin und Her entscheiden wir uns für einen Jugendgottesdienst in der Nähe. Es gefällt mir dort in der modernen Kirche zwischen meinen Kindern und meiner Frau. Niemand kennt uns, nichts erinnert an alte Erfahrungen. Am Ende werden die Lichter heruntergedimmt und nur der Christbaum leuchtet: Stille Nacht, heilige Nacht … Dieses Jahr ist es schwer, aus voller Kehle mitzusingen, zu bitter ist der Gedanke, wie nahe Geburt und Tod beieinanderliegen.

Zu Hause stehen wir vor dem Lichterglanz des geschmückten Christbaumes und noch mal stimmen wir das „Stille Nacht" an. Jetzt sind die Stimmen schon fester. Gleich noch „Oh Tannenbaum" hinterher, richtig geschmettert, damit ist die Schwere verflogen. Die Stimmung hat sich gelöst. Unter dem Baum stapeln sich die Geschenke: Jetzt wird erst mal ausgepackt. David hat den Mädchen riesige Kuschelpullover besorgt, in denen sie wie in kleine Zelte gesteckt herumlaufen. Er bekommt als Revanche von ihnen eine Pelzkappe, mit der er wie ein Russe aussieht. Der Abend ist ausgelassen und fröhlich. Sonst bin ich immer mit der Kamera herumgelaufen, um alles festzuhalten. Heute sitze ich dabei und schaue einfach zu. Hier und da mache ich einen Schnappschuss mit dem kleinen Fotoapparat, ohne wirklich zu sehen, was ich aufnehme.

Am Ende – und auch das hat Tradition – bleibt noch mein Geschenk übrig. Diesmal ist es ein in rotes Papier verpacktes Schächtelchen. Vorsichtig öffne ich eine dunkle Schatulle: eine Armbanduhr. Das Modell entspricht genau meinen seit Jahren gepflegten Vorlieben: wasserdichte Taucheruhr mit schwarzem Metallband. Bisher waren meine Uhrenkäufe, sehr zum Missfallen meiner Familie, immer wenig nachhaltig, das muss ich gestehen. Günstige Modelle, bei meinen Filmreisen nach Fernost auf dem Basar erstanden, waren prima für mich.

Ausgerechnet jetzt bekomme ich eine hochwertige Uhr, wo ich gar nicht mehr so sehr auf eine zuverlässige Zeitangabe angewiesen bin. Keine Fernreisen mehr, keine Geschäftstermine, keine wichtigen Meetings. „Die Uhr habe ich gekauft, bevor ich wusste, dass du den Tumor hast", versichert Heike mit einem zögerlichen Blick. „Aber vielleicht ist das ja ein gutes Omen?" Ich ziehe mein Billigmodell ab, streife mir mein Weihnachtsgeschenk über und finde es wunderbar. Endlich eine Uhr, die auch ein Schmuckstück ist, denke ich und bedanke mich bei meiner Frau mit einem Kuss. Erst jetzt wird mir klar, wie sehr sie mit ihrem Geschenk ins Schwarze getroffen hat. Die Zeit, die wir sonst als selbstverständlich annehmen, hat für unsere Familie in den letzten zwei Wochen eine zentrale Bedeutung und eine neue Dimension bekommen. „Unsere Zeit ist kostbar", sagt mir die Uhr seither, oder auch: „Lass uns die Zeit, die wir bekommen, gut nutzen", oder: „Nimm dir dafür Zeit, es ist wichtig!" Ich freue mich.

Wie sich bald herausstellt, ist die Uhr ein totaler Flop. Sie geht nach und ist außerdem nicht wasserdicht. Nach dem Duschen verschwindet das Zifferblatt hinter einem Nebelschleier. Wir geben die Uhr nach zwei vergeblichen Reparaturversuchen wieder zurück. Seither verrichtet mein altes Billigmodell wieder robust und zuverlässig seinen Dienst. Ob ich es überlebe?

Träume platzen
27. Dezember

Zwischen den Jahren sind wir zu Hause bei meinen Eltern im Bayerischen Wald. Die Operationsnarbe ist noch nicht verheilt, die Bestrahlung steht mir bevor. Meine Eltern sollen sehen, dass ich lebe und dass es mir gut geht. Nach dem Tod meiner Schwester ist ihnen der Verlust eines weiteren Kindes durch einen Tumor schier nicht zuzumuten. Deshalb gebe ich mich sehr gesund.

Nachmittags gehe ich durch all die Räume in dem verwinkelten, immer wieder durch neue Anbauten ergänzten Haus. Hier bin ich aufgewachsen und verwurzelt. Hier haben wir in einer kleinen Wohnung im Dachgeschoss, die ich ausgebaut habe, mit unseren Kindern oft die Ferien verbracht. Hier ist der Stützpunkt der Großfamilie. Und hier bin ich zuständig: Wasserschäden, Vermietungen, Renovierungen, Umbauten. Es gibt unzählige Entwürfe in meinem Kopf und Pläne auf geduldigem Papier. All diese Arbeit habe ich immer mit Begeisterung neben meiner Filmfirma erledigt. Wer wird das alles nun übernehmen? Heike allein, oder werden die Kinder ihr dabei helfen? Wer hat Interesse, das Ganze fortzuführen? Traurigkeit und Mutlosigkeit übermannen mich.

Ich betrete das „Museum" meines Vaters. Nachdem er vor über 30 Jahren das Lebensmittelgeschäft aufgegeben hatte, richtete er im Erdgeschoss eine kleine Ausstellung ein. Die kunstvoll geschreinerte Ladeneinrichtung aus dem Jahre 1956 existiert bis heute, und auch aus den Beständen der Ahnen gibt es noch interessante Exponate. Schon bald wurde Albert Kronawitter für sein kleines Museum bekannt, und er veranstaltete Führungen für interessierte Besucher und Gäste aus dem nahe gelegenen Kurhaus. Vom historischen Interesse meines Vaters infiziert, unterstützte ich seine Vorhaben immer wieder mit Ideen, ich beschaffte Fotografien und Exponate. Die vergangenen Zeiten zu dokumentieren, alte Bilder zu finden und auszuwerten, die Geschichte des Dorfes zu erforschen, dafür hatte ich mir den Ruhestand aufgehoben. Eine richtige Museumslandschaft hatte ich mir vorgestellt, hatte doch obendrein ein enthusiastischer Modellbauer unseren alten Laden angemietet, um dort seine Kunstwerke auszustellen. Und zwischen den beiden schon bestehenden hätte mein eigenes Museum seinen Platz bekommen. Ach ja, mein Museum.

Als ich in dem Raum mit all den alten, bekannten Dingen stehe, kommen mir die Tränen. Geplatzt der Traum vom sinnstiftenden Engagement im Rentenalter. Es wird keines geben. Unfähig, an die Zukunft zu denken, schließe ich leise die Türe.

Drei Raketen aus dem Dunkel
31. Dezember

Jetzt ist es 23 Uhr und nur noch eine Stunde trennt uns von einem neuen Jahr. Tagelang hatten wir überlegt, wie wir dieses Jahr Sylvester feiern sollen. Marie entschied als Erste, sie wollte in diesem Jahr bei ihren Freunden sein, bevor sich die Schulkameraden nach dem Abitur in alle Welt zerstreuen. David, das war auch klar, würde wieder zwei Tage mit der Blaskapelle zum „Neijohroblasn" von Haus zu Haus ziehen. Die Musik spielt ein Ständchen und wünscht den Hausbewohnern ein gutes neues Jahr. Neben einem Obolus gibt es üblicherweise auch einen Schnaps, was zur Folge hat, dass die Musikanten sich gegen Abend meist in einem Ausnahmezustand befinden. Das lässt sich kaum vermeiden und geübte Blasmusiker wie unser Sohn können damit umgehen. Deshalb wunderte es mich ein wenig, als er sagte, dass er um Mitternacht bei uns sein möchte.

Und Lucia, Heike und ich, was wollten wir? Die große Sylvesterparty war noch nie meins. Ein paar Freunde zu uns einzuladen, danach war uns diesmal nicht zumute. Sollten wir einfach bei einem Raclette zu *Dinner for One* zu Hause sitzen und warten, bis David kommen würde, um dann zu viert anzustoßen? Eine traurige Aussicht, besonders für Lucia. Einfach ins Bett gehen, das ging schon gar nicht. Am Ende kam der rettende Plan von unseren Freunden Franzi und Thomas: „Ihr kommt zu uns, wir werden gemeinsam essen, und ihr geht heim, wann ihr wollt." So brechen wir nach dem Essen auf. David, Heike und ich machen uns auf den Weg in Richtung Maria-Dank-Kapelle. Für uns hat das kleine Heiligtum unweit unseres Hauses eine besondere Bedeutung. Auf dem Weg zu den Entbindungen von Marie und Lucia haben wir jedes Mal bei der Kapelle angehalten, um uns der himmlischen Unterstützung zu versichern. Wegen ihrer exponierten Lage ist die Kapelle an Sylvester eine ideale Plattform für das Feuerwerk – und das wollen wir sehen. Wir gehen los. David, der noch in seiner Musikantenkluft mit Lederhose und Hut steckt, hat das tragbare Baustellenradio mitgenommen, sodass wir mit Musik durch das nächtliche Dorf schlendern. Einen Rucksack mit Sekt und drei Raketen haben wir dabei. Auf der gefrorenen Wiese breiten wir eine alte Decke aus, ein paar Kerzen, darüber ein bisschen Mond. Eng zusammengerückt schweifen unsere Blicke über die Hügel, zu den Bergen und zum Starnberger See. David lässt den Korken knallen und füllt drei Becher.

Im Radio läuft der Countdown und dann ertönt wie immer die „Blaue Donau", bevor die ersten Böller bekräftigen, dass nun wirklich ein neues Jahr angebrochen ist. Wir drei stehen in der nur von Kerzen erhellten Landschaft und umarmen uns. Heike, die in den vergangenen Wochen so nah an mich gerückt ist, drückt mich fest an sich und zwischen uns steht David. Es gibt wenige Augenblicke im Leben, wo die Welt tatsächlich kurz stillsteht. Das ist jetzt so ein Moment.

Wie unter einem Brennglas sehe ich plötzlich den Augenblick seiner Geburt wieder, der mich so tief mit Davids Leben verbindet: Der Moment, in dem ich dieses gerade zur Welt gekommene kleine Menschenbündel erstmals in die Arme nehmen durfte. Der Moment übermächtigen Glücks, das ich bis dahin noch nie so erlebt hatte: Ein neuer Mensch war in unsere Mitte gekommen, ein Kind, das ein Stück von mir ist und immer bleiben wird. Als Mann wird dieser Sohn einmal meinen Platz in der Welt einnehmen. In meinen Kindern werde ich fortleben.

Kalte Nebenschwaden überziehen den Hügel. Sie können mir nichts anhaben, mich durchströmt tiefes Glück. Das schlechte Gewissen der letzten Tage wird von diesem Gefühl einfach weggeschwemmt: Ja, vielleicht habe ich zu wenig Zeit mit meinen Kindern verbracht, aber dass mein Sohn hier nach dem Blaskapellenmarathon eng umschlungen mit mir steht, tröstet mich. Es gibt mir die Zuversicht, ihm mitgegeben zu haben, was mir so wichtig ist: „Sei gewiss, dass ich dich liebe und du und deine Geschwister immer auf mich zählen können." Trotzig füge ich in Gedanken dazu: „Wer weiß, vielleicht bald von einer Etage höher aus, aber das ändert nichts!"

Wir drei so umschlungen – ein Wimpernschlag der Ewigkeit. Dann stoßen wir an, auf dieses beginnende Jahr mit all seinen Ungewissheiten. Wir wünschen uns alles Mögliche, nur auf die inflationär hingesagte Formulierung „Vor allem a gsunds Neis“ verzichten wir. Heute und wahrscheinlich von nun an zu jedem neuen Jahr.

Bildsprünge

1. Januar

Bisher habe ich immer gedacht, das Intimste, was Menschen teilen können, sei ihre Sexualität. Nach meiner Operation habe ich dazugelernt. Niemand ist mir bisher so nahegekommen wie der Professor, der mit seinem Skalpell mein Gehirn operiert hat. Ich musste ihm vertrauen, buchstäblich meinen Geist in seine Hände geben. „Man kann vorher nie genau voraussagen, wie das Gehirn reagiert. Dort zu operieren, ist immer noch eine Blackbox, auch wenn wir vieles wissen, noch mehr ist uns unbekannt“, erklärt mir der einfühlsame Mediziner.

Mit größter Sorgfalt und all seinem Können hat er diesen Tumor so gründlich entfernt, dass er hoffentlich sehr lange nicht zurückkommt, und er musste dafür meine Fähigkeit zu lesen opfern. Er hat sich in den innersten Bereich meines Körpers vorgewagt, dorthin, wo meine Gedanken entstehen, wo gespeichert ist, wen ich liebe und was ich verabscheue. Vor diesem Hintergrund ist es vielleicht ein Glück, dass mein Tumor in dem Bereich des Gehirns lag, in dem das Sehen lokalisiert ist. Was wäre gewesen, wenn es um Bereiche der Empathie, der Affektsteuerung oder der Impulskontrolle gegangen wäre? Er hätte wahrscheinlich durch die Operation meine Persönlichkeit verändert. Aber auch wenn der Professor zunächst einmal mein Leben gerettet hat, ist es seither nicht mehr dasselbe.

Mein Blick ist ein anderer geworden. Nicht nur das Bild, das ich sehe, hat Sprünge bekommen. Auch mein Selbstbild steht auf dem Prüfstand, und das Bild, das andere von mir haben, wird erschüttert.

VERZIEH DICH, ICH KÄMPFE

Zimmernachbar
2. Januar

Ich bin wieder in Großhadern, stationär für eine Woche. Anscheinend ist es notwendig, die Chemotherapeutika zeitlich exakt auf die Bestrahlungen abzustimmen. Ich habe verstanden, dass ich morgens meine Pillen nehmen muss und dann innerhalb einer Stunde bestrahlt werde, damit die Gifte der Tabletten für die Strahlen eine optimale Angriffsfläche vorbereiten. Nur, was mache ich dann den Rest des Tages?

Als ich das Doppelzimmer betrete, ist das zweite Bett noch leer. Hoffentlich bleibt das so, denke ich. Um die Feiertage ist vielleicht nicht so viel los und ich habe Glück und ein eigenes Zimmer. Mit einem Fremden einige Tage Bett an Bett zu verbringen, empfinde ich zunehmend als Herausforderung. In meiner Bundeswehrzeit war das für mich völlig normal. Jetzt ist es mehr als nur unangenehm, es ist anstrengend. Ich kann mich nicht erholen, wenn jemand neben mir lebt, isst, schläft und fernsieht, den ich gar nicht kenne und mit dem mich nichts verbindet.

Ich sitze auf dem Krankenhausbett und packe meine Tasche aus. Hier fühle ich mich nicht wohl und sehne mich jetzt schon wieder nach Hause zurück. Die Tür öffnet sich, herein kommt ein älterer Herr mit seiner Tochter, mein neuer Zimmergenosse. Oje, denke ich, so ein Pech, jetzt kommt doch noch einer. Das Gesicht des alten Herrn ist von einem großen Pflaster bedeckt. Bald erfahre ich, dass sich der Krebs bei ihm in den Unterkiefer gefressen hat. Seit sechs Monaten versuchen die Ärzte, die Löcher im Gesicht mit Hautverpflanzungen wieder zu verschließen. Auch er kommt zur Bestrahlung. Wir sitzen auf unseren Betten, er mit seiner Tochter, ich mit Heike, und reden leise Belangloses. Wir warten auf die Visite der Stationsärztin, damit das Prozedere für die nächsten Tage besprochen werden kann.

Sie betritt das Zimmer. Ohne große Begrüßung macht sie uns streng darauf aufmerksam, dass die Coronaregeln immer noch gelten und deshalb pro Zimmer nur ein Besucher erlaubt sei. Mein Entschluss steht fest: Hier bleibe ich keine Sekunde länger als unbedingt nötig!

Nach dem Mittagessen freue ich mich auf den angenehmsten Teil des Tages: den Mittagsschlaf. Auch mein Nachbar hat sich bereits in die Horizontale verabschiedet. Doch was ist das? Ich habe mich noch nicht einmal richtig hingelegt, da beginnt ein Sägen, wie ich es selten gehört habe. Zunächst denke ich, er erstickt und ringt um Luft, doch bald merke ich, dass er ganz entspannt auf dem Kissen ruht. Hilfe, wo ist mein Ohropax?! Trotz vollgestopfter Gehörgänge höre ich das Schnarchkonzert immer noch. Ich presse das Kissen auf meinen Kopf, verkrieche mich unter der Decke und – ich hatte es kaum für möglich gehalten – schlafe dann doch ein.

Als ich nach gut einer Stunde wieder die Augen öffne, sitzt mein Zimmernachbar schon auf der Bettkante. Als er merkt, dass auch ich aufgewacht bin, fragt er mich nach meiner Familie. Meine knapp gehaltene Antwort ist nur das Stichwort für ihn, um mir ausführlich von seiner Familie zu erzählen. Jetzt bin ich wieder mal in der Zwickmühle: Soll ich höflich bleiben und den älteren Herrn seine Geschichte erzählen lassen, oder ehrlich sein und einfach rausgehen. Nach dem Motto: „Warum quält mich dieser Mensch mit Geschichten, die mich nicht interessieren?" Nach einer guten halben Stunde sind wir dann bei den familiären Verhältnissen seiner Töchter angelangt und es ist kein Ende in Sicht. Der Mittagsschlaf hat ihn offenbar so gestärkt, dass er unbedingt seine komplette Lebensgeschichte erzählen möchte. All meine Versuche, dem Redeschwall ein Ende zu bereiten, scheitern. Bitte, ruf mich doch irgendeiner an!, flehe ich innerlich. Ich bin ihm ausgeliefert, die nebeneinander platzierten Betten bieten keine Rückzugsmöglichkeit. Dann muss ich eben doch rausgehen, beschließe ich. Da beginnt er, von seiner Mutter zu erzählen. Als er dreizehn war, bekam sie Krebs. Nicht ausreichend mit Medikamenten versorgt, hätte sie sich oft vor Schmerzen auf dem Küchenboden gekrümmt. Das Leid der Mutter hat sich tief in sein Gedächtnis eingegraben. Er beschreibt, wie froh er war, als sie endlich starb und ihre Pein ein Ende hatte.

Ich bin beschämt. Eben noch wollte ich fliehen, und einen Moment später erkenne ich neben mir einen Menschen mit einer berührenden Geschichte. Da haben wir es heute schon viel komfortabler, meint er mit einem Seufzen. Ja, verglichen mit den Erfahrungen seiner Mutter ist unser Krebsleiden in eine Luxusbehandlung eingebettet. Umsorgt von Pflegeteams, alle Möglichkeiten der Medizin zur Verfügung, haben wir es um Vieles leichter.

Auf manchen Reisen habe ich erlebt, wie Kranke in anderen Ländern versorgt werden. Nie werde ich die unzähligen Feuer vor einem Krankenhaus in Luanda, der Hauptstadt von Angola, vergessen. Auf der nackten Erde vor der Klinik bereiteten die Angehörigen das Essen für den erkrankten Vater oder die Mutter zu. Auch die Medikamente musste die Familie selbst besorgen. Wer die Medizin oder das Verbandsmaterial nicht für teures Geld beschaffen konnte, der wurde auch nicht operiert. Ich bin dankbar, dass mir die Einblicke in völlig andere Lebenswelten auf meinen Reisen immer wieder gezeigt haben, wie privilegiert ich bin.

Demütig sehe ich nun auch in meinem Nachbarn einen Menschen, der genau wie ich gegen einen Tumor kämpft. Er ist im Gesicht entstellt. Er kann wegen seines Krebses nicht alles essen, und trotzdem ist er dankbar, besser dran zu sein als seine Mutter vor vielen Jahren. Wie tapfer und positiv er trotz allem ist. Und ich klage darüber, dass ein alter Mann so laut schnarcht, dass ich Ohrstöpsel benutzen muss?

Er liebt Süßspeisen, das hat er mit einem Schmunzeln zugegeben. In den nächsten gemeinsamen Tagen werde ich ihm gerne meinen Nachtisch abtreten.

Ausgebüxt
4. Januar

Der Mittagsschlaf muss heute etwas kürzer ausfallen: Ich bekomme Besuch.

Um 14 Uhr habe ich mich mit Johannes vor der Klinik verabredet. Pünktlich steht er vor mir. Der Schnee der vergangenen Tage ist weggetaut und wir spazieren einfach los.

Nach zwei Runden in der weitläufigen Parkanlage des Klinikums Großhadern stehen wir wieder am Eingang. „Sollen wir einen kleinen Abstecher die Straße entlang machen?", schlägt Johannes vor. Ich bin mit jedem bisschen Freiheit und Abwechslung einverstanden, nur nicht wieder zurück auf die Station! Wir laufen so dahin, sind vertieft in unser Gespräch und stehen plötzlich vor dem Schild „Martinsried", ein kleiner Vorort am Stadtrand von München. Erstaunt, dass wir fast vier Kilometer spaziert sind, und belustigt, außerdem durch das Verlassen des Klinikgeländes die Vorschriften für Patienten gebrochen haben, machen wir uns auf den Rückweg.

Unsere regelmäßigen Wandertouren brachten uns immer wieder auf seltsame Pfade. Einmal wurden wir beim Überqueren einer Koppel von Hengsten gejagt. Ein andermal bedrängte uns eine Schafherde, die es auf unsere Brotzeit abgesehen hatte, so heftig, dass wir türmen mussten. Wieder ein andermal wollten wir den Weg zum Wirtshaus abkürzen, brachen in die vermeintlich zugefrorene Loisach ein und standen bis zum Bauchnabel im eiskalten Wasser. Mit Johannes unterwegs zu sein, bedeutet stets, dem Abenteuer eine Chance zu geben. Um nach langen Wanderungen wieder pünktlich nach Hause zu kommen, gewöhnten wir uns an, wie in Studentenzeiten mit erhobenem Daumen Autos anzuhalten. Bei diesen Fahrten oder der Einkehr im Wirtshaus stellten wir immer wieder fest, wie leicht man mit Menschen über ihre religiösen Erfahrungen ins Gespräch kommen kann. Scherzhaft haben wir diese Ausflüge deshalb „Missionierungen" genannt. In Wanderkluft sprachen wir wildfremde Menschen direkt auf ihren Glauben an. Wenn sich dann herausstellte, dass Johannes Mönch eines Klosters ist, reagierten die meisten ungläubig und verblüfft. Mit einem Abt ausgelassen in der Bierstube zu sitzen, war für viele irritierend. Manchen gaben unsere Gespräche den Impuls, sich wieder mit existenziellen Themen zu beschäftigen. Für uns bestätigte es den religiösen Hunger heutiger Zeitgenossen, der anscheinend nicht mehr von den Kirchen bedient wird. Oder doch? Waren wir vielleicht in diesen Augenblicken inkognito der verlängerte Arm des Heiligen Geistes? Leider ist unsere über Jahre praktizierte „Missionierungsmethode" in der Pandemie vorerst zum Erliegen gekommen.

Der heutige Spaziergang weckt alte Erinnerungen, die uns wie immer zum Lachen bringen. Der Tumor ist kein Thema. Nur ganz zu Beginn stellt mir Johannes die Frage, ob sich mein Glaube durch die Diagnose verändert habe. Als ich verneine, ist er nicht überrascht. Zu oft haben wir darüber diskutiert, was unsere Beziehung zu Gott ausmacht. Was wäre das für ein Glaube, frage ich ihn, der durch eine Wucherung im Kopf aus den Fugen gerät? Nein, der Tumor hat so manches durcheinandergebracht, nicht aber meine Antworten auf die letzten Fragen.

Es dämmert schon, als wir zurück zur Klinik kommen. Was mich erstaunt, ist meine Kondition. Fast zwei Stunden sind wir marschiert. Offenbar konnte ich mit Johannes' legendärem Schritttempo mithalten. Wohlig erschöpft und beglückt über unsere große Wandertour und um eine kleine Anekdote reicher, falle ich auf mein Bett. Einen Nachmittag lang war ich nicht Patient, sondern Wanderkamerad.

Papstvisite
5. Januar

Zum ersten Mal seit meiner Operation greife ich nach der Fernbedienung. Auch wenn es erst Vormittag ist und noch nicht einmal die Visite da war, möchte ich unbedingt eine Sendung anschauen. Und ich bin nicht der Einzige. Auch mein Zimmernachbar hantiert mit seinem Gerät. Er kommt mit der Technik besser zurecht als ich mit meinem miesen Sehvermögen und hilft mir. Jeder in seinem Bett liegend, starren wir dann beide auf die nebeneinander an der Wand hängenden Flachbildschirme. Bei mir läuft der BR, bei meinem Nachbarn das ZDF. Das Bild ist sehr ähnlich, der Ton anders. Da wir beide Kopfhörer tragen, stören wir uns nicht. Beide Sender widmen sich einem Großereignis: Heute wird Papst Benedikt beerdigt.

Joseph Ratzinger war mir bereits ein Begriff, als ich noch Ministrant war. Zu seiner Ernennung zum Erzbischof von München musste ich als fünfzehnjähriger Ministrant ein Foto von ihm in unserer Kirche aufhängen. Später als Student in Rom besuchte ich gelegentlich seine Gottesdienste und war fasziniert von seiner feinen Sprache. Ich las einige seiner Bücher. Erstmals verärgerte er mich, als er in einem Vortrag behauptete, Rockmusik sei für die Liturgie untauglich. Später nutzte ich bei meinem ersten Fernsehbeitrag für den BR die Gelegenheit, ihm zu widersprechen und eine andere theologische Position dagegenzusetzen.

Es verschlug mir den Atem, als ich ihn Jahre später erstmals als Papst auf die Loggia des Petersdoms treten sah. Sollte dieser Mann, den ich so oft gehört und beobachtet hatte, der Vertreter Christi auf Erden sein? Für mich war er eine Art „Hoher Priester", der mein religiöses Leben begleitet hatte, auch wenn seine Theologie zunehmend meinen Widerspruch provozierte. Nun ist Papst Benedikt tot. Eine seltsame Vorstellung beschleicht mich. Werden wir uns bald begegnen? Wird er dann über sein damaliges Urteil zur Rockmusik lächeln?

Die Kamera schwenkt über den Vatikan. Vor der mächtigen Fassade des Petersdoms liegt der schlichte Sarg des Pontifex.

Wenn ich Gottesdienstübertragungen aus Rom sehe, habe ich immer das Gefühl heimzukommen. Rom, der Petersplatz, der imposante Dom, die Riten und Zeremonien der großen kirchlichen Feiern, all das ist mir bei meinem Studienjahr an der päpstlichen Universität so vertraut geworden. Heute versuchen meine Kollegen vom BR, die Atmosphäre einzufangen und das seltene Ereignis zu kommentieren. Ich habe das Gefühl, mit dabei zu sein, und immer wieder schiele ich rüber zur Übertragung vom ZDF, vergleiche die Einstellungen und freue mich, wenn ich finde, der BR macht es besser.

Da öffnet sich die Tür, die Visite kommt. Die Oberärztin tritt mit großem Gefolge an mein Bett. Das passt jetzt aber gar nicht. Ruhig, aber mit Nachdruck, bemerke ich, ohne den Blick vom Fernseher abzuwenden: „Wie Sie sehen, sind wir gerade mitten in einer Trauerfeier." Die Ärztin wirft einen fragenden Blick auf die beiden Monitore mit zweimal dem gleichen Bild, dann auf meinen in die Übertragung vertieften Zimmerkollegen, noch mit Stöpseln im Ohr. Irritiert durch die weihevolle Atmosphäre zieht der Tross kommentarlos wieder ab. Leise schließt sich die Tür.

Ich lehne mich zurück und tauche wieder ab nach Rom auf den Petersplatz. Das erste Mal seit meiner Diagnose werde ich wieder in eine andere Welt entführt.

Rollstuhl Rallye
6. Januar

Lucia hat einen Riesenspaß dabei, mit dem Rollstuhl durch die langen Krankenhauskorridore von Großhadern zu navigieren. Dass ihr Fahrgast Marie dabei zwischen Angst und schallendem Gelächter wechselt, bringt sie noch mehr in Fahrt. Erheitert und eng umschlungen folgen Heike und ich dem Rennfahrzeug, das wohl kaum für solche sportlichen Events bereitgestellt ist. Erst vor 14 Tagen habe ich mich nicht ohne Rollstuhl durch das Klinikgelände gewagt. Jetzt kann ich das Gefährt getrost den Kindern überlassen. An der Hand von Heike fühle ich mich sicher genug, wieder selbst auszuschreiten. Da Corona den Kindern immer noch keinen Zugang auf die Station erlaubt, haben wir uns an der Pforte getroffen und streifen durch das Klinikum. Die beiden Mädchen erzählen von zu Hause und wie sie die zweite Weihnachtsferienwoche verbringen. Wie es mir geht, wie ich die Chemo vertrage, wollen sie natürlich wissen. Als ich von meinem ausgedehnten Spaziergang mit Johannes erzähle, sind sie beruhigt. Dann kann es nicht so schlimm sein. Während ich sie so heiter durch die endlosen Gänge flitzen sehe, frage ich mich immer wieder, was wohl wirklich in ihnen vorgeht. Wie viel Angst haben sie? Wie viel Frohsinn spielen sie mir vor? Aber da mir weder eine Rollstuhl-Rallye noch ein Klinikgang geeignet erscheinen, existenzielle Gespräche zu führen, bleiben die Fragen zunächst unbeantwortet. Muss man wirklich immer über alles reden? Ich selbst war oft genug froh, dass mich meine Eltern nicht nach meinem Selenleben gefragt haben. So konnte ich meinen Kummer in mich einschließen, ihn dort belassen, wo ich ihn unter Kontrolle hatte. Mancher Schmerz lässt sich nicht im Gespräch auflösen, er wird dann nur größer. Das ist meine Erfahrung. Wahrscheinlich habe ich unbewusst viel davon an meine Kinder weitergegeben. Auch sie machen einiges mit sich selbst aus. Gut, dass sie in Heike immer ein gesprächsbereites Gegenüber haben, denn oft genug erfahre ich indirekt über meine Frau, wie es meinen Kindern geht und was sie bewegt.

Wie sehr wollen die Kinder in den Krankheitsverlauf mit eingebunden werden? Wie viel Reden hilft ihnen, wie viel schadet eher? Wie viel können sie mittragen, ohne in ihrer Entwicklung zu stark beeinträchtigt zu werden? Unsere Kinder bekommen auf alle Fragen eine ehrliche Antwort. Und sie können immer über das reden, was sie bewegt. Das wissen sie. Seit sie klein sind, haben wir es so gehandhabt. Aber jeder darf auch seine Geheimnisse und stillen Flecken behalten, die er mit niemandem teilen möchte. Und es muss auch jetzt Platz für andere Themen geben und Zeit zum Fröhlichsein.

Genau richtig fühlt es sich an, wenn der Rollstuhl, der mir noch vor zwei Wochen ein Gefühl tiefer Hilflosigkeit vermittelte, jetzt von ihnen ein wenig respektlos als Rennwagen missbraucht wird. Ich bin voller Hoffnung, dass es meinen Kindern gelingen wird, die bedrohliche Situation ihres Vaters so in ihr Leben einzubauen, dass es für sie passt.

Taxi und Strahlen

9. Januar

Endlich bin ich wieder zu Hause. Der zweite Block Chemotherapie sollte noch im Klinikum vervollständigt werden, sodass ich erst vorgestern nach der letzten Pille gehen durfte. Heute startet die ambulante Bestrahlung, die ich jetzt vor mir habe. Da ich selbst nicht Auto fahren darf, hat mir Heike nach einer Reihe nicht immer erfreulicher Telefonate einen Fahrdienst organisiert, der mich täglich in die Klinik und wieder zurück bringt. Gar nicht schlecht: Ich habe nun einen Chauffeur, der mich bei Wind und Wetter an das gewünschte Ziel kutschiert. Vor der Tür wartet ein älterer Herr mit einem dunklen Kombi, und wir fahren nach Großhadern. Vom Parkplatz aus selbstständig die Bestrahlungsabteilung zu finden, ist für mich noch unmöglich. Ich bin auf Hilfe angewiesen. Routiniert parkt mein ruhiger Fahrer an einem Seiteneingang und ganz selbstverständlich führt er mich zur richtigen Abteilung. „Ich warte hier, bis Sie fertig sind, und dann fahren wir wieder heim", beruhigt er mich. Da kommt auch schon der Aufruf: „Herr Kronawitter in Kabine zwei!" Das Prozedere ist immer gleich: erst in die Umkleide, dann öffnet die freundliche MTA die Tür und führt mich zur Liege. Dort hält bereits eine Kollegin meine Bestrahlungsmaske bereit, mit der mein Kopf auf der Liege festgemacht wird. Obgleich die extra für mich angefertigt ist und meinen Schädel wie eine zweite Haut umschließt, will sie in den ersten Tagen nicht so recht passen. Als ich erkläre, dass ich meinen Kopf leicht bewegen kann, werden die beiden Mitarbeiterinnen unruhig. Was es wohl bedeutet, wenn der haargenau gelenkte Strahl nicht die exakt anvisierte Stelle trifft, sondern daneben gesundes Hirngewebe verbrennt? Gott sei Dank bekomme ich nach einigen Tagen eine neue Maske angepasst. Mit ihr kann ich meinen Kopf keinen Millimeter mehr bewegen. Ich bin erleichtert.

Ganz alleine liege ich unter den Lichtstrahlen der geheimnisvollen Apparatur, die sich in einer ganz individuell festgelegten Choreografie um mich herumbewegt. Eine Zauberwelt. Nur die gut gemeinte GEMA-freie Kaufhausmusik geht einem nach einigen Tagen etwas auf die Nerven. Luxusprobleme. Nach acht Minuten ist alles vorbei. Die Radiologieassistentin kommt zurück in den hermetisch abgeriegelten Raum, befreit mich von der Maske und wünscht mir einen schönen Tag. Draußen wartet schon der Fahrer und dann geht es mit dem Taxi zurück.

So wird das jetzt gehen, fünf Wochen, von Montag bis Freitag. Ich bin beruhigt, das schaffe ich, und die täglichen Taxifahrten machen mir

Freude. An drei Tagen in der Woche fährt mich der ältere Herr, an zwei die Geschäftsführerin des kleinen Unternehmens persönlich. Immer pünktlich, immer ohne Probleme. Mit der Chefin unterhalte ich mich gerne über die unterschiedlichen Fahrgäste, die sie täglich von A nach B chauffiert. Welch eine Fundgrube für Filmthemen, denke ich wehmütig. Als ich ihr von meiner Diagnose erzähle, schweigt sie kurz, um mir dann von Fällen zu berichten, die mich bestärken, auf ein Wunder zu hoffen. Mit meinem männlichen Chauffeur ist es zunächst etwas schwieriger, ein Gesprächsthema zu finden. Als ich erwähne, dass ich aus einem Edeka-Haushalt komme, ist das Eis gebrochen. Jahrelang hat er als Berufskraftfahrer für die Lebensmittelkette gearbeitet. Er ist überrascht, dass auch ich einen Lkw-Führerschein besitze, wir tauschen Fernfahrerstorys aus, und oft finde ich es schade, wenn die Fahrt nach gut 30 Minuten schon wieder zu Ende ist.

Jeden Tag versuche ich aufs Neue, mir den Weg vom Parkplatz zur Bestrahlungsabteilung einzuprägen. Da offenbar mehr Menschen Orientierungsschwierigkeiten haben, gibt es auf dem Boden eine grüne Linie. Wenn ich die gefunden habe, brauche ich ihr nur zu folgen und komme ans Ziel. Zurück ist es schwerer, weil die Linie einfach irgendwo aufhört und ich dann den Weg zum Parkplatz selbst vervollständigen muss.

Nach vier Tagen wage ich es alleine. Mit einem gemalten Plan und der genauen Angabe, wo ich hinmuss, verlasse ich unsicher das Taxi und begebe mich ins Gewirr der Gänge von Großhadern. Erst den langen Gang entlang, dann zum Aufzug, dann die Taste drei drücken, dann raus, nach rechts, ja, der Gang ist mir bekannt, ich habe es geschafft! Stolz nehme ich im Wartebereich Platz. Ein weiterer Schritt in Richtung Selbstständigkeit.

Die tägliche Routine der Fahrten wird mir in den nächsten Wochen zum wohltuenden Gerüst, das meinem neuen Leben ein wenig Struktur verleiht. Die Gespräche im Auto erscheinen mir bald wie ein Plausch mit den Kollegen bei der Arbeit. Jedes Mal, wenn ich im Wartebereich vor der Bestrahlung in all die traurigen, ausdruckslosen Gesichter der anderen Patienten blicke, denke ich: „Mein Fahrdienst würde wohl auch euch täglich ein Lächeln ins Gesicht zaubern.“

Aufräumen
10. Januar

Zurück in den Alltag? Es ist zehn Uhr morgens, eben bin ich von der Bestrahlung zurückgekommen. Vor mir liegt fast ein ganzer Tag. Endlich bin ich wieder mein eigener Herr. Die ersten Schritte in eine neue Normalität – nicht mehr nur krank sein. Wieder etwas Sinnvolles tun.

Die Kinder sind in der Schule, Heike bei der Arbeit, ich bin allein. Vor mir liegen acht Stunden. Reflexartig setze ich mich sofort an den Computer, hier gibt es jede Menge Arbeit, damit ist der Tag schnell gefüllt. Meine Finger wollen schon auf die Taste „ON" drücken, da erinnere ich mich an meine frustrierenden Versuche, mit meinem fragmentierten Sehen die Mails auf dem Handy zu entziffern.

Aber was soll ich tun? Mit einer Tasse Tee in der Hand lasse ich meinen Blick durch das Büro schweifen. Im rasenden Alltag gefangen habe ich mich so oft nach Zeit im Überfluss gesehnt. Nun ist sie da! Also – was mache ich? Endlich die ganzen Fotos sortieren? Die vielen erwartungsvoll daliegenden Bücher lesen? Das alles ist mir durch meine Behinderung verwehrt. Aufräumen drängt sich mir in den Sinn. Mein großes Büro ist vollgestopft mit allem: Regale voller Bücher, Zeitschriften, Ordner, Büromaterial, alte Geräte, bergeweise Kabel und Taschen. Ich bin ein Meister im Sammeln und Verstauen von Gegenständen. So oft wurde ich schon von meiner Frau mit Nachdruck gebeten, mal aufzuräumen und auszumisten.

Damit fange ich jetzt endlich an: aussortieren, alten Ballast loswerden, leicht und luftig soll es um mich werden, übersichtlich und klar, wenn schon der Blick so verworren ist.

Während ich mich gedanklich auf mein Vorhaben einstimme, kommt mir noch ein weiterer wichtiger Grund in den Sinn: Wenn ich bald sterbe, wird jemand diese kunstvoll verschachtelte Sammlung von Dingen auflösen müssen. Nur ich weiß von der geheimen Ordnung, die hier herrscht, dem Wert der einzelnen Gegenstände. Niemand anderer sonst kennt sich aus. Meine Frau und meine Kinder müssen dann, wenn ich nicht mehr bin, alles entwirren. Genau das will ich meiner Familie unbedingt ersparen. Zu entscheiden, welche Kostbarkeiten aufgehoben werden sollen und was als wertlos dem Müll übergeben wird, ist meine Aufgabe. Ich werde Regal um Regal, Fach um Fach durchgehen und Ordnung schaffen. Wild entschlossen mache ich mich an die Arbeit. Ich zerre eine Kiste auf den Boden und stoße mit meinem noch sehr empfindlichen Kopf gegen ein dickes Buch, das weiter oben aus dem Regal ragt. Ich schreie kurz auf. Ich sollte einen Fahrradhelm tragen. Mehr als der heftige Schmerz macht mich meine Unbeholfenheit aufgrund des eingeschränkten Sehens wütend. Immer wieder kollidiere ich mit heimtückischen Kisten und Schachteln, stolpere über Fußschlingen aus Kabeln, rempele gegen Türrahmen und Schranktüren. Resigniert lasse ich mich schon nach einer Stunde in einen Sessel fallen. Aus dem praktischen, flinken Geschäftsführer ist ein unbeholfener Behinderter geworden.

Nicht nur meine Ungeschicklichkeit frustriert mich. Durch die Operation und die Bestrahlung des Gehirns sind bestimmte Leistungen dieses Wunderorgans beeinträchtigt worden. Es macht mir Schwierigkeiten, komplexe Vorgänge zu planen und auszuführen, das beginnt zum Beispiel beim Schmieren eines Butterbrotes. Viele Dinge, die ich früher ganz nebenbei und automatisiert erledigt habe, brauchen jetzt meine volle Konzentration und die doppelte Zeit. Immer wieder drängt sich dieses Wort in mein Denken: „hirnamputiert“, es trifft es so gut.

Aufräumen gehört anscheinend auch zu den komplexen Tätigkeiten. Ich kann es nicht. Ich bin unfähig zu ordnen, habe keinen Überblick und nicht die Fähigkeit zu entscheiden, was wohin soll. Immer wieder sortiere ich Dinge von rechts nach links, von dieser Ablage in die nächste, nicht in der Lage, den Gegenständen einen eindeutigen Platz zuzuweisen oder sie in den Mülleimer zu werfen. Ich bin schockiert über mein Unvermögen und wütend darüber.

Ich sehe die unzähligen Halterungen und Filter, die Spezialkoffer für Kameras, den große Lichtkoffer – was soll ich damit tun? Mit all diesen Dingen verbinde ich viele Erinnerungen, aber ich werde sie nie wieder brauchen. Ausrangiert. Wie ich auch. Durch den Tumor ausgemustert aus den Reihen der Tüchtigen und Erfolgreichen, die dazugehören und gebraucht werden.

Soll ich einfach alles in einen Container werfen und einen Schlussstrich ziehen? Könnte nicht meine Nichte etwas über eBay verkaufen? Würde ich einem jungen Kollegen damit eine Freude machen? Wollte ich das nicht in mein kleines Museum stellen? Was wird werden aus den Dingen und aus mir?

Schwarze Nacht
10. Januar

Ich kann nicht schlafen. Bin auf Entzug. Seitdem ich aus dem Krankenhaus zurück bin, will ich keine Schlafmittel mehr nehmen. Es sind Pillen genug. Noch vor wenigen Monaten ohne ein einziges Medikament auskommend, muss ich jetzt eine unübersichtliche Menge unterschiedlicher Präparate einnehmen. Eine Schachtel mit vier Fächern, in die meine Frau jeden Morgen die richtigen Arzneien verteilt, sichert die korrekte Einnahme. Ich bin längst ausgestiegen. Es erinnert mich mit Abscheu an die Nachttische in Altersheimen.

Seit drei Stunden liege ich wach, wälze mich von einer Seite auf die andere, gequält von düsteren Gedanken. Noch mal aufstehen und aus der Küche ein Glas Rotwein holen? Selbst mir kommt es nicht richtig vor, den durch Strahlen und Chemo ohnehin vergifteten Körper auch noch mit Alkohol zu belasten. Oder ist das jetzt eh schon egal?

Eigentlich ist es auch egal, wenn ich am nächsten Morgen völlig unausgeschlafen bin. Ich muss mich nicht konzentrieren, keine gute Arbeit abliefern, habe keine Verpflichtungen. Das Taxi wird mich zur Bestrahlung bringen, ob ausgeschlafen oder völlig verquollen. Wahrscheinlich merkt überhaupt keiner, ob da ein fitter junger Mann auf die Liege steigt oder ein von einer schlaflosen Nacht geräderter Kandidat.

Düstere Gedanken kreiseln in meinem unsortierten Gehirn. Heute ist es nicht meine Erkrankung, die mich umtreibt, nicht einmal die Angst, ich könnte meinen Beruf nie wieder ausüben. Heute Nacht sind wieder meine Kinder dran. Jeder von den dreien soll eine eigene Abschiedsbotschaft erhalten, das ist mir ein Anliegen. Meine verstorbene

Schwester Maria hat das für ihre Buben auch gemacht und fast bis zum Schluss damit gewartet. Ich möchte früh genug alles aufschreiben, was mir wichtig ist. Schon einige Nächte formuliere ich in Gedanken diese Briefe. Meine Wünsche, mein Dank, meine Bitte um Nachsicht, Erklärungen und Geständnisse. Morgens ist alles wie weggewischt, hat sich aufgelöst wie der Frühnebel. Zurück bleibt die Stimmung der Nacht, ein Gefühl tiefer Trauer und Niedergeschlagenheit, regelmäßig Tränen.

Ob ich ein guter Vater bin, müssen andere bewerten. Sicher war ich aber keiner, der seinen Kindern die Zeit geschenkt hat, die sie sich von ihrem Vater gewünscht hätten. Zu wichtig war stets mein Beruf. Und weil ich das Privileg hatte, den großen Teil meiner Arbeit im häuslichen Büro zu erledigen, musste es für mich eine ganz klare Trennung zwischen Beruf und Familie geben. Die Eingangstür des Bürotraktes war eine heilige Schwelle, die ich errichtet hatte, um professionell arbeiten zu können. Oft mehr als zwölf Stunden bis tief in die Nacht. Nur in äußersten Ausnahmenfällen, so haben meine Kinder es mir viel zu spät erzählt, hätten sie es gewagt, den Papa zu stören.

Meine Frau hat dieses Defizit wie selbstverständlich ausgeglichen. Trotz eigenem Beruf mit Wochenend- und Nachtdiensten wie an einer Uniklinik üblich, nahm sie sich immer Zeit für die Kinder. Diese Arbeitsteilung hat es mir leicht gemacht. Und selbst jetzt noch, wo ich seit Wochen nicht mehr arbeite, bemühen sich die Kinder, mich nicht zu stören.

Der Blick auf meine Vaterrolle ruft bei mir immer einen Hauch von schlechtem Gewissen hervor. Ich habe mich oft damit getröstet, dass ich ja als Großvater einiges wiedergutmachen könne, in der Hoffnung, einmal Enkelkinder geschenkt zu bekommen. All meine Versäumnisse bei den Kindern wollte ich als Opa nachholen. Mit den Enkeln radeln gehen, Sandburgen bauen, durch die Wälder streifen, ihnen meine verwunschenen Plätze zeigen, in der Tischlerwerkstatt Werkzeuge ausprobieren, Bilder malen, Zeit haben. Aus all diesen Plänen und dem „Vorzeige-Opa" wird jetzt nichts werden. Die Hoffnung, Versäumnisse wiedergutzumachen, bleibt mir verwehrt. Meine Enkelkinder werde ich wohl nie kennenlernen. Und sie werden ihren Großvater nie kennenlernen. Unendliche Trauer legt sich auf mein Gemüt und ich bin heilfroh, als es draußen endlich hell wird und diese schwarze Nacht ein Ende hat.

Als ich zum Frühstück in der Küche erscheine, umarmt mich mein jüngstes Kind und wünscht mir einen guten Morgen. Sie ist fröhlich und weiß nichts von meinen schlimmen Qualen in den dunklen Stunden. Ein warmes Gefühl von Dankbarkeit durchflutet mich und löscht die Verzweiflung der Nacht. Ich erkenne das Geschenk, die Kinder heranwachsen zu sehen, in denen man die eigenen Züge erkennt. Und ich hoffe, vielleicht noch etwas Zeit zu bekommen, um manche Dinge wiedergutzumachen.

Wunder

Werde ich länger leben, wenn ich mich mit all meiner Macht gegen das stemme, was mich zerstören möchte? Vielleicht schon. Irgendwie habe ich das Gefühl, der Tumor merkt, wie viel Widerstand ihm entgegengesetzt wird. Kann ich, wenn ich fest an ein Wunder glaube, meinen Krebs bezwingen?

Bei meinem Film über die junge Basejumperin Susanne habe ich ein Wunder erfahren dürfen. Ihre Passion war es, mit einem Wingsuit, einem speziellen Anzug mit eingebautem Fallschirm, von Bergen oder Brücken zu springen. Der Menschheitstraum, wie ein Vogel fliegen zu können, war ihr Lebensantrieb. Bis es schiefging. Bei einem Absprung von einer steilen Wand in der Schweiz geriet sie ins Rutschen, prallte mit der Wirbelsäule auf einen Felsvorsprung und konnte nur mit Mühe schwer verletzt landen. Sie war querschnittsgelähmt. Doch sie wollte es nicht hinnehmen. Über Monate übte sie täglich stundenlang und stellte sich vor, ihre Beine würden sich wieder bewegen. Irgendwann passierte, was alle für unmöglich hielten: Susanne spürte eine Regung in ihren gelähmten Beinen. Unermüdlich trainierte sie weiter, und nach einigen Monaten war sie wieder in der Lage, mit Krücken einige Schritte zu gehen. Mit ihrem unerschütterlichen Glauben an ihre Selbstheilungskräfte und ihrer Disziplin hat sie das vollbracht, was manche ein Wunder nennen würden. Und sie hat ihren Traum weitergelebt und wieder angefangen zu fliegen.

Während der Dreharbeiten fahren wir an einem Frühlingstag gemeinsam mit Susannes Freunden zu einem Flugplatz. Von einer kleinen Maschine lassen wir uns auf 4 000 Meter Höhe bringen, wo sich Susanne mit dem Fallschirm aus dem Flugzeug stürzt. Fasziniert filme ich, wie die einst Querschnittsgelähmte mit ihren Freunden durch die Lüfte fliegt. Als wir uns unten wieder treffen, strahlt sie. Ich gratulierte ihr begeistert. „Max, jetzt bist du dran!", ist ihre kecke Antwort. Ich stehe völlig perplex und verunsichert da. Jetzt habe ich die Chance, nicht nur aus der Distanz zu dokumentieren, sondern die Faszination ihres Lebens hautnah selbst zu erfahren. Nie im Leben wäre ich zu Beginn dieses Drehtages auf so eine Idee gekommen. Doch nun bin ich bei meiner Ehre gepackt und willige in einen Tandemsprung ein. Aufgeregt zwänge ich mich in die Fallschirmkluft und lasse mich mit der Gruppe in die Luft schrauben. Michael, mein Tandempartner, klinkt unsere Fallschirmgurte zusammen. Die Schiebetür wird aufgeschoben, wir setzen uns an die Kante: „Max, jetzt wir!" Gemeinsam lassen wir uns in die Tiefe fallen – und es ist herrlich! Der Luftzug dröhnt in meinen Ohren. Nach einer irren Geschwindigkeitsreise öffnet sich der Fallschirm, behutsam schweben wir zu Boden. Erst langsam komme ich aus meinem Rausch wieder zu mir.

Sicher landen wir auf dem Rasen. Noch ganz benommen werde ich aus den Schnüren befreit. Susanne kommt auf mich zu, umarmt mich und drückt mir eine Flasche Bier in die Hand. Jetzt sind wir „verbrüdert". Jetzt weiß ich, was sie so sehr berauscht. Sie hat einen hohen Preis dafür bezahlt.

Seit ich Susannes Geschichte kenne, weiß ich, dass auch die besten Ärzte ihr Urteil nur auf der Basis von Wahrscheinlichkeiten fällen können. Was manche als Wunder abtun, bleibt aber stets als Möglichkeit erreichbar. Bei der ärztlichen Heilkunst gelten realistische Einschätzungen. Beim Wunder zählt nur der feste Glaube, vieles bleibt ein großes Fragezeichen. Sollen wir Gott dafür ins Spiel bringen? Ist es am Ende doch er, der eingreift, weil er Mitleid hat mit seiner Kreatur, oder warum auch immer? Ich weiß es nicht. Das Wunder lässt sich nicht rational auflösen, sonst wäre es ja kein Wunder. Wir haben so vieles zwischen Himmel und Erde einfach noch nicht verstanden, und deshalb glaube ich an Wunder. Ich hoffe, dass auch an mir eines geschieht.

Herlinde Koelbl
11. Januar

Termin beim Chef der Strahlentherapie, der sich über den Verlauf der Bestrahlung mit mir austauschen möchte. Wir warten vor seinem Büro, auf dem Tisch liegt ein Flyer: „MARKIERUNGEN auf deinem Körper", daneben ein Foto, eine sympathische Dame mit rotem Lippenstift lächelt mich an. Die kenn` ich doch?! Heike liest vor: „Herlinde Koelbl", jetzt dämmert es mir. Das ist doch die Fotografin von der Merkel! Fast 30 Jahre lang hat die weltbekannte Künstlerin Angela Merkel begleitet. Jedes Jahr machte sie ein Bild mit Interview, um die Veränderungen von der unbekannten „Ossifrau" zu einer der einflussreichsten Frauen der Welt einzufangen.

Mir war die Fotografin bei einer Ausstellung im Kloster Beuerberg aufgefallen. Unter dem Titel „Kleider machen Leute" hatte sie bekannte Persönlichkeiten einerseits in ihren repräsentativen Gewändern und andererseits in ihrer Freizeitkleidung fotografiert. Das Ergebnis ist umwerfend. Man hat das Gefühl, völlig unterschiedliche Menschen vor sich zu haben.

Besonders beeindruckt hatten mich damals die Fotos von Kardinal Gerhard Ludwig Müller. Auf der einen Seite in seiner roten Soutane mit Birett, Ehrfurcht einflößend, streng und stolz, daneben in einem graublauen Trainingsanzug mit hochgeschobenen Ärmeln und schwarzen Latschen. Wie der Sportwart eines Fußballplatzes im Ruhrpott steht er lässig da und lächelt milde.

Wie ein Flash geht die Erinnerung zurück zu meinem Studium: Müller ist Professor für Dogmatik, er ist mir mit Abstand der sympathischste Lehrer, humorvoll, selbstironisch. Zu meinem Examen feiern wir im Wohnzimmer einen Gottesdienst, ich darf predigen, anschließend gibt es ein paar Flaschen Wein. Der trinkfeste Mainzer bleibt mit uns sitzen und bietet mir am Schluss das Du an. Dass er einmal als Chef der Glaubenskongregation zu einem der höchsten Ämter der Kirche aufsteigen würde, ahnte damals keiner. Und nie hätte ich gedacht, dass dieser liebenswürdige Lehrer einmal so verhärtet sein würde, eingeengt darauf, den Papst zu kritisieren und überall Verrat zu wittern, unbeliebt und überall auf Ablehnung stoßend. Wie gut hatte die Künstlerin die ganze Bandbreite dieses Menschen auf nur zwei Fotos zum Ausdruck gebracht.

Sie sucht jetzt Protagonisten für ein neues Projekt. Nachdem sie selbst behandelt werden musste, möchte sie andere Betroffene während der Bestrahlungen fotografieren. Die Markierungslinien, die auf den Körper aufgemalt werden, um stets die exakte Position für die Strahlenquelle zu finden, erinnern sie an Zielscheiben.

Fotografiert werden und ein Interview geben – endlich wieder etwas anderes als Gesichtsfeldeinengung, Medikation und Behandlungsplan. Wie gern will ich wieder Teil von etwas Kreativem sein, mit einer Künstlerin sprechen, über den Tellerrand blicken. Ich bin dabei!

Die Feuerlandindianer

„Kopfgeld". Immer wieder murmele ich dieses seltsame Wort. Ich schaue auf den Wecker. Es ist 3.27 Uhr. Alles ist still, nur mein Kopf rattert, versucht, ein Wort zu verstehen, das er offenbar einmal kannte. Was ist das: Kopfgeld? Jetzt kommen plötzlich noch zwei Silben dazu. „Kopfgeldjäger", ja, dämmert es mir, das sind Menschen, die andere Menschen erschießen, um damit Geld zu verdienen. Plötzlich fällt mir wieder alles ein und ich sehe es vor mir: Feuerland. Dort am Ende der Welt habe ich mich erstmals mit der Jagd auf Köpfe beschäftigt und noch heute kommt mir das Grauen: Um den Feuerlandindianern ihr Land zu rauben, gab es gegen Ende des 19. Jahrhunderts Geldprämien auf ihre Köpfe.

Ich denke zurück: Nach einer Reportage über die Ureinwohner Chiles besteigen Hansi und ich in Punta Arenas die „Austral“, ein kleines Schiff, das nach Kap Horn und Feuerland fährt. Es legt ab, und nach dem Begrüßungsdrink suchen wir unsere Kajüte auf. Durch die Glasfront schauen und staunen wir fasziniert: Wie in einem Film gleitet das Meer an uns vorbei. Vorbei an Gletschern und Pinguinkolonien, hin und wieder von Walen begleitet, erreichen wir am dritten Tag Feuerland. In einer Bucht ankern wir und verlassen mit Schwimmwesten gesichert das Boot. Ein Guide führt uns auf einen Aussichtshügel. Stolz erklärt er uns: „Hier hat Charles Darwin geankert.“ Was den Fremdenführer mit Ehrfurcht erfüllt, ruft bei mir sehr zwiespältige Gefühle hervor: Darwin ist nämlich mitverantwortlich dafür, dass die Feuerlandindianer systematisch ausgerottet wurden. Als er bei seiner Entdeckungsfahrt diese fremdartig bemalten, fast nackten Menschen sah, betrachtete er sie als „Wilde“. Er erklärte sie zu „nicht domestizierbaren Halbmenschen“ und machte sie dadurch zu „Freiwild“, zu Geschöpfen ohne Rechte, man konnte sie wie Tiere aufspüren und abschlachten. Unweigerlich muss ich an das Schicksal der Juden in Deutschland unter Hitler denken. Es sind immer zuerst die Worte, die töten, erst danach kommen die Gewehre.

Der größte Teil der Gruppe hat sich schon wieder Richtung Schiff aufgemacht. Am Ufer haben die Matrosen eine Whiskeybar aufgebaut. Eiswürfel, gebrochen aus dem Gletscher, sind für manche der international besetzten Gruppe attraktiver als deprimierende Geschichtsbewältigung.

Ich ziehe ein kleines Fotobuch aus der Tasche. Es sind Reproduktionen der Fotos, mit denen der Steyler Missionar Martin Gusinde die Feuerlandindianer unsterblich gemacht hat. Noch heute sind sie in jedem Souvenirladen rund um Kap Horn zu finden. Ein Jahr zuvor hatte ich in Wien die Originale betrachten können, die 1910 auf Glasplatten fotografiert worden waren. Ich war so beeindruckt gewesen, dass ich mehr darüber erfahren wollte. Jetzt bin ich am Originalschauplatz.

Als Lehrer in Santiago hatte Gusinde von den Feuerlandindianern gehört und lernte sie bei einer Expedition kennen. Sofort war er begeistert von ihrer Kultur, und ihm gelang das Unwahrscheinliche: Nachdem er alle Initiationsriten erfolgreich absolviert hatte, wurde er in den Stamm aufgenommen. Er lebte mit ihnen, bemalte sich wie sie und durfte sie fotografieren. In drei dicken Büchern hat er ihre Kultur, ihre Mythen und Riten ausführlich und authentisch beschrieben. Er nutzte die letzte Gelegenheit, bevor der Genozid der Feuerlandindianer begann. Ihr Aussterben geht mir nahe. Gusinde konnte sie nicht retten, er war nicht in der Lage, mit seinem Dokument in der Welt einen Aufschrei zu provozieren und diese traurige Ausrottung zu stoppen. Aber in seinen Bildern leben sie weiter, sie lächeln uns heute noch an und bewegen mich, während ich auf einem Holzstamm in der Bucht friere. Ich versuche, den Geist dieser Menschen zu spüren und ihnen an dem Ort zu begegnen, an dem sie irgendwie noch präsent sind. Als ob Gusinde ihnen ein Leben nach dem Tod ermöglicht hat. Ihr Schicksal beschäftigt mich so, dass es mich von der verlockenden Whiskeybar fernhält. Das Schiff tutet zum zweiten Mal und wir müssen wieder an Bord zurück. Noch lange habe ich die fragenden Gesichter der Feuerlandindianer vor Augen.

Ich staune über die Kraft der Fotografien, denen es gelingt, vor hundert Jahren verstorbene Menschen präsent zu machen. Fotos können Leben festhalten – das ist etwas Mystisches.

Seit gerade einmal 150 Jahren ist es möglich, mithilfe der Fotografie Erinnerungen einzufangen und zu konservieren. Alle Generationen vor uns mussten damit zurechtkommen, dass sich die Bilder ihrer Lieben mehr und mehr auflösten, zu Schatten wurden, die höchstens in einem Traum noch einmal kurz auftauchten. Ich bin glücklich, dass ich in meiner Familie so viel dokumentiert habe. Viele Szenen mit meinen Kindern hätte ich längst vergessen, wenn ich sie nicht gelegentlich zur Heiterkeit aller aus dem Archiv holen würde.

Vielleicht wird auch mein Leben anhand von Filmen und Festplatten erzählt werden. Und vielleicht werden durch das eine oder andere Foto Gespräche und Gefühle über mich ausgelöst, wenn ich selbst nicht mehr da bin.

Ja, in Bildern überlebt man. Und in dieser Beziehung habe ich sehr gute Karten. Mein Archiv ist reich gefüllt. Auch wenn meine Dokumentationswut immer mal wieder den Unmut meiner Familie hervorgerufen hat: Für jedes Einzelne meiner zigtausend Fotos und für jede Minute meiner vielen Filme bin ich dankbar.

Das schaff ich nicht

12. Januar

Ich muss absagen. Auch wenn es in der Zeitung bereits angekündigt ist, ich schaffe das nicht. Es geht um einen Filmabend, bei dem ich meine Dokumentation über die Müllkinder zeigen soll. Im September hatte ich den Termin vereinbart, heute erreicht mich ein Anruf der Veranstalterin, die unsicher nachfragt, ob es mir besser gehe. Sie habe von meiner Erkrankung gehört. Gott sei Dank funktioniert die Gerüchteküche bestens, sonst hätte ich den Termin glatt verpasst, so sehr haben mich die Ereignisse überrollt. Obwohl alle Vernunft dagegenspricht, vereinbaren wir, in zwei Tagen noch einmal zu telefonieren.

Im Keller finde ich nach langem Suchen die Kopie des Films über Pater Kulüke, den faszinierenden Menschenfreund. Ich wollte extra für den Abend einen Zusammenschnitt vorbereiten. Mühsam gelingt es mir, die Schnittsoftware zu starten, aber als ich versuche, mich an die Kurzbefehle zu erinnern, die ich früher reflexartig beherrscht habe, muss ich resigniert aufgeben. Ich habe einfach alles vergessen.

Und wenn ich doch die alte Kopie nehme? Aber der Film selbst ist nicht das einzige Problem. Vorher soll ich etwas über seine Entstehung erzählen, anschließend Fragen beantworten. Ich habe Probleme damit, Orte in meiner Nachbarschaft zu benennen, wie soll ich dann erläutern, wo Cebu liegt? In Gesprächen verliere ich oft den Faden und weiß nicht mehr, auf welche Frage ich antworten wollte. Ich muss absagen.

Im Jahr 1999 besuchte ich Pater Kulüke erstmals auf der philippinischen Insel Cebu. Zunächst sah es aus, als würde es eine brave Dokumentation über einen Philosophieprofessor werden. Am zweiten Tag lud er uns ein, ihn auf eine Mülldeponie zu begleiten. Warum nicht?

Was wir dann zu sehen bekamen, erschüttert mich noch heute, wenn ich daran denke.

Drei rot bemalte, leere Ölkanister stehen dort. Sie erinnern an drei Kinder, die hier vor wenigen Tagen von einem Mülllaster überfahren worden sind. Wenn die rückwärtsfahrenden Lkws den frischen Müll auskippen, stürzen sich die Kinder darauf, um das Kostbarste zu erwischen, und achten nicht auf die Gefahr. Immer wieder passieren solche Unfälle. Als Kulüke davon hörte, wollte er etwas dagegen unternehmen. Um das Vertrauen der Menschen auf dem Müll zu gewinnen, lebte er einige Wochen mit ihnen zusammen, schlief und arbeitete auf dem Müll, aß vom Müll. Seither gehörte er irgendwie dazu. Mehrmals in der Woche kommt er, verbindet die Wunden und setzt sich bei den Deponiebetreibern für die Müllmenschen ein. Und er hat damit begonnen, die Kinder in einem Kleinbus abzuholen, um ihnen eine Schulbildung zu ermöglichen.

Wir stehen mit der Kamera auf riesigen Abfallbergen. In glühender Hitze warten die in Lumpen gehüllten Müllsortierer auf die Ankunft der nächsten Fuhre. Der Gestank ist entsetzlich, nicht weniger abstoßend ist das, was sie im Müll finden. Beinahe muss ich mich übergeben. Der ätzende Rauch brennt in meinen Augen. Was kann dieser einzelne Pater gegen das immense Leid schon tun? Heinz Kulüke hat es mir gezeigt. Er hat die Kinder vom Müll in die Schule geholt, Häuser gebaut und Lebensperspektiven eröffnet.

Sein Engagement hat mich so beeindruckt, dass ich zehn Jahre später erneut hinfahre, um einen weiteren Film zu drehen. Anhand von Fotos erkundige ich mich nach den Kindern von damals. Und tatsächlich finde ich eine zahnlose, faltige Frau, die ich wiedererkenne. Sie erinnert sich an mich und führt uns aufgeregt zu einer neu gebauten Siedlung. Als sie ruft, öffnet sich eine Tür und vor mir steht eines der Müllmädchen von damals mit einem Säugling auf dem Arm. Die junge Frau erkennt mich sofort und kann es kaum glauben, dass wir nach zehn Jahren erneut hier sind. Stolz zeigt sie uns ihre Wohnung. Sie hat es geschafft. Und mit ihrem Verdienst als Verkäuferin ist es ihr gelungen, auch den Rest der Familie vom Müll zu holen.

Ja, ein Einzelner kann das Schicksal ganzer Familien wenden, kann die Welt verändern. Heinz Kulükes Plan ist aufgegangen – hundertfach. Damals habe ich beschlossen, alle Einnahmen aus meinen Vorträgen für sein Projekt zu spenden.

Handel mit Gott?
13. Januar

„Einmal Heilige Messe für die Genesung des am bösartigen Hirntumor operierten Max Kronawitter. Den Betrag von drei Euro überweisen wir noch heute." Per Mail wurde hier kostenpflichtig eine Messe bei einem Pfarrer für mich bestellt, die Mail an mich weitergeleitet. Ich bin verblüfft. Der heute fast in Vergessenheit geratene alte katholische Brauch wirkt umso überraschender, als mich in der adressierten Pfarrei in Polen keiner kennt.

Auf keinen Fall möchte ich diese seit Jahrhunderten gepflegte Gebetspraxis diskreditieren. Auch meine Mutter zahlt regelmäßig Messen für meine verstorbene Schwester Maria. Gerne gehen wir alle gemeinsam hin und erinnern uns. Ich bezweifele aber, dass die monetäre Unterstützung Einfluss auf Marias Aufnahme in die Ewigkeit hat.

In meiner jetzigen Situation lerne ich erstaunt, wie stark der Glaube und die Hoffnung verankert sind, Gott durch Gebete zu veranlassen, den Tumor unschädlich zu machen. Das Angebot, mir mit ganz unterschiedlichen religiösen Ritualen bei meiner Heilung zu helfen, erreicht mich zurzeit fast täglich aus diversen Ecken meines Bekanntenkreises.

Zum Beispiel hat mein alter Weggefährte von der Kirchenzeitung Andreas beim seligen Pater Rupert Mayer um Unterstützung gebeten. Mir war der gradlinige, mutige Jesuitenpater ans Herz gewachsen, als ich einen Film über ihn machen sollte, nachdem ihn Papst Johannes Paul 1987 im Olympiastadium seliggesprochen hatte. Andreas' Anfrage liegt wahrscheinlich die Annahme zugrunde, dass jemand, der schon zu Lebzeiten so unermüdlich für das Wohl anderer tätig war, auch aus dem Jenseits helfen wird. Ein Bekannter aus dem Dorf bringt mir persönlich ein Heftchen vorbei mit der „Novene der Hingabe" – einem Gebet über neun Tage – , das für ihn große Heilkraft besitzt. Auch die Madonna von Schio ist auf meiner Seite, ebenso Therese von Konnersreuth und der selige Karl Leisner. Auf Hawaii hat sich die Schamanin Andrea mit ihren Schamanenkollegen aus der ganzen Welt zusammengetan, um mir zu helfen. Ich bin mir sicher, dass zahlreiche gläubige Freunde mich in ihr Gebet einschließen, allen voran meine Eltern und Abt Johannes.

Ich bin dankbar für all diese Gebete und die mentale Unterstützung. Dabei gleicht meine Vorstellung einem Bach, der zum reißenden Fluss wird, wenn viele mitmachen. Eine ungeheure Kraft geht davon aus, die stärkt und stabilisiert.

Und trotzdem bleibe ich skeptisch, wenn es um das Thema Gebetserhörung geht. Schuld daran ist der verstorbene Jesuit Albert Keller, einer der großen Philosophen Münchens, den ich 2004 in einem Film porträtierte. Die Dreharbeiten fielen leider unter die Rubrik „unzumutbare Arbeitsumstände", denn Pater Keller war stets mit einer qualmenden Zigarre anzutreffen. Egal ob im Zug oder im Büro – er rauchte unablässig. Ein Tischstaubsauger, mit dem er dauernd den Schreibtisch reinigte, verhinderte, dass die stetig herabfallende Asche seine Tastatur verklebte. Auch wenn mir nach den Drehs mit ihm regelmäßig schlecht war, die philosophischen Erkenntnisse waren mir eine Offenbarung. Pater Keller hat mein Weltbild bezüglich der Wirksamkeit von Gebeten nachhaltig verändert.

Sehr praktisch orientiert argumentierte er: Wenn es möglich wäre, Gott durch Gebete zu einer bestimmten Haltung zu veranlassen, dann würden Millionäre Klöster engagieren, um den Sieg ihrer Fußballmannschaft zu sichern. So funktioniere das bei Gott aber nicht. Der Versuch, Gott umzustimmen, ihn wie einen Interessensvertreter auf die richtige Seite zu ziehen, sei eine zu menschliche Vorstellung von Gott. Die Konsequenz wäre, dass man im Fall eines schlechten Ausgangs glaubt, zu wenig oder zu schwach gebetet zu haben. Oder das Gott die Gebete überhört oder gerade Wichtigeres zu tun gehabt hätte.

Die Vorstellung, dass man Gott mit Gebetsstürmen bekehren kann, habe ich seit dem Film über Pater Keller von Bord geworfen und mir eine neue Sichtweise zu eigen gemacht.

Hautnah habe ich miterlebt, dass meine Schwester gestorben ist, obwohl so viele innig um einen guten Ausgang gebetet hatten. Die Ursache ihres Todes ist für mich ein Defekt im Organismus, eine Fehlregulation der Natur. Nicht das Versagen der Gebete war schuld daran, und nicht die Kapitulation vor dem göttlichen Willen. Nein, ich muss dafür keinen Gott verantwortlich machen, an keinem Gott verzweifeln oder die Frage stellen, ob er unfähig oder uninteressiert daran ist, zwei Kindern die Mutter zu erhalten. Für mich gibt es seitdem das Bild eines Gottes, der wie wir weinend am Sterbebett steht, weil die Natur ihrer Wege geht. Das hat es mir damals leichter gemacht, Marias sinnlosen Tod zu akzeptieren. Jetzt versagt es mir die Möglichkeit, Gott anzuflehen, meinen Gehirntumor unschädlich zu machen.

Ich erlebe das weniger als Mangel, denn als Befreiung. Die Frage, warum ich sterben muss, stelle ich nicht. Niemand hat beschlossen, mich aus dem Leben dieser Welt auszuschließen, daher muss ich auch keinen anbetteln, von diesem grausamen Plan wieder abzusehen.

Ein Defekt der Natur, eine Zelle, die sich selbstständig macht und aus der Kontrolle des Organismus ausbricht, um ihn zu zerstören. Das gibt es auch bei Tieren und Bäumen. Das ist so nicht vorgesehen, gehört aber zu den Möglichkeiten und kommt deshalb auch Millionen Mal auf der Welt vor. Kein Gott hat das geplant und kein Gott wird es verhindern. Die Schöpfung ist vom Schöpfer in ein Eigenleben entlassen worden. In dieser Freiheit sind alle Möglichkeiten enthalten.

Und mich hat nun einmal diese Variante erwischt. Eigentlich gerecht, denn es kann jeden treffen: den Gläubigen oder den Atheisten, den Reichen wie den Armen, den Einflussreichen und den Ohnmächtigen, Kinder, Frauen und Männer … und einen Filmemacher namens Max Kronawitter.

Willi will es auch wissen
15. Januar

Helmar ruft an. Helmar ist Willi Weitzel, der berühmte Kinderstar aus der Serie „Willi wills wissen". Helmar ist ein enger Freund. Er erzählt mir von seiner Reise nach Lappland, wo er mit seiner Familie seinen 50. Geburtstag gefeiert hat. Ich höre erst mal zu und lasse mich durch seine Erzählung in die einsamen Weiten von Alaska entführen.

Begonnen hat unsere Freundschaft vor zehn Jahren, als ich ihn zu einem Hintergrundgespräch für Journalisten eingeladen hatte. Über seine nächsten Projekte befragt, berichtete er, gerade eine Aktion für Opfer des Syrienkrieges zu planen. Tief erschüttert über die Situation der Flüchtlinge hatte er beschlossen, gespendete Kindersachen mit einem Lkw an die syrische Grenze zu fahren. Er wollte den dortigen Kindern zeigen, dass sie nicht vergessen sind. Nicht schlecht, dachte ich, ob das was wird? Spontan bot ich an: „Wenn ihr eine filmische Begleitung braucht, dann meldet euch." Nach nicht mal zwölf Stunden rief Willi bei mir an und fragte, ob mein Angebot noch stünde. Ich sagte sofort zu – ohne groß zu überlegen. Die Reise wurde zu einer „Grenzerfahrung" für alle und so lautete dann auch der Titel des Filmes.

Willi ist ein außergewöhnlicher Mensch, den man einfach gernhaben muss. Die *Bild*-Zeitung zählte ihn einmal zu den 100 beliebtesten Deutschen. Wenn man mit ihm auf der Straße unterwegs ist, wird er immer wieder von wildfremden Menschen um Autogramme gebeten. Manche klopfen ihm auf den Rücken, als gehörte er zur Familie.

2021 drehte ich ein Portrait über ihn, das uns auch nach Panama führte. In den Nächten im Urwald hatten wir viel Zeit, über Gott und die Welt zu diskutieren. Dass diese existenziellen Fragen sich nun so massiv vor mir ausbreiten, war damals weit entfernt.

Helmar weiß noch nichts von meiner Krankheit, gleich wird er nach mir fragen, dann muss ich ihn mit meiner Diagnose schockieren. Kurz und bündig erzähle ich von meinen Ausfällen und berichte mit einem trockenen Lachen von der kurzen verbleibenden Zeitspanne, die mir prognostiziert wurde.

Helmar schweigt. Der sonst so eloquente Moderator, der jede kritische Anmerkung geschickt pariert, der auch in den ungewöhnlichsten Situationen nicht um einen Kommentar verlegen ist, bleibt stumm. Nach der Schockstarre: „Max, mein Freund, ich komme!"

Es sind diese Gesten, die mich die ersten Wochen überleben lassen. Wenn dir der Boden unter den Füßen weggezogen wird, dann brauchst du vor allem eines: Menschen, die dir sagen: „Ich weiche nicht von dir, das stehen wir zusammen durch, Seite an Seite. Ich komme, um zu sehen, dass du noch lebst, und ich helfe dir, wo ich kann."

Nur mit Mühe kann ich Helmar davon überzeugen, nicht gleich ins Auto zu springen und zu mir zu eilen. Aber er ist da, fast jede Woche ruft er an, erkundigt sich nach meinem Befinden. Wie glücklich bin ich, nicht alleine zu sein. Ich habe richtige Freunde. Ich erzähle Willi die Idee mit meinem Buch, er ist begeistert. „Auch ein begleitender Podcast vielleicht?", spinnt er den Gedanken am nächsten Tag am Telefon weiter. Immer wieder liefert er neue Anregungen und Einfälle. Willi stärkt und befeuert eine wichtige Erkenntnis: Kreative Ideen sind für mich der Schlüssel zum Überleben.

Bestrahlte
18. Januar

Wie jeden Morgen sitze ich wieder in der Strahlenabteilung. Der Linearbeschleuniger hat heute seine Arbeit schon getan, hat Millimeter für Millimeter meine Krebszellen beschossen. Einmal in der Woche kann ich anschließend nicht sofort zu meinem Taxi gehen, da wartet auf mich noch eine Blutabnahme und ein Gespräch mit dem Arzt. Doch die Mediziner sind gerade bei der Frühbesprechung, und so habe ich Zeit, mich in Ruhe umzuschauen. Der lang gezogene Wartebereich ist nur spärlich besetzt, die Termine der Patienten sind zuverlässig durchgetaktet. Sie sollen nicht warten müssen, wenn sie für häufig sechs Wochen täglich hierherkommen.

Alle paar Minuten ertönt aus dem Lautsprecher eine Aufforderung: „Herr X bitte in Kabine eins, Frau Y, Sie können in Kabine vier kommen."

Das Prozedere kenne ich mittlerweile gut, dreizehnmal habe ich es nun bereits hinter mich gebracht. Noch siebzehn Termine habe ich vor mir, bald ist „Halbzeit". Ich bin ganz zufrieden, morgens einen Ausflug hierher zu machen. Die paar Minuten unter der Bestrahlungsmaske mit der Maschine, die um meinen Kopf herumfährt und ihr Licht auf mich sendet, sind immer ein bisschen wie eine Entführung in eine andere Welt.

Eigentlich habe ich heute auch nichts dagegen, dass ich ein wenig auf die Blutabnahme warten muss. So kann ich die anderen Patienten ein bisschen studieren. Aufgrund meines eingeschränkten Sehens brauche ich dazu Zeit und Muße. Ich schaue mich um. Nicht weit von mir hat gerade eine Frau Platz genommen. Schon öfter habe ich sie wahrgenommen, heute sehe ich sie zum ersten Mal richtig an und erschrecke. Ihr Gesicht ist wie von einer Elefantenhaut überzogen. Sie ist doch noch so jung? Die Strahlen haben die frische Haut gegerbt und altern lassen. Ihr Blick ist starr. Regungslos schaut sie ins Nichts, wartet darauf, eine weitere Dosis darauf brennen zu lassen. Ob sie je wieder mit einem gewinnenden Lächeln durch die Welt laufen wird? Früher, so denke ich, sind die Leute einfach gestorben. Heute werden sie am Leben gehalten, aber zu welchem Preis? So ein Quatsch, durchfährt es mich, wahrscheinlich hat die Frau Kinder! Dann lässt sie natürlich alles noch so Unangenehme über sich ergehen und kämpft um jeden Tag, den sie bei ihren Kindern sein kann.

Die Kabinentür öffnet sich, ein Mann im Trainingsanzug kommt heraus. Wir kennen uns bereits, denn er hat auch die frühen Bestrahlungstermine bekommen. Sofort erzählt er einen zotigen Witz, der weithin deutlich zu hören ist. Er hat ein Rezidiv, sein Hirntumor ist wiedergekommen, und er musste zum zweiten Mal operiert werden. Für den Eingriff wurde seine Schädeldecke ganz entfernt. Die Narben der Operation sind wie eine Dornenkrone auf seinem Haupt zu sehen.

Obwohl er die trostlosen Fluchten dieses Klinikums, in die kaum Tageslicht eindringt, gut kennt, ist seine Heiterkeit anscheinend unverwüstlich. Ein Lichtblick – ich freue mich jedes Mal, wenn ich ihn treffe. Während wir ein wenig faxen, kommt ein Neuzugang. Als alter Hase erkennt man sofort, wenn jemand zur ersten Bestrahlung in die Abteilung kommt. Und augenblicklich sortieren Fantasie und Langeweile den Menschen ein.

In Begleitung seiner Frau steuert der etwa siebzigjährige Mann Richtung Rezeption. Auf dem Kopf trägt er eine feine Mütze aus Schurwolle, dazu ein passendes Sakko in hellem Braunton, teure Schuhe, gut geputzt. Die Kleidung hat längst verraten, was sich durch die Art und Weise, wie er die Mitarbeiterinnen hinter der Glaswand anspricht, bestätigt: „Warum muss ich denn hier warten, ich bin Privatpatient vom Herrn Professor!“

Statt Platz zu nehmen, läuft er ungeduldig hin und her, emsig bedacht, alle Details auf dem Informationsbrett aufzusaugen. Seine Begleiterin steht hilflos und müde etwas abseits und zieht schließlich ihr Handy aus der Handtasche.

Gott sei Dank, irgendwie sind hier dann doch alle gleich. Selbst wenn der ältere Herr schneller drangekommen wäre als wir Nicht-Privatversicherten. Auch er hat wahrscheinlich einen Tumor, sonst müsste er ja nicht bestrahlt werden. Auch er ist schwer krank, auch er muss sich vielleicht operieren, durch eine Chemotherapie oder durch andere Prozeduren quälen lassen, um noch ein bisschen zu überleben. Geld oder nicht, privatversichert oder nicht – auch er muss sich mit dem Sterben auseinandersetzen und vielleicht alle Privilegien dieser Welt hinter sich lassen.

„Herr Kronawitter, wollen Sie bitte mit mir zur Blutabnahme kommen?“ Die nette Studentin aus Moldawien ist heute wieder da. Sie kann das hervorragend und ich freue mich, dass sie mir „Nichtprivatversichertem“ ein wenig aus ihrer Heimat erzählt.

Römische Schildkröte
19. Januar

Den ganzen Tag warte ich schon auf einen Anruf von meiner vier Jahre älteren Schwester Anna. Ihr Mann Erwin liegt heute in Regensburg wegen eines großen Eingriffs im OP. Meine Gedanken sind bei den beiden. Es ist schon spät, als endlich die Entwarnung kommt. Erwin geht es gut, er hat alles problemlos überstanden.

Anna ist mir in den letzten Monaten immer mehr zur Lehrmeisterin geworden. Wie sie Krisen bewältigt und dabei immer guter Dinge bleibt, beeindruckt mich.

Meine Schwester hat eine perfekte Balance gefunden, für alle anderen zu sorgen, ohne sich selbst zu vernachlässigen. Sie hat ein eisernes Durchhaltevermögen und lässt sich nicht aufreiben.

Heute ist Erwin derjenige, auf den sich alle guten Wünsche konzentrieren, vor ein paar Tagen war ich es. Die Angriffe auf die Gesundheit mehrerer Familienmitglieder haben nicht nur unseren Blick füreinander geschärft. Es ist, als ob die gesamte Familie sich aufgestellt hat, wie eine römische Schildkröte, um die Verwundbaren in ihrer Mitte zu schützen. Wir erleben eine Renaissance des Telefonierens mit der kurzen Frage „Wie geht es dir?“. Auch wenn wir uns manchmal gar nichts Neues erzählen, es reicht, wenn wir unsere Stimmen hören. „Ich bin da neben dir und ich spüre, dass du auch da bist.“ 60 Jahre und einen Tumor habe ich gebraucht, um wirklich zu erkennen, welchen Schatz ich in meinen Schwestern, Schwagern und der gesamten Familie habe. Vielleicht muss das Allernächste oft erst als kostbar entdeckt werden. Ich sehe es als Belohnung für diese scheußliche Krankheit.

Verbrüdert
22. Januar

Hansi kommt! Alle in unserer Familie freuen sich, wenn er sich alle paar Wochen ankündigt. Er war einer der Ersten, der behutsam anfragte, ob er kommen darf, um wie so oft einen Abend mit uns zu verbringen und über Nacht zu bleiben. Pünktlich wie immer steht er strahlend vor der Tür, beladen mit Köstlichkeiten vom Griechen in seinem Wohnort, einer Flasche Limoncello aus eigener Produktion, Pralinés für die Mädchen und Grüßen von seiner Mutter. Ein geheimnisvolles Heilmittel von seiner Schwester kramt er auch noch aus der Tasche und übergibt es mit einem nachsichtigen Lächeln. „Ich glaub, das schmeckt sehr gesund“, schmunzelt er, „und schaden wird's schon nicht.“ Zur Begrüßung umarmt er mich fest und wirft dann einen fachmännischen Blick auf die Narbe am Hinterkopf. „Sauber genäht“, strahlt der gelernte Chirurg mich an. Alles wird leichter, wenn Hansi kommt.

Vor über dreißig Jahren war er der dritte Mann in unserer WG. Der fröhliche und unkomplizierte Medizinstudent famulierte in der Gerichtsmedizin und brachte manche abenteuerliche Geschichte mit. Damals machte ich meine ersten Gehversuche als Journalist. Hansi war für Dreheinsätze schnell zu begeistern, obendrein ein passionierter Autofahrer, und so begleitete er mich hin und wieder.

Bald erfuhr ich dabei, dass er bereits eine tragische Lebenskrise gemeistert hatte. Bei einem Motorradausflug gemeinsam mit seinem Bruder hatte dieser die Kontrolle über seine Maschine verloren, war gegen einen Felsen geprallt und sofort tot gewesen. Tief erschüttert hatte Hansi Jahre gebraucht, bis er an die Unfallstelle zurückkehren konnte, um dort ein kleines Kreuz für den Bruder zu errichten und endgültig Frieden mit dem Schicksal zu schließen. Hansi hat Heike in die WG gebracht. Er gehört seit ewigen Zeiten zu unseren dicken Freunden. Er bleibt gern über Nacht, typischerweise lässt er irgendetwas bei uns liegen.

Anknüpfend an frühere Zeiten lud ich Hansi vor einigen Jahren ein, mich auf eine Filmreise nach Papua-Neuguinea zu begleiten. Für mich ist er der ideale Kameraassistent: Er spricht sehr gut Englisch und schreckt bezüglich Unterbringung und Ernährung vor keinerlei Entbehrung zurück. Hinzu kommt, dass er neugierig auf andere Kulturen ist und mit jedem leicht ins Gespräch kommt. Als mittlerweile niedergelassener Arzt musste er für unsere Reisen seinen kostbaren Urlaub opfern, aber das störte ihn nicht. Die außergewöhnlichen Einblicke in fremde

Welten waren ihm das wert. Wir bereisten fast alle Kontinente und wurden ein festes Gespann. Heute blicken wir auf einen großen Schatz gemeinsam erlebter Abenteuer zurück.

Unterwegs war es für mich immer sehr beruhigend, für den Notfall einen fähigen Arzt an meiner Seite zu haben. Und natürlich kam seine Profession zum Vorschein, sobald er das Gefühl hatte, als Arzt gebraucht zu werden: Während eines Drehs auf den Philippinen im Busch war er auf einmal verschwunden und half, Hunderte Kinder zu impfen. Als ein Mann in Afrika nach einem Unfall in ein Krankenhaus gebracht werden musste, leistete er dem blutüberströmten Verletzten Erste Hilfe. Mit Hansi wurde es nie langweilig.

Über meine Krankheit oder über Prognosen müssen wir heute nicht sprechen. Hansis medizinischer Hintergrund reicht aus – er weiß Bescheid. Er sieht, dass es mir körperlich ganz gut geht. Wir vergessen den blöden Tumor heute und verbringen den Abend mit dem Schwelgen in alten Erinnerungen: „Weißt du noch, als sie wegen uns in Mindoro auf den Philippinen das einzige Schwein schlachten wollten und das nicht hinbekommen haben?" Nur mit Mühe war Hansi davon abzuhalten, sein chirurgisches Geschick bei der Erlösung des armen Tieres unter Beweis zu stellen.

„Oje, und wie ich euch in Istanbul nur zu einer Dönerbude fahren wollte, dann die falsche Autobahn erwischt habe und nicht mehr umdrehen konnte?"

Es gab damals tatsächlich keine Wendemöglichkeit mehr, und wir landeten auf der anderen Seite des Bosporus: „Welcome in Asia!" Unsere gereizte, müde Stimmung schlug augenblicklich in ausgelassenes Gelächter um. Noch heute ist es unter uns ein Running Gag, dass Hansi zum Döneressen gern auf einen anderen Kontinent fährt.

„Und als du auf dem Flughafen in Frankfurt mit dem entwerteten Pass standest, weil der gültige daheim in der Schublade lag?" Wir wollten nach Brasilien und Hansis Pass lag vier Autostunden entfernt. Kurzerhand bat er einen Freund, ihm den Pass zu bringen, und buchte auf den nächsten Flug um, mit dem er uns dann sogar überholte. Kein Problem, das Hansi nicht lösen könnte.

An diesem Abend macht sich eine wunderbare Leichtigkeit breit: Einen Menschen an meiner Seite zu wissen, mit dem ich schon durch dick und dünn gegangen bin, gibt mir Sicherheit. Jemandem gegenüberzusitzen, der auch schon einmal in seinem Leben den Boden unter den Füßen weggezogen bekommen hat und der darüber hinweggekommen ist, ohne seine Lebensfreude einzubüßen, gibt mir Zuversicht.

Zurzeit frage ich mich oft, warum und wie ich so tolle Freunde gefunden habe. Und ich erkenne immer wieder, dass man das Leben nur in seiner Gesamtheit beurteilen kann. Das blöde Glioblastom ist nur ein Ausschnitt, es gibt so vieles, für das ich unendlich dankbar bin.

Der Abend vergeht wie im Flug. Wir lachen unbeschwert, wie ich es seit Tagen nicht mehr erlebt habe. Und als ich gegen Mitternacht einschlafe, bin ich zurück in einer Zeit, in der ich das Wort Glioblastom noch nicht einmal buchstabieren konnte. Sogar der Gedanke, dass es mit meinen Reportagereisen für immer vorbei ist, ist weit weg.

Am nächsten Morgen fährt Hansi nach einer Tasse Tee wieder heim. „Bis in ein paar Wochen, dann machen wir ein Feuer und eröffnen die Badesaison!“, lacht er zum Abschied.

Ich freu mich schon, wenn er wiederkommt. Beim Blick ins Gästezimmer entdecke ich sein Ladekabel in der Steckdose. Das nimmt er dann nächstes Mal einfach wieder mit und lässt dafür irgendetwas anderes da.

Haare lassen
27. Januar

Abends auf dem Sofa sagt meine Frau: „Du solltest über eine Kopfbedeckung nachdenken, wenn du unter Menschen gehst.“ Ich verstehe nicht, was sie meint. Ja natürlich, heute Morgen hingen ein paar Haare im Kamm. Die Morgenroutine ist für mich immer noch schwierig, also habe ich die Haare nicht groß beachtet. Über den Hinweis, die Bestrahlung könne auch zu lokalem Haarausfall führen, habe ich mir bisher kaum Gedanken gemacht.

Als meine Schwester Maria vor Jahren ihre Krebsdiagnose verkraften musste, war der Haarverlust für sie ein zentrales Problem. Ich habe damals überhaupt nicht verstanden, was daran so schlimm sein soll. Meine Gedanken waren damals: Wenn man einen Tumor überleben will, dann sind doch die Haare von allerletzter Wichtigkeit. Man steht halt dazu, für eine gewisse Zeit eine Glatze zu haben. Es können ruhig alle sehen, dass man kämpft. Ein Tumor ist doch keine Schande.

Ich schaue Heike fragend an und gehe ins Bad. Im Spiegel sehe ich ganz normal aus, ich ziehe an den Haaren, die man von vorne sieht, und merke, die sitzen fest. Also gar kein Problem, wie ich es mir dachte, nur eine kleine Stelle am Hinterkopf. Heike macht Fotos von mir, linke Seite und von hinten. Ich bin entsetzt! Der gesamte Hinterkopf ist auf der linken Seite kahl und schneeweiß, mittig von einer wulstigen langen Narbe durchzogen. Entzweigehauen sieht mein Schädel aus. Grotesk ist ein Haarkranz am unteren Schädelrand stehen geblieben und rahmt dieses gleichzeitig brutale und verletzliche Bild höhnisch ein. Das ist also die kleine umschriebene „Alopezie", über die ich informiert worden bin. Am Ende der vierten Bestrahlungswoche, nachdem ich überhaupt nicht mehr damit gerechnet hatte, gehen mir büschelweise die Haare aus.

Ich renne los, wo ist mein Hut? Ich habe noch einen Trachtenhut von der Blaskapelle vor 40 Jahren. Ohne den weißen Adlerflaum passt der für draußen ganz gut. Der Sonnenhut, den meine Frau im letzten Urlaub auf einem italienischen Markt erworben hat, ginge auch. Der hat mir beim Wandern schon gute Dienste geleistet. Jetzt liegt draußen Schnee, aber vielleicht dann im Sommer. Und was trage ich im Haus?

Wir wühlen in den Caps unseres Sohnes und finden ein annehmbares, schlichtes schwarzes Modell und eine knallorangene Version. Wenn ich mal mutiger sein möchte. Also verstecke ich mich vorerst vom Aufstehen bis zum Schlafengehen unter der Obhut der Kappen. Bis ich ein bisschen Mut gefasst habe und wir darüber gesprochen haben, ist mir sogar die Begegnung mit meinen Kindern unangenehm, ohne die nackte Stelle bedeckt zu haben. Draußen spaziere ich mit Hut. Ich lerne, dass der im Auto unpraktisch ist. Man stößt an. Deshalb ist es gut, zusätzlich zum Hut noch eine Kappe einzustecken.

Es sind nur ein paar fehlende Haare, aber sie können alles bedeuten. Schlagartig verstehe ich im Nachhinein meine Schwester. Nackt, entblößt und durch die Narben von den Torturen der Therapie gezeichnet, die Krankheit für alle sichtbar zur Schau stellen, Fragen provozieren, ohne antworten zu wollen, Mitleid, Erschrecken oder Traurigkeit verbreiten – will ich das für die nächsten Monate ertragen lernen? Oder will ich mich weiterhin mit Hüten und Kappen durchlavieren?

Geschmacklos

Damit hatte ich am allerwenigsten gerechnet. Vielleicht auch, weil keiner der Ärzte mich darauf aufmerksam gemacht hat. Seit einigen Tagen liegt ein bleierner Geschmack auf meiner Zunge, und ich weiß nicht, wie ich ihn loswerde. Alles, was ich esse, hinterlässt einen Nachgeschmack nach Pappe. Ständig möchte ich etwas trinken, um diesen lästigen Film auf meiner Zunge wegzubekommen. Die Zahncreme, die ich seit Jahren verwende, kann ich nicht mehr ertragen. Heike hat mir ein ganzes Sortiment an Hustenbonbons besorgt. Manche von ihnen neutralisieren für kurze Zeit den seltsamen Geschmack, andere vertragen sich gar nicht damit. Geschmacksveränderungen während der Chemotherapie, das hört man ja immer wieder. Aber meine letzten Pillen habe ich doch schon vor fünf Wochen eingenommen? Müssten da nicht alle Nebenwirkungen längst vorbei sein? Und die Bestrahlung geht auch schon über fünf Wochen, ist das noch eine Spätfolge davon?

Der für mich zuständige Strahlentherapeut schüttelt den Kopf: Seine Strahlen seien nicht dafür verantwortlich zu machen, wiegelt er ab, das habe er noch nie gehört. Am ehesten doch die Chemo, obwohl auch das sehr ungewöhnlich für diese Art von Chemotherapeutika sei. Komisch, denk ich, und lasse mir den Beipackzettel genau vorlesen. Dabei sträuben sich einem ja die noch übrigen Haare und man fragt sich, wie ein Organismus es überhaupt aushält, dieses giftige Zeug zu bewältigen. „Häufige Nebenwirkung: Geschmacksanomalie kleiner 1/10 bis größer 1/100“, höre ich. Also jeder zehnte bis jeder hundertste Patient, der

Temozolomid einnimmt, bekommt Geschmacksveränderungen. Das finde ich eigentlich bemerkenswert viel. Vielleicht wird eine solche Nebenwirkung bei den Ärzten nicht besonders beachtet, weil sie so ungefährlich ist. Für den Betroffenen aber ist sie für einen großen Teil des Alltags bestimmend. Als ich noch mal bei der nachbetreuenden Neurochirurgin nachfrage, vermutet sie, dass sich bei mir die toxischen Effekte beider Therapien – Bestrahlung und Chemo – potenzierten. Sie hoffe, dass nach Ende der Bestrahlung der Geschmack wieder normaler würde. Bis alle Nebenwirkungen wieder weitgehend zurückgebildet seien, könne es aber Monate nach Therapieende dauern. Oje, das bedeutet, der veränderte Geschmackssinn wird mich wohl mindestens noch bis September begleiten! Natürlich ist das im Vergleich zur Dramatik der Erkrankung völlig nebensächlich, aber es nimmt mir doch immer wieder die Lebensfreude. Ich habe nicht nur nie so richtig Lust auf eine Mahlzeit, es trübt auch die Aussicht auf ein leckeres Bier.

Das Feierabendbier am Wochenende ist für mich der Inbegriff von Genuss. Ausgerechnet jetzt, wo ich mich so gerne für all die Schwierigkeiten, die mir auf den Weg geworfen werden, belohnen möchte, wird mir dieser Genuss vergällt. Anfangs dachte ich, dass es vielleicht nur an der Biersorte liegt. Als ich Johannes davon erzählte, kam er sofort mit einem Sortiment aller Andechser Klosterbiere angerückt: „Da kannst du unser Sortiment mal in Ruhe durchprobieren!" Am schlechtesten geht bitteres Bier mit stark hopfigem Geschmack. Der Klosterbock in kleinen Mengen ist im Moment mein Favorit, eiskalt bitte, gefolgt vom dunklen Weißbier. Aber so richtig köstlich wie früher schmeckt es mir nie. Es tröstet mich ein bisschen, dass jetzt auch Mineralwasser mit Kohlensäure für mich furchtbar schmeckt und ich nach fast 60 Jahren den Wert von frischem, kühlem Leitungswasser schätzen gelernt habe. Also übe ich wohl noch einige Monate die mönchische Askese und trinke pures Wasser.

Und wenn sich mein Geschmack vielleicht Ende September wieder normalisiert hat, dann werde ich dankbar mein ganz persönliches Oktoberfest ausrufen!

Fotoshooting
1. Februar

Wieder liege ich auf der Bestrahlungsliege, meinen Kopf fest eingepresst und fixiert in meiner Maske aus feinem Kunststoffgitter. Durch die freien Augenfenster kann ich meinen Blick nur nach oben richten. Anders als sonst werde ich diesmal nicht von den tödlichen Strahlen getroffen, sondern nur von einer ganz harmlosen Leica fokussiert. Frau Koelbl hat mich unablässig im Sucher. Nur anhand der Geräusche kann ich erahnen, wie sie zu Hochform aufläuft. Wie ein Wiesel wirbelt sie auf der Suche nach der optimalen Position umher. Sie steigt auf eine Leiter, um mich von oben zu fotografieren. Eine Begleiterin macht sich Sorgen, die Dame so freihändig oben auf der Leiter balancieren zu lassen. Trockener Kommentar von Koelbl: „Keine Sorge, ich habe heute Morgen bei meiner Gymnastik den Einbeinstand geübt.“ Ansonsten bewegt sie sich schweigend und äußerst konzentriert im Raum wie eine Feder. Ich liege da und versuche, mich in ihre Position zu versetzen: Wo könnte ein gutes Bild sein, welche Perspektiven würde ich wählen? Wie oft habe ich bei solchen Terminen versucht, alles aus der Situation herauszuholen.

Nach einer halben Stunde ist sie fertig. Dann beginnt das Interview. Die Künstlerin trifft ihre Vorbereitungen. Neben ihrem Handy und einem weiteren Aufnahmegerät platziert sie einen analogen Rekorder, wie ich ihn früher auch gebraucht habe. Dass derartige Geräte seit 30 Jahren kaum mehr benutzt werden, scheint die Fotografin nicht zu stören. „Sicher ist sicher“, kommentiert sie meinen erstaunten Blick. Nach einer Tonprobe geht es los. Wie es mir mit der Strahlentherapie geht, wie ich mit der Krebsdiagnose zurechtkomme, will sie wissen. Für mich ist es eine wohltuende Erfahrung, einmal nicht selbst die Fragen stellen zu müssen, sondern die Seite zu wechseln. Und ich darf endlich etwas darüber erzählen, was alles in meinem Leben passiert.

Doch das wird kein angenehmes Geplänkel, wie ich es erwartet hatte. Frau Koelbl lässt sich nicht mit ausweichenden Antworten abspeisen. Ich hatte die ältere Dame völlig unterschätzt. Vor mir sitzt eine Vollblutjournalistin, die mit allen Wassern gewaschen ist und mich schnell durchschaut. Sie tut nun das, was auch ich in den vielen Interviews, die ich geführt habe, stets versucht habe: den Protagonisten so weit bringen, dass er die Hülle fallen lässt und darüber spricht, was ihn wirklich bewegt und umtreibt.

Und so öffne auch ich bald meine Seele einen Spalt breit und erzähle, wie mich die Vorstellung schmerzt, dass ich womöglich bald von meinen Kindern und meiner Frau getrennt werde. Wie schwer mir der Abschied von meiner Profession, dem Filmemachen fällt. Wie sehr diese tödliche Bedrohung meine Lebensplanung zerstört. Während jedes meiner Worte von den diversen Aufnahmegeräten festgehalten wird, werfe ich einen kurzen Blick auf Heike, die danebensitzt. Es fällt mir schwerer, all das auszusprechen, weil sie zuhört. Alles vermeiden, was anderen wehtun könnte, besonders denen, die man liebt. Das ist stets meine oberste Maxime gewesen. Jetzt bin ich dankbar dafür, dass ich durch die beeindruckende Journalistin vor mir gezwungen werde, Farbe zu bekennen. Es hilft mir, dass ich meine Gedanken und Gefühle formulieren muss und sie festgehalten werden. Dass es jemanden gibt, der sich dafür interessiert, wie ich versuche, mit dem ganzen Drama zurechtzukommen. So habe ich auch oft gearbeitet und vielleicht Menschen damit weitergeholfen. Kunst kann ein wunderbares Werkzeug sein, um Schicksalsschläge zu bewältigen. Ich bin dankbar. Diese zwei Stunden mit Herlinde Koelbl haben mich glücklich gemacht. Später wird aus dieser Begegnung eine feine Freundschaft entstehen.

Letzte Reise in die Schweiz

Heute Morgen sitze ich vor dem Schreibtisch und weiß nicht, wo ich anfangen soll. Ein riesiger Berg liegt vor mir: die Firma organisieren, meine Geschichte aufschreiben, meinen Nachlass sortieren, all die Dinge mit Heike und den Kindern tun, die immer verschoben wurden. Reisen und das Leben aus dem Vollen genießen. Was kommt zuerst? Wie viel Zeit bleibt für das alles?

Heike kommt mit einer Tasse Kaffee: „Und, was sollen wir tun, was steht an?", fragt sie. Lange diskutieren wir, bis wir einen groben Plan haben:

Phase 1: Therapie des Tumors und Sortieren des Lebens, Bestrahlung, Chemo, Reha, Firma und Finanzen, mein Buch schreiben.

Phase 2: Wir reisen!

Phase 3: Und wenn der Tumor zurückkommt? Wann wird das sein? Muss ich mich beeilen?

„Wer zu spät kommt, den bestraft das Leben. Und ich möchte nicht zu spät kommen, da komme ich lieber zu früh." Als mir Hildegard vor einigen Jahren diesen Satz in die Kamera sagt, wartet sie gerade auf den Flug in die Schweiz, für den sie kein Rückticket gekauft hat. Am nächsten Tag will sie sich dort geplant das Leben nehmen. Sie ist 63 Jahre alt, alleinstehend und hat einen unheilbaren Tumor mit sehr begrenzter Lebenserwartung.

Das war 2015 und die Bundesregierung plante ein neues Gesetz zur Sterbehilfe. Ich sollte im Vorfeld der Abstimmung eine Dokumentation zu dem Thema machen und wollte dazu das Sterben auf einer Palliativstation mit dem Sterbehilfemodell in der Schweiz kontrastieren.

Sterbehilfe – da sträubte sich zwar alles in mir, aber ich beschloss, über meinen Schatten zu springen. Nach wochenlangem Suchen lernte ich Hildegard kennen, die gerade dabei war, ihren Abschied aus unserer Welt mithilfe einer Sterbehilfeorganisation vorzubereiten. Sie stimmte zu, dass ich sie mit der Kamera begleite. Trotz anfänglicher Skepsis sah sie in dem Film die Möglichkeit, schockierten Freunden und Bekannten zu erklären, warum sie ihr Leben so und nicht anders beenden wollte.

Dreimal besuchte ich Hildegard in ihrer Düsseldorfer Wohnung. Sie hatte Humor und manchmal witzelten wir herum. Sobald ich sie aber zu bewegen versuchte, ihre Selbsttötungspläne zu bedenken, wurde sie abweisend und erinnerte mich an unsere Abmachung. Ich hatte ihre Entscheidung zu akzeptieren.

An einem sonnigen Morgen im Februar stand ich neben Hildegard, als sie zum letzten Mal ihren Wohnungsschlüssel umdrehte. Für die allerletzte Fahrt in die Schweiz war eine Begleitperson nötig, die die

Verstorbene unmittelbar nach Eintritt des Todes identifizieren konnte. Hildegard hatte dafür ihre fast 90-jährige Mutter ausersehen. Fassungslos versuchte ich, damit umzugehen, dass der hochbetagten Mutter diese Bürde auferlegt worden war. Wie sie damit zurechtkäme, hatte ich die alte Dame gefragt: „Wie könnte eine Mutter ihrer Tochter diesen allerletzten Wunsch verwehren?", erwiderte sie unter Tränen.

Zu dritt fuhren wir zum Flughafen. Auf einen Kameraassistenten hatte ich verzichtet. Im Wartebereich machte ich ein allerletztes Interview, stellte entgegen meinem Versprechen erneut die Frage nach einer Alternative. Diesmal reagierte Hildegard nicht verärgert, sondern ganz abgeklärt.

Im Flieger beobachtete ich sie von der Seite. Gelassen bestellte sie einen Saft, blätterte in einer Broschüre, als würde sie nicht ihren Tod ansteuern, sondern das Büro eines Geschäftspartners.

Landung in Zürich, Zug nach Bern. Mutter und Tochter auf ihrem Weg zum letzten Abschied. Der geschäftsmäßige Umgang der beiden schauderte mich. Ob ich ihren Koffer haben möchte? Diese Frage, von Hildegard nebenbei gestellt, erschütterte mich bis ins Mark. „Ich brauche ihn ab morgen nicht mehr", fügte sie ein bisschen spöttisch lächelnd hinzu. Ich lehnte höflich ab. Was für eine absurde Situation! „Dann bekommt ihn ein Obdachloser", sogar das hatte sie schon vorausgesehen und geplant.

Ankunft in Bern. Vorbei an der riesigen Uhr in der Altstadt zogen die beiden Damen – Mutter und Kind – in Richtung Hotel. Hier sollte unsere gemeinsame Fahrt enden, so hatten wir es vereinbart. Betroffen trat ich zu Hildegard, wollte die vielen Worte loswerden, die ich mir zurechtgelegt hatte, doch sie gab mir keine Chance. „Nur keine Sentimentalität. Machen Sie es gut und machen Sie einen schönen Film. Gute Heimreise." Sie gab mir die Hand. Die war eiskalt. Die Mutter umarmte mich und ich versprach, sie zu Hause im Altenheim zu besuchen. Dann verschwanden die beiden im Hotel.

Mir war es unmöglich, einfach abzufahren. Ich blieb in Bern. Am nächsten Morgen streifte ich durch die Straßen und stellte mir vor, dass in irgendeinem Zimmer dieser Stadt nun ein Leben voller Begegnungen und Erfahrungen beendet wurde. Hildegard schluckte gegen 14 Uhr, wie es im Protokoll vermerkt wurde, ihren tödlichen Cocktail und starb. Ein Herz hörte auf zu schlagen. Obwohl ich diese Frau nur dreimal besucht habe, ging mir ihr Tod ungewöhnlich nahe. Verstört bestieg ich den Zug nach München. Zu Hause druckte ich ein Bild von Hildegard aus. „Herr, gib ihr die ewige Ruhe", murmelte ich, als ich eine Kerze davor aufstellte. Ein kleiner Altar für einen Menschen, der einfach nicht mehr wollte.

Phase 3: Und wenn der Tumor zurückkommt und sich in meinem Gehirn weiter ausbreitet? Was werde ich machen? Den Weg, den Hildegard gewählt hat, werde ich nicht gehen. Wenn es nötig wird, werde ich mich der Kunst der Palliativmediziner anvertrauen. Oft genug habe ich im Münchner Johannes-Hospiz der Barmherzigen Brüder gedreht und erleben dürfen, wie sehr Sterbende dort umsorgt werden. Dort ist bestimmt ein Platz für mich frei, wenn ich ihn brauche.

Bleib bitte hier
6. Februar

„Ich habe mich als MaZlerin beworben", teilt uns Marie nach dem Abendessen mit. Diese Neuigkeit hätte mich vor einem Jahr richtig gefreut. Jetzt löst sie Angst bei mir aus. Unser Mädchen will uns nach dem Abitur für ein Jahr verlassen, um als „Missionarin auf Zeit" bei einem sozialen Entwicklungshilfeprojekt im Ausland mitzuarbeiten.

Was das bedeutet, kann ich fast besser beurteilen als sie selbst. Zweimal habe ich MaZlern der Steyler Missionare mit der Kamera über die Schulter geschaut. Pia und Alexander arbeiteten in Paraguay und Argentinien nahe der Iguazú-Wasserfälle in der Seelsorge mit. Klara und Tobias halfen bei der Kinderbetreuung in Ghana. Tief hatte mich der Tatendrang und Mut der jungen Leute beeindruckt, und ich wollte auch meine Kinder dafür begeistern.

Jetzt hat sich Marie für diesen selbstlosen Dienst beworben, aber statt mich zu freuen, bin ich ängstlich und verwirrt. Ausgerechnet jetzt, wo sich alles aufzulösen scheint, will sie los. Besuche zu Hause sind in der Zeit des Einsatzes nicht vorgesehen. Was, wenn der Tumor wenige Monate nach ihrer Abreise zurückkehrt? Was, wenn sie in Lateinamerika alten Menschen beisteht oder in Afrika Aidskranke betreut, während wir sie hier nötig brauchen, weil es mir schlecht geht? Ich bin gespalten. Meine Tochter ist so voller Tatendrang und möchte nach dem Abitur die Welt entdecken und sich für andere engagieren. Darf ich ihr das ausreden? Ich weiß nicht, was richtig ist.

Wir diskutieren, Heike plädiert für ein Projekt in Europa, bei dem sie sich zur allergrößten Not ausklinken könnte. Marie zaudert trotzdem, sich für ein ganzes Jahr festzulegen, wo hier zu Hause alles so unsicher ist. Ihr Projekt könnte uns in einem entscheidenden Jahr kostbarer Familienzeit trennen, es könnte zur Zerreißprobe werden. Und so bitte ich sie am Ende, ihren MaZ-Plan vorerst zurückzustellen. Es fällt mir schwer. Als Marie zustimmt, spüre ich hinter ihrer Enttäuschung auch eine Last von ihr abfallen. Dankbar umarme ich sie und fühle, dass ich mit meiner Bitte für mich die richtige Entscheidung gefällt habe. Hoffentlich auch für meine Tochter.

Heilsame Schwingungen
15. Februar

Heute war mein letzter Bestrahlungstag. Dreißigmal haben die zerstörerischen Strahlen mein Gehirn beschossen und hoffentlich alle Tumorzellen vernichtet. Froh, wieder eine Etappe geschafft zu haben, greife ich zur Gitarre. Angelehnt an einen Büroschrank stand sie lange unbeachtet da, und ich muss sie zuerst einmal von einer Staubschicht befreien. Ich hocke mich aufs Sofa und stimme die vernachlässigten Saiten, bis eine Harmonie richtig klingt. Dann klimpere ich los, das Plektrum scheint ganz allein über die Saiten zu fliegen, nicht ich spiele, sondern es spielt irgendwie mit mir. Melancholische Akkorde scheinen sich verselbständigt zu haben. Und sie schaffen einen passenden Rahmen für die Gedanken, die über mich hereinbrechen.

In letzter Zeit habe ich oft einfach nur dagesessen und bei Musik über mein neues Leben nachgedacht. Jetzt bestimme ich selbst Rhythmus und Tonlage, Gedanken, Gefühle und die Musik verschmelzen, ich versinke in einer meditativen Intensität. Stundenlang könnte ich so mit der Gitarre meinen Gedankenritt fortsetzen, aber leider melden sich bald meine untrainierten Fingerkuppen, schmerzhaft drücken die Stahlsaiten, weil die Hornhaut fehlt. „Musst halt wieder üben", tröste ich mich und lege die Gitarre zur Seite.

Euphorisiert von dem schönen Gefühl schaue ich unternehmungslustig durch das Zimmer. Ein anderes Instrument muss her. Musikinstrumente stehen überall in meinem Büro, sie sind in Reichweite deponiert und laden mich stets ein, einige Töne auf ihnen zu spielen. Mittendrin ragt das Alphorn wie eine Antenne heraus. Ein bisschen zu musizieren, hat mir oft Inspiration, Trost oder Entspannung gegeben. Weniger ein konzentriertes Üben als ein Spiel mit Klängen und Melodien.

Neben meinem Schreibtisch entdecke ich die Posaune, die mich täglich daran erinnert hat, dass mir die Luft ausgegangen ist. Um sie hatte ich bisher schon deshalb einen Bogen gemacht, weil man mir nach der Operation ans Herz gelegt hatte, nicht zu pressen, um die Naht auf meinem Kopf nicht zu strapazieren. Aber das ist acht Wochen her, hoch motiviert ziehe ich die Posaune von ihrem Ständer. Auch hier flattert mir erst einmal dicker Staub entgegen. Soll ich da jetzt wirklich hineinblasen? Ein seltsamer Gedanke erschreckt mich: Kann ich denn überhaupt noch Noten lesen? Buchstaben erkennen und Worte daraus formen, gelingt mir ja nicht mehr besonders flüssig. Hoffentlich gilt das nicht auch für Noten? Aufgeregt suche ich nach irgendeinem Stück, das ich probieren kann. Auf die Schnelle finde ich meine Notenhefte nicht und mein Blick fällt ins Bücherregal, da sehe ich das Gotteslob.

Hastig schlage ich eine Seite auf, mühsam entziffere ich „Maria breit den" … Mantel aus, errate ich den Rest. Vielleicht ein gutes Omen? Also dann wage ich einen Versuch. Aufgeregt setze ich mich auf den Bürostuhl und klemme das aufgeschlagene Gesangbuch auf meine Knie. Vorsichtig puste ich erst einmal Luft durch das Rohrsystem. Dann versuche ich, einen Ton zu blasen, es fühlt sich gut an. Jetzt richte ich meinen Blick auf die Noten, auf den Anfang des Liedes. Und spiele einfach los. Ja, es geht, es funktioniert! Ich bin begeistert! Mein Gehirn erkennt die Noten und meine Finger setzen sie in die richtigen Töne um. Wieder ein Etappensieg. Ich spiele das schöne, alte Kirchenlied, auch wenn nicht zu überhören ist, dass da einer monatelang nicht geübt hat. Offenbar hat mir der Chirurg die Gehirnwindungen erhalten, in denen meine Fähigkeit, Posaune zu spielen, gespeichert ist. Das Lesen habe ich verlernt, das Muszieren hat überlebt.

Soll ich das Lesen überhaupt noch lernen, oder fortan lieber als tumorgeschädigter Musikant durch die Gegend ziehen? Ich lache vor lauter Freude und renne los, um meiner Familie die wunderbare Nachricht zu überbringen. Ich kann wieder Musik machen – ein Tusch auf die letzte Bestrahlung!

ICH WILL MEINE BILDER ZURÜCK

Kirchgang mit Hut

19. Februar

Nachdem die Bestrahlung abgeschlossen ist, habe ich noch eine Woche frei, bis die Reha startet. Heike hat mich nach Niederbayern gebracht. Hier werde ich die Faschingsferien verbringen, während sie mit den Kindern in den ersehnten Skiurlaub fährt. Die Rückfahrt nach München will ich alleine mit dem Zug und der S-Bahn meistern. Spannend ist es, zum ersten Mal wieder auf mich alleine gestellt zu sein, und es tut gut.

Heute ist Sonntag und ich habe ein Problem. Meinen alten Trachtenhut fest auf dem Kopf sitze ich im Familiengottesdienst meines Heimatortes. So unwohl und angestarrt habe ich mich noch nie in einem Gottesdienst gefühlt. Hier kennt mich jeder, mein Elternhaus steht gegenüber der Kirche, seit ich denken kann, bin ich dort wie in einem zweiten Wohnzimmer ein und aus gegangen. Der Sonntagsgottesdienst gehört bei uns einfach dazu. Von meiner Krankheit weiß hier aber noch niemand. Die Menschen in der Bank hinter mir müssten auf meinen kahlen Kopf starren, sobald ich den Hut abnehme. Ich kann doch hier niemanden erschrecken und keinem diesen Anblick aufzwingen.

Das Schwierigste kommt aber noch: Meine Kinder haben insgeheim Wetten abgeschlossen, wie ich mich beim Gang zur Kommunion verhalten werde: mit oder ohne Hut – oder überhaupt nicht?

Mit einem Hut in der Kirche zu sitzen, ist das eine. Als Mann mit bedecktem Kopf wie beim Spießrutenlauf das Kirchenschiff zu durchschreiten, um am Altar die Kommunion zu empfangen, das andere. Spinnt der jetzt ganz, der Kronawitter, dass er mit Hut zur Kommunion geht? Was ist denn in den gefahren! Weiß der nicht einmal mehr, wie man sich am Altar benimmt? Oder Getuschel, weil man eine kleine kahle Stelle sieht: „Da stimmt was nicht mit dem Max!"

Dann ist es so weit. Wenn, dann jetzt: Ich stehe auf und schreite mutig mit dem Hut auf dem Kopf zum Pfarrer nach vorne. Ganz unkompliziert erhalte ich die Kommunion, es ist gar nicht so schwer. Keiner schaut komisch, für alle anderen scheint das, was mich so viel Überwindung gekostet hat, gar keine große Sache zu sein. Nach dem Gottesdienst das übliche Geplauder vor der Kirche. „Hey, Maxl, hast du heute zum Fasching den Hut aufgelassen?", witzelt ein ehemaliger Schulkamerad zu mir rüber. Erleichtert lache ich zurück. Ich lüpfe einfach kurz den Hut und sehe in erschrockene Gesichter. Und dann erzähle ich, was mit mir los ist.

Ich möchte es wagen, über meine Krebserkrankung zu sprechen. Von Anfang an will ich eine andere Strategie verfolgen als meine Schwester, die noch wenige Tage vor ihrem Tod versucht hatte, den Eindruck völliger Normalität zu vermitteln. Ihr oberstes Ziel war stets, für ihre beiden Söhne nicht die krebskranke Mutter zu sein, sondern die verlässliche, lebenslustige Mama.

Selbst ihrem Heimatpfarrer war deshalb nicht aufgefallen, wie schwerkrank sie war. Verwirrt und betroffen war er wenige Tage bevor sie starb zu ihr geeilt, und musste sich vor der Spende des Sterbesakraments von ihr noch die Neuregelung des Ministrantendienstes anhören. Selbst in dieser Situation war sie nicht bereit gewesen, über ihren nahen Tod zu reden.

Immer wieder hatte ihr meine Frau geraten, mit dem Versteckspiel aufzuhören und wenigstens die engsten Freunde einzuweihen. Aber Maria war bei ihrem Vorgehen geblieben. Den beiden Buben die Unbeschwertheit bis zuletzt zu erhalten, war ihr höchstes Gebot. Der Preis dafür: Ihren Kindern und Freunden blieb am Ende nur eine sehr kurze Zeit, um zu verstehen, dass sie sterben würde. Nur zehn Tage, um von ihr Abschied zu nehmen.

Ich werde mich nicht anstrengen, meinen Gesundheitszustand schönzureden. Auch wenn ich meine Schwester im Nachhinein viel besser verstehe, denn solche Situationen wie in der Kirche mit dem Hut sind neue Herausforderungen. Ich möchte meine Kraft und Zeit nutzen, so nahe und ehrlich wie möglich mit meiner Familie und meinen Freunden zu leben. Bis jetzt gelingt das ganz gut.

Father and son
20. Februar

Als ich morgens die Küche betrete, sitzt dort mein Vater über der Tageszeitung. Wie immer schiebt er mir einen Teil in Richtung Kaffeetasse. Da fällt ihm ein, dass ich ja nicht lesen kann. Er zieht die Zeitung zurück, blättert zur ersten Seite und fragt beiläufig: „Soll ich dir vorlesen?" Ich habe mich wohl verhört! Noch nie in meinem ganzen Leben hat mir mein Vater etwas vorgelesen. Er gehört einer Generation an, in der Gutenachtgeschichten eine weibliche Domäne waren. Außerdem war er als Selbstständiger viel zu beschäftigt, um sich um die Unterhaltung seiner vier Kinder zu kümmern. Ich kann mich wirklich an keine einzige Situation erinnern, in der mein Vater uns Kindern etwas vorgelesen hätte.

Und nun fängt der 94-Jährige, dem das Sehen auch zunehmend Probleme bereitet, an, seinem krebskranken Sohn die Weltpolitik vorzulesen. Ich bin gerührt und habe Mühe zu verbergen, wie bewegt ich bin. Wieder ein ganz kleines Wunder, das sich nicht ereignet hätte, wenn mich dieser abscheuliche Krebs nicht heimgesucht hätte.

Ohne groß darüber zu reden, holen wir etwas Wichtiges nach. Ganz gemütlich trinke ich meinen Kaffee, esse mein Honigbrot und mein Vater liest mir vor.

Reha Beginn
27. Februar

Endlich geht es los. Mit der Sporttasche inklusive eines Pausenbrotes, neuen Turnschuhen und dem Trainingsanzug betrete ich den Eingangsbereich des Rehazentrums. Heike hat mich hergebracht und hilft mir bei der ersten Orientierung. Ich soll mich bei der Rezeption melden. Wir werden zur Aufnahme geschickt und sollen in der „Grünen Ecke“ warten. Wo ist die denn? Heike stupst mich an und deutet auf die Wand: „Grüne Ecke“ steht in künstlerisch geschwungenen Buchstaben vertikal geschrieben. Das ist für mich sehr schwer zu entziffern, also versuche ich mir die Umgebung einzuprägen. Im Aufnahmezimmer fordert mich die Mitarbeiterin auf, eine App auf mein Handy zu laden, die den Stundenplan enthält. Ich erkläre ihr, dass ich kaum lesen kann und die Bedienung meines Handys mir sehr große Schwierigkeiten bereitet. Ob ich nicht vielleicht ganz einfach einen Papierplan haben könne? Sie erwidert lapidar: „Wenn Sie das nicht bald können, dann sind Sie hier eh falsch. Ihr Plan kann sich jederzeit ändern und wird dann elektronisch sofort aktualisiert. Sie müssen regelmäßig nachschauen, ob etwas verschoben wurde. In Papierform geht das nicht.“ Sie greift nach meinem Handy und lädt kurzerhand die App selbst drauf. Mir rutscht das Herz in die Hose, na super, wie soll ich das denn schaffen?! Mit einem routinierten Wisch öffnet sie die App, dann bekomme ich noch eine knappe Einweisung an meinem eigenen Handy. In Grasgrün erkenne ich einen Stundenplan mit dem heutigen Datum. „Hier steht alles, es ist ganz einfach, der Ort, die Zeit und ihre Therapieeinheit. Und bitte noch 10 Euro Pfand für den elektronischen Schlüssel“, schließt sie. „Wofür brauche ich den?“, frage ich. „Für die Tagesspinde der Umkleiden im Untergeschoss. Und bitte jeden Abend alles wieder mitnehmen“, klärt sie mich auf. Ich gerate in leise Panik: Wo ist das, wie finde ich da einen Spind, muss ich die schwere Tasche jeden Tag hin- und herschleppen?

Wieder vor der Tür lasse ich mich erst einmal auf den nächsten Stuhl sinken. Was passiert jetzt? Meine Frau versucht mich zu beruhigen: „Jetzt versuch mal, die App zu öffnen, und schaue auf den Plan, dann machen wir einen ersten Rundgang zur Orientierung." Gut, ich öffne die App. Mühsam entziffere ich: „9.30 Uhr Arzttermin, Eingangsuntersuchung, Warten Grüne Ecke." Was war das, „Grüne Ecke"? Vor lauter Aufregung habe ich vergessen, dass wir dort gerade gesessen waren, und würde alleine nicht dorthin finden. Gemeinsam ist es kein Problem. Mühsam erkenne ich die geschwungenen Buchstaben an der Wand, während wir auf den Arzttermin warten. Ich schaue mich um.

Überall laufen Menschen herum, viele auf Krücken, jeder schaut in sein Handy, lauter Einzelgänger. Es gibt wenige fröhliche Gesichter, und man hat das Gefühl, alle sind schwer beschäftigt. Am liebsten würde ich sofort wieder nach Hause flüchten.

Der Termin beim neurologischen Chefarzt verläuft vielversprechend. Er wirkt kompetent und ist sehr freundlich, untersucht mich ausführlich und verspricht, für mich einen gut abgestimmten Reha-Plan mit einem Fokus auf der Sehstörung und Gedächtnisproblemen zusammenzustellen. Das stimmt mich positiv.

Zusammen gehen wir dann noch zum Eingang. Heike zeigt mir die Haltestelle der S-Bahn. Wenn alles nach Plan klappt, fahre ich morgens mit dem Schulbus nach Wolfratshausen, die Erlaubnis dafür hat mir netterweise der Bürgermeister erteilt, dann mit der S-Bahn nach München und genauso wieder zurück. Was bei uns für jeden Sechstklässler normal ist, bedeutet für mich ein richtiges Abenteuer.

Dann ist so weit alles geklärt. Heike verabschiedet sich in die Klinik und ich beginne frohgemut mit meinem restlichen Tagesprogramm. Der grüne Stundenplan leuchtet erneut auf: „10 Uhr HMS-Arme-Schulter-Gruppe Halle 2" kann ich langsam entziffern. Es ist schwer: Wenn ich am Ende der Information angelangt bin, weiß ich schon nicht mehr, was am Anfang stand.

Ich zeige meinen Plan einem Mann, der gerade vorbeikommt. Er deutet hastig in die andere Richtung. Mit der Sporttasche links, dem Handy rechts stapfe ich los und renne eine ältere Dame mit Rollator um, die plötzlich aus meinem toten Winkel aufgetaucht war. Ich irre weiter und frage lieber noch mal nach: „Entschuldigung, wo geht es hier zur Halle 2?“ Wieder deutet man mir nach rechts. Offenbar stimmt wenigstens die Richtung. Ich muss quer durch eine Trainingshalle mit lauter Geräten und komme endlich an eine Nische, in der einige Herrschaften in Trainingsanzügen warten. Es ist 10.05 Uhr. „Habe ich meinen Termin verpasst? Wartet hier schon die nächste Gruppe?“, frage ich mich verunsichert. Wieder erkundige ich mich bei einem der Wartenden. „Nein, nein, alles richtig, der Trainer ist noch nicht da“, bekomme ich zur Antwort.

In den nächsten Tagen lerne ich, dass fast keine Anwendung pünktlich startet. Daran muss ich mich erst gewöhnen, und es verstimmt mich auch immer wieder. Für mich hat Pünktlichkeit etwas mit Höflichkeit zu tun. Man verschwendet die Zeit anderer, die warten müssen, wenn man sich verspätet. Die Tür geht auf, und wir machen unter Anweisung eine leichte Gruppengymnastik für Arme und Nacken. Das fordert mich gar nicht, trotzdem bin ich froh, dass ich hierher gefunden habe. Wegen des verspäteten Beginns endet die Turnstunde schon nach 20 Minuten. Ich bitte einen Teilnehmer, mir vorzulesen, was nun auf meinem Plan steht: „10.30 Uhr Hydrojet“. Um Himmelswillen, was ist denn das? Der freundliche Herr kann mir das auch nicht beantworten. Wieder irre ich durch die Gänge. Als ich erneut frage, bekomme ich die Antwort, ich solle dort in der Ecke warten. Ich warte und warte, niemand kommt. Wieder erkundige ich mich, „Falscher Wartebereich, dort drüben“, sagt man mir. Ich nehme zwei Meter weiter links Platz, wieder kommt niemand, um mich abzuholen. Also mache ich mich auf den Weg zur Rezeption. „Wenn Sie ein Problem haben, gehen Sie einfach an die Rezeption, dort bekommen Sie immer Hilfe“, erinnere ich mich an die Worte der Frau heute Morgen.

Vor mir wartet eine Schlange mit fünf weiteren Hilfesuchenden. Das dauert mir zu lange. Mittlerweile ist es 10.50 Uhr. Was immer also dieser Hydrojet sein soll, den größten Teil meiner Zeit habe ich bereits durch verzweifeltes Suchen vertan. Immer orientierungsloser laufe ich die Gänge ab und steuere dann doch wieder die Rezeption an. Endlich komme ich an die Reihe und trage mein Anliegen vor. „Warum kommen Sie denn nicht sofort hierher, der Termin ist jetzt um, die Anwendung können Sie vergessen!" Als ob mir das nicht auch leid täte, als ob ich hier absichtlich etwas verbummelt hätte.

Den Hydrojet habe ich im Verlauf lieben gelernt, man liegt in einer Art Wasserbett, um dort wunderbare 30 Minuten zu genießen und zu entspannen.

Mittagessen gibt es in der Mensa, danach will ich mir beim Automaten einen Kaffee besorgen. Das Display ist voller Symbole und Beschriftungen. Ich beobachte erst mal eine Zeit lang, wie andere das machen, dann wage ich es. Ich werfe ein Fünfzig-Cent-Stück in den Schlitz und drücke eine Taste, dir mir hoffentlich einen Espresso bringt. Der Automat rebelliert, ich kann aber nicht erkennen, woran es liegt. „Wird das noch was!", keift mich die Frau hinter mir in der Schlange an. Unsicher blicke ich mich um: „Ich weiß nicht, was los ist." „Für den doppelten Espresso haben sie zu wenig eingeworfen, der kostet einen Euro", erklärt sie kurz angebunden. „Oh, ich hab kein Kleingeld mehr", stammele ich. Mit Verachtung kramt sie ein Fünfzig-Cent-Stück hervor, wirft es in den Schlitz und drückt die Starttaste. Unten tropft der Kaffee in den Plastikbecher. Meinen Dank schmettert sie mit der Bemerkung ab: „Sonst stehen wir ja heute Abend noch da!" Schweißgebadet gehe ich an meinen Platz zurück. So dünnhäutig war ich früher nicht, da wäre mir schon eine schlagfertige Antwort eingefallen. Zurzeit nicht mehr, als wäre mir zusammen mit dem Tumor auch ein Stück Selbstsicherheit rausgeschnitten worden. „Ab morgen ziehe ich hier keine Mütze mehr an!", schwöre ich mir wütend, „die sollen ruhig sehen, dass ich am Hirn operiert bin, dann kapiert vielleicht einer, dass ich Probleme mit einem Kaffeeautomaten haben kann."

Eigentlich bin ich müde von den Anstrengungen des Vormittags, aber es geht noch weiter. Grün leuchtet mein Nachmittagsprogramm: „14 Uhr Progressive Muskelentspannung, Turnhalle Untergeschoss". Was sind das alles für Begriffe, unter denen man sich überhaupt nichts vorstellen kann? Wir liegen auf dem Boden, ich höre gar nicht auf die Anweisungen der Trainerin, sondern lasse meine Gedanken schweifen. Endlich Ruhe, das tut mir gut. Als gegen 16 Uhr mein Stundenplan endlich abgearbeitet ist, sinke ich erst einmal erschöpft in einen Sessel der Wartenischen. So hatte ich mir die Reha nicht vorgestellt.

Ich fühle mich total verloren, allein in einem Laufrad, das für einen Sehbehinderten, dem die Orientierung und wichtige Gedächtnisleistungen fehlen, zum Horror werden kann.

Am Ende kann ich doch einen kleinen Erfolg verbuchen: Den Weg in die S-Bahn und nach Hause schaffe ich ganz ohne Hilfe. Und noch etwas: Ich habe einen persönlichen Rekord darin aufgestellt, Menschen um Hilfe zu bitten. Und ich habe einen Kaffeeautomaten besiegt.

Dann bleibe ich in der Lunge
4. März

„So a saudummer Dog!" Konstantin Weckers Lied geistert in meinem Kopf herum. Heute ist wieder mal so ein Tag, egal was ich anfange, ich komme aus dem Frust nicht heraus. Es gibt Stunden, die sind einfach schrecklich, man fühlt sich völlig fehl am Platz und weiß nicht, wohin.

An solchen Tagen muss ich immer an Ferdi denken, der dieses Gefühl in folgende Worte gefasst hat: „Da bleib ich einfach in der Lunge!" In der Lunge bleiben? Das versteht natürlich nur, wer den Ferdi gekannt hat.

Meine Frau lernte ihn als Patienten auf der Intensivstation kennen. Ferdinand war ein etwa 40-jähriger körperlich schwer behinderter Mann, fast bewegungsunfähig, verkrüppelt und krumm, auf den ersten Blick ein bedauernswürdiges Bild. Aber der erste Eindruck trog, hier lag keine zu bemitleidende Kreatur, sondern ein lebensfroher, mutiger und witziger Mensch.

Ferdi erkrankte im Alter von zwei Jahren während der Polioepidemie 1961 an Kinderlähmung. Damals konnte die tödliche Atemlähmung nur durch ein Leben in der „eisernen Lunge" verhindert werden. Riesige Monster, wie Taucherglocken, die Luft in die Lungen sogen.

15 Jahre lang verbrachte Ferdi im Krankenhaus, 15 Jahre lang lag er Tag und Nacht in seiner eisernen Lunge, um zu überleben. „15 Jahre

lang habe ich die Welt nur in einem Rückspiegel gesehen", erzählte er mir lächelnd. Doch während viele andere Betroffene starben, entwickelte Ferdi eine Atemtechnik, mit der er immer längere Zeiträume außerhalb des eisernen Monsters verbringen konnte: die Froschatmung.

Im Jugendalter war Ferdi so weit, die Klinik zu verlassen. Er konnte problemlos reden und war mit einem elektrischen Rollstuhl mobil. Zum Schlafen brauchte er weiterhin die eiserne Lunge. Und für alles andere brauchte er 24 Stunden Hilfe am Tag. Mit 18 Jahren nahm er sein Leben selbst in die Hand und zog mit einer 24-Stunden-Betreuung aus der Behinderteneinrichtung in eine eigene Wohnung.

Für ihn war die Lunge kein Gefängnis, sondern lebensrettende Sicherheit und Heimat, und das blieb sie ein Leben lang. Und obwohl er nur den Kopf und zwei Finger bewegen konnte, führte er ein weitgehend normales Leben.

Als ich Ferdi kennenlerne, strahlt er mich an und wir verstehen uns auf Anhieb. Ich möchte ihn porträtieren Er ist sofort Feuer und Flamme. Ferdis Leben wirkt auf uns so exotisch. Sein Alltag, der für uns nicht zu bewältigen scheint, ist für ihn jedoch routiniert und einfach. Er geht offen mit seiner Hilfsbedürftigkeit um, ohne sich ihrer zu schämen oder sich für sie zu entschuldigen. Seine Seele ist trotz der schwierigen körperlichen Ausgangssituation nicht beschädigt worden.

1000 Jahre möchte ich alt werden wurde in der Dokumentarfilmreihe *Lebenslinien* ein preisgekrönter Film und schenkte mir eine tiefe Freundschaft. Ferdi kam zu meinen Geburtstagsfeiern, unsere Kinder durften mit ihm auf seinem Rollstuhl mitfahren, ich besuchte ihn in seiner Münchener Wohnung, um mit ihm Schafkopf zu spielen. Alles war möglich, sogar eine ganz und gar märchenhafte Liebesgeschichte, die ich auch noch verfilmen konnte. *Küss mich, Frosch* ist die Geschichte von Ferdi und seiner Karin, die als Internetbekanntschaft begann und in eine Lebensbeziehung mündete, in der die beiden zu einem unzertrennlichen Paar wurden. Der schönste, allerdings auch der einzige Liebesfilm, den ich je gedreht habe. Im Sommer 2014 starb Ferdi unerwartet. Für alle ein Schock. Aus dem großen Kreis seiner fassungslosen Betreuer und schockierten Freunde hat sich Ferdinand einfach aus dem Staub gemacht. Karin bat mich, die Leichenrede zu halten, und ich ließ noch einmal die vielen lebendigen Begegnungen mit ihm Revue passieren.

Ferdi war einer meiner großen Lehrer und ist es bis heute. Von ihm habe ich gelernt, dass es nicht primär von äußeren Dingen abhängt, ob man glücklich ist. Trotz seines riesigen Handicaps strahlte er eine umwerfende Zufriedenheit aus. Sein überzeugendes Lächeln war ansteckend. Ferdi war ein Lebenskünstler und jeder, der ihm begegnete, ging als Beglückter weiter, für immer bekehrt von dem Irrglauben, dass ein Leben mit einer schweren Behinderung nicht lebenswert sei.

Aber natürlich gab es auch bei Ferdi Tage, an denen der positive Blick gründlich misslang. Da krochen dunkle Gedanken in sein sonst so fröhliches Gemüt und er wollte niemanden um sich haben. Einfach abtauchen in die alte Sicherheit und Geborgenheit seiner Lunge.

Wie oft musste ich in den vergangenen Wochen an Ferdi denken. Wie oft bin ich in den letzten Monaten mit dem Gefühl aufgestanden, es wäre besser, wieder unter das Bettlaken zu kriechen. Die bergende Obhut der Lunge von Ferdi begleitet mich als Bild, wenn ich die Augen schließen möchte, um nicht wahrhaben zu müssen, was in meinem Leben gerade geschieht.

Und dann drängt sich wieder der Ferdi in den Vordergrund, der sich nicht unterkriegen lässt und der dem Leben alles abringt, was es zu bieten hat.

Er würde mir vielleicht sagen: „Vergiss dein Glioblastom, schau nicht auf deine Behinderung und nimm dir alles vom Leben. Vertreibe die dunklen Gedanken und lass dich anstrahlen von den wunderbaren Dingen, die dich umgeben. Und wenn dann wirklich mal so ein saudummer Tag anbrechen sollte, dann bleib einfach in deiner Lunge. Mal sehen, was er bringt, der Tag?“

Reha 2. Woche
6. März

Montag – die zweite Woche der Reha geht los. Als würde ich zur Arbeit fahren, mache ich mich jeden Morgen nach München in das Therapiezentrum auf. Schulbus, RVO-Bus und S- Bahn, das klappt mittlerweile schon sehr gut.

Ende letzter Woche war ich von den ganzen Therapien so enttäuscht, dass ich abbrechen wollte. Ein bisschen Turnen, etwas Entspannung, Massage, allgemeine Vorträge über Rentenverfahren oder Ernährung. Bisher nichts, was mein Sehen oder meine Orientierung, meine Sprachstörung oder mein Gedächtnis irgendwie trainiert hätte. Ich bin hier nur einer unter vielen, der nicht individuell gesehen wird. Unter all den Patienten mit Hüftersatz und Wirbelsäulenoperationen fühle ich mich eigentlich fehl am Platz. Jetzt ist die erste Woche schon vertan, dabei sagt jeder, dass man so früh wie möglich beginnen müsse, gegen die Defizite zu trainieren. Zu Hause liegt so viel Arbeit – und ich sitze hier im Wasserbett? Am Freitag letzter Woche hatte Heike stundenlang telefoniert und Mails an ihre Kollegen geschrieben, um eventuell eine andere Reha-Möglichkeit zu finden. Dabei war sie auf einen pensionierten Neurophysiologen der Universität München gestoßen, einen Spezialisten auf dem Gebiet dieser Sehstörungen, den wir bald treffen werden. Vielleicht können wir da noch etwas erreichen.

„Jetzt starte ich die zweite Woche einfach mal positiv!“, motiviere ich mich selber. Um 10 Uhr steht Ergotherapie auf meinem Plan. Zum ersten Mal habe ich das Gefühl, einer Therapeutin gegenüberzustehen, die sich Zeit nimmt und wirklich erfahren möchte, was mich einschränkt, um etwas gegen meine Probleme zu unternehmen. Ich berichte von meinen Sprachstörungen, von meiner Gesichtsfeldeinengung, von meiner Orientierungslosigkeit. Wir trainieren mit Erinnerungsübungen mein Gedächtnis.

Die nächste Übungseinheit ist Gerätetraining. Von einem sportlich aussehenden jungen Mann werden mir ein paar Übungen an den Fitnessgeräten erklärt. Mein Gleichgewicht ist auch beeinträchtigt, das hatte ich noch gar nicht bemerkt. Ich setze mich auf das Fahrradergometer und trete drauflos – endlich wieder schwitzen! Dann kann ich das zu Hause auch wieder anfangen.

„14 Uhr Neuropsychologisches Training, Grüne Ecke“, verlangt meine App. Auch wenn ich wieder keine Ahnung habe, was mich erwartet, sitze ich brav in der Grünen Ecke. Eine reizende Therapeutin mit griechischem Akzent holt mich ab und führt mich an einen Computer. „Hier werden wir nun täglich üben“, strahlt sie mich an. Damit soll mein Gesichtsfeld trainiert und im Laufe der Zeit wesentlich erweitert werden. Ich staune über ihre Prognose, sagte man mir doch im Krankenhaus, dass die Hälfte meines Gesichtsfeldes durch den Tumor irreversibel ausgelöscht sei. Bei dieser positiven Aussicht lasse ich jede Vernunft fahren und mache mich sofort begeistert ans Werk. Nach etwa 20 Minuten leuchtet ein Smiley. Geschafft für heute. Ich bekomme eine Art Zeugnis, auf dem festgehalten ist, welche Bildpunkte ich wahrnehme und welche nicht. „Das sollte sich im Laufe der Zeit deutlich verbessern“, prophezeit mir die Griechin. Ich bin gespannt.

Ich bin sehr froh, dass ich in den beiden Therapeutinnen endlich zwei Ansprechpartnerinnen gefunden habe, die mein Problem verstehen. Die erkennen, dass ich hier kein Wellnessprogramm mit Fango und Wasserbett absolvieren möchte, sondern eine Anleitung, wie ich wieder Sehen, Lesen und mich Zurechtfinden lerne.

Heute war ein guter Tag, vielleicht bin ich ja doch richtig hier und war nur zu ungeduldig.

Augenblicke

Fasziniert stehen bleiben, während Marie versunken in die Musik Klavier spielt. Sonst bin ich vorbeigehuscht. Jetzt nehme ich mir Zeit und bemerke, mit welcher Hingabe sie die Tasten drückt und die Saiten zum Schwingen bringt.

Lucias bevorstehende Ballettaufführung, wie ernsthaft sie auch am Wochenende trainiert, ihre Krone für die Hauptrolle als Himmelskönigin zu Hause ausprobiert.

Davids elektronische Musik, wenn er versucht, seine Faszination zu erklären, von Attack, Decay, Sustain und Release schwärmt und stundenlang arbeitet, um den perfekten Sound zu finden.

Vorher blind und taub dafür, warum muss erst eine Katastrophe kommen, bis einem die Augen aufgehen? So viele Geschenke für mich!

Der Leselehrer
8. März

„Hoffentlich klappt das", denke ich etwas bange, während ich im Eingangsbereich der Klinik auf Heike warte. Sie hat nach Dienstschluss ein Treffen mit dem emeritierten Professor vereinbart. Nachdem sie ihn ausfindig gemacht hatte, bat sie ihn per E-Mail um Rat und Hilfe wegen meines Leseproblems. Er war sofort bereit, uns zu treffen. Kann er mir helfen, eine Therapie zu finden, damit ich wieder lesen lerne? Nachdem ich diesem Ziel in der Reha nicht wirklich nähergekommen bin, fange ich an zu zweifeln, ob das jemals gelingen wird.

Heike kommt mir entgegen. Für mich ist es ungewohnt, sie im weißen Arztkittel zu sehen. Sie wirkt zwar etwas fremd, aber wieder einmal bin ich so dankbar, dass mir ihre langjährige Verbindung mit der Klinik so viele Türen öffnet. Während ich sie begrüße, fällt unser Blick auf einen bescheidenen, gepflegten Mitsiebziger, der mit einem Lächeln die Eingangshalle betritt. Das muss Professor Zihl sein.

„Zunächst einmal erlauben Sie mir, Ihnen zu sagen, wie ich mich freue, Sie in so gutem Zustand zu sehen", begrüßt er mich gelassen mit einer ruhigen, angenehmen Stimme. Man hört einen Südtiroler Akzent durchschimmern. Heike beschreibt im medizinischen Jargon kurz meine Krankengeschichte, dann berichte ich von der Frustration während meiner letzten Wochen in der Reha. Ich frage, wie es sein kann, dass ich schon vor der Operation – die Untersuchungen zeigten das – die gleichen Gesichtsfeldausfälle gehabt habe, ohne irgendetwas davon zu bemerken. Ich will wissen, warum ich vor der Operation alles zu sehen glaubte, filmen konnte, Auto gefahren bin und mich jetzt halbblind fühle. Ich habe immer noch keine Idee, warum ich nicht lesen kann, und möchte wissen, wie ich es wieder erlernen kann. Und wie Sehen überhaupt funktioniert. Fragen über Fragen dürfen wir Professor Zihl stellen, und wir bekommen endlich verständliche und glaubwürdige Antworten.

Geduldig hört er zu, um uns dann zu erklären, was durch die Operation passiert sein muss. Das durch den Tumor zerstörte Areal, das die rechte Bildhälfte, sowohl des rechten als auch des linken Auges, abbildet und das für die Wahrnehmung und Verarbeitung aus diesem Sehbereich verantwortlich ist, musste entfernt werden. Dazu mussten auch alle Nervenbahnen, die diese Region mit allen möglichen anderen Gehirnbereichen verknüpft haben, durchtrennt werden. Viele Leitungen wurden gekappt, um eventuell befallene Bereiche sicher auszumerzen: Bahnen zu anderen Bereichen der Sehrinde, zur Region für die Benennung von Dingen, zur Wahrnehmung im Raum und viele andere mehr. Da die Fähigkeit zu Schreiben in anderen Gehirnstrukturen verankert ist, entsteht die eigenartige Konstellation, dass ich zwar schreiben kann, das Geschriebene aber nicht lesen. Ihn verwundert das überhaupt nicht, er kann es mir erklären.

Wir erfahren, dass das flüssige Lesen viel mehr erfordert, als nur einzelne Buchstaben zu erkennen und aneinanderzusetzen. Vielmehr scannen unser Augen und unser Gehirn ein Wort oder sogar mehrere in einer winzigen Zeitfrequenz ab und suchen erst danach nach dem Sinn für das Erkannte. Damit sind wir viel schneller, als wenn wir jeden einzelnen Buchstaben sehen, seine Bedeutung erkennen und dann mit den Lettern davor und danach in Verbindung setzen würden. Viele Buchstaben überfliegen wir also, wenn wir flüssig lesen, und füllen sie einfach automatisch auf, weil wir die Bedeutung längst verstanden haben. Alles läuft in Millisekunden ab.

Bisher versuche ich wieder lesen zu lernen, indem ich wie ein Erstklässler die einzelnen Buchstaben wiedererkenne und zusammensetze. Immer wieder bleibe ich hängen, wenn mir einer nicht schnell genug einfällt. Und je verzweifelter ich mich unter Druck setze, desto unmöglicher wird es, die Ungezwungenheit zu behalten, die man dazu braucht.

Das betont der erfahrene Professor immer wieder: „Seien Sie neugierig und schauen Sie, was schon geht." Oje, das ist für mich sehr schwierig! Meine Ungeduld und mein Leistungsstreben zielen in eine ganz andere Richtung.

Professor Zihl erklärt mir ruhig lächelnd, dass ich das Lesen vollständig neu erlernen muss. Er bringt mir ein von ihm entwickeltes computergestütztes Übungsprogramm mit, das er für mich persönlich angepasst hat. An seinem PC erläutert er mir, was künftig mein tägliches Pensum sein sollte. Neben einer Reihe von Übungen zum Training großer Blickbewegungen, ist das Herzstück das Erkennen von Worten unterschiedlicher Schwierigkeitsgrade: Für Bruchteile von Sekunden werden Wörter angezeigt, die ich ohne nachzudenken einfach erkennen soll. Die Worte werden immer länger, die Zeit zum Erkennen immer kürzer. Ich fange mit Zweibuchstabenwörtern an!

Endlich kann ich all die Fragen stellen, die mich seit Wochen umtreiben: Warum sehe ich ein derart fragmentiertes Bild? Was erzeugt meine Doppelbilder? Warum ist mir die Freude am Anschauen von Fotos abhandengekommen? Fast zwei Stunden nimmt sich der Professor für uns Zeit. Der Wissenschaftler hatte sich jahrzehntelang am Max-Planck-Institut mit der Erforschung und Therapie solcher Sehstörungen beschäftigt und kennt sich aus wie kein Zweiter. Warum er sich mit uns in seiner Freizeit als Pensionär trifft? „Weil ich gemerkt habe, dass Sie mich brauchen", antwortet er leicht und ohne Pathos. Er ist Experte und freut sich, sein Wissen weitergeben zu können.

Nachdem ich all das gehört habe, frage ich mich: „Warum gibt es in meiner dreiwöchigen Reha keinen vergleichbaren Ratgeber? Wie kommen all die anderen Betroffenen zurecht, ohne die Hintergründe erklärt zu bekommen? Denn auch wenn ich nie wieder so lesen können werde wie früher, habe ich durch dieses Treffen so viel verstanden. Das Gehirn funktioniert anders, als wir es uns vorstellen, und es birgt immer noch viele Geheimnisse. Wir lernen, unsere Ausfälle zu kompensieren, neue Wege zu suchen und einzuüben, bis wir wieder zurechtkommen.

„Lernen funktioniert nur, wenn es Spaß macht, deshalb sind Samstag und Sonntag frei, außer es regnet!", instruiert mich der Professor zum Abschied. „Und denken Sie daran: Auch Männer sind lernfähig", scherzt er mit einem Blick zu meiner Frau. Er möchte mich wiedersehen und meinen Weg gerne begleiten. Seit dieser ersten Zusammenkunft treffen wir uns regelmäßig mit Professor Zihl oder telefonieren, und jedes Mal bin ich danach wieder begeistert von seinem Wissen und hoch motiviert.

Heute weiß ich, dass das zweite Lesenlernen im Leben eine mühsame Angelegenheit mit manchem Rückschlag ist, vor allem, wenn es sich um einen recht ungeduldigen Schüler handelt.

Reha 3. Woche
13. März

Hier in der Reha, das macht alles nicht viel Sinn. So hatte ich mir das nicht vorgestellt.

Zwei Wochen sind mittlerweile verstrichen. Klar, ich habe schon nette Bekanntschaften gemacht: Dieter, den Maler und Lebenskünstler, eine Lehrerin meiner Kinder und einen interessanten Postboten. Auf dem Wasserjet habe ich wunderbar entspannte Einheiten verbracht und mir wöchentlich Blut abnehmen lassen, aber das Sehen und Lesen hat sich überhaupt nicht verbessert. Beim täglichen Computertest wird mir immer noch bestätigt, dass 50 Prozent meiner Sehfähigkeit verloren sind. Und jeder Leseversuch bleibt für mich äußerst mühsam.

Ein Gedächtnistraining in der Gruppe war so eine Kabarettnummer, dass ein Patient mit stark slawischem Akzent den Raum mit den Worten verließ: „Das hier ist unter meinem Niveau." Dabei hatte ich all meine Hoffnung auf diese Zeit gesetzt, und jetzt kommt so wenig dabei heraus.

Was mir hilft, sind die Gespräche mit den beiden Therapeutinnen. Auch wenn die Übungseinheiten am Computer mich beim Lesen nicht wirklich weiterbringen, stimmt mich die ermutigende Art der Therapeutin positiv. Sie treibt mich an, dranzubleiben und dem Prozess der Gesundung Zeit zu geben. „Irgendwann macht es einen Sprung und Sie können wieder lesen, Sie werden sehen!", bestärkt sich mich immer wieder. Daran will ich einfach glauben! Auch die andere Kollegin, die mich beim Gedächtnistraining anleitet, tut mir gut. Eselsbrücken mit kleinen Geschichten bauen, Dinge notieren, einen Plan machen – so werde ich langsam sicherer.

Trotzdem fühle ich mich hier verloren. Warum gibt es kein Konzept für mich? Warum erklärt mir keiner, wofür die einzelnen Therapien gut sind? Warum fragt mich niemand, ob mir die Übungseinheiten helfen? Wo sind die anderen Neuro-Reha-Patienten? Die Einrichtung wurde mir doch extra empfohlen.

Ich sehe während der Zeit hier nur zwei Mitpatienten mit kahlen Köpfen, einen jungen Russen, der kein Wort Deutsch oder Englisch spricht, und eine alte Frau, die nur wenig da ist.

Die letzte Woche bricht an und ich bin wild entschlossen, nicht zu verlängern. Ich will nach Hause, meine Zeit besser nutzen, Lesen lernen und an meinem Buch schreiben. So schnell wie möglich weg, ist mein Impuls.

Keine Lust mehr
15. März

Es nervt! Was soll das Ganze? Seit Tagen fegt ein schrecklicher Wind über unser Haus hinweg. Schon zweimal habe ich meinen Spaziergang abgebrochen. Nachts schlafe ich mit Ohrstöpseln, weil mich das Klappern der Fensterläden aufregt. Schon seit zwei Tagen lasse ich meine Leseübungen sausen, finde keinen Grund, mich noch damit zu beschäftigen. Schwarze Gedanken überfallen mich. Warum soll ich mich überhaupt mit dem mühsamen Lernprogramm abquälen?

Die paar Monate, die mir vielleicht noch bleiben, komme ich auch ohne Lesen zurecht. Ich komme ja eh nicht vom Fleck. Gut, immerhin schaffe ich schon Wörter mit sieben Buchstaben! Aber sobald ich ein Buch zur Hand nehme, fühle ich mich wieder wie ein Erstklässler, der um jedes Wort kämpft. Wie soll ich denn jemals wieder so flüssig lesen, dass ich normal arbeiten kann? Das wäre mein größter Wunsch. Einfach morgens die Zeitung studieren, wie ich es immer getan habe. Oder Briefe zu formulieren, ohne dass es zur Herausforderung wird, die mit Kopfschmerzen und schummrigen Bildern endet. Nie hätte ich gedacht, dass die Fähigkeit zu lesen so essenziell für mich werden könnte.

„In einigen Wochen werden Sie wieder arbeiten können“, sagte mir ein Arzt einen Tag vor der Operation. Mittlerweile sind vier Monate verstrichen und ich fühle mich immer noch wie ein Schwerbehinderter. Vielleicht wird es noch weitere Monate dauern, bis ich wieder so funktioniere, wie ich funktionieren möchte. Vielleicht wird es nie wieder so, dass es mir reicht. Dabei hatte ich ja noch Glück. Ich kann wenigstens reden, kann so gut sehen, dass ich Besucher erkenne, sogar vom Sonnenuntergang fasziniert sein kann. Trotzdem, meine Geduld ist am Ende.

Warum hat mir das keiner gesagt? Hätte ich den Eingriff dann überhaupt machen lassen? Wenn ich der Operation nicht zugestimmt hätte, würde ich dann eingelullt in Morphine auf der Palliativstation vegetieren oder wäre ich schon längst tot? Dafür geht es mir jetzt eigentlich ganz gut. Gab es eine Alternative? Aber wenn das Rezidiv kommt, dann wird es sie geben, die Alternative. Ich weiß, wie ich reagieren werde. Gar nicht. Das war mir von Anfang an klar. Ein zweites Mal werde ich mich nicht operieren lassen.

Manche verlieren danach die Sprache, einige sogar ihre Persönlichkeit, werden aggressiv oder weinerlich, je nachdem, wo der Tumor sitzt. Zu komplex ist unser Gehirn, um genaue Voraussagen treffen zu können, welche Auswirkungen genau eine Operation hat. Noch einmal will ich mich diesem Risiko nicht aussetzen.

Dass ich nie wieder Auto fahren darf, werde ich verschmerzen. Dass ich auch beim Fahrradfahren ein Risiko bleibe, macht mich richtig traurig. Ich möchte verzweifeln.

Ein Mal – so habe ich es auch meiner Frau versprochen – will ich mich dem ganzen Maßnahmenkatalog aussetzen und alles brav mitmachen. Damit meine Überlebenschance maximal ist!

Also reiße ich mich am Riemen und richte mich wieder auf. „Wenn es nicht mehr geht, dann geh, und wenn du gehst, dann geht es wieder.“ So oft hat mich dieser verdrehte Spruch wieder auf die Beine gebracht.

Dann bin ich in die Schuhe geschlüpft und raus. Ein strammer Marsch durch die Natur, danach ging es immer leichter weiter.

Also los, heute ist das Marschieren mit den Augen dran, die sollen sich jetzt auf den Weg machen. Ich starte den Computer, öffne das Programm, die ersten Worte werden sichtbar. Meine Augen huschen über den Bildschirm. „Radtour" erscheint für den Bruchteil von einer Sekunde. Ich erkenne es und bin froh darüber. Wenn ich auch das nächste und übernächste Wort erkenne, dann wird aus dem Tag vielleicht doch noch was.

Reha Ende
17. März

Das Entlassungsgespräch mit dem Arzt ist nüchtern. Er ist auch noch nicht zufrieden mit dem Verlauf meiner Behandlung, aber ich weigere mich standhaft, noch eine oder gar zwei Wochen dranzuhängen. Erleichtert verlasse ich sein Büro, dann kommt wieder die Enttäuschung hoch: Die Reha, auf die ich so große Hoffnung gesetzt hatte, geht nun zu Ende, ohne dass sich eine wesentliche Verbesserung eingestellt hat. Niedergeschlagen gehe ich in die Kantine. Dort treffe ich meine Bekanntschaften. Ich freue mich, noch einmal den Maler zu treffen, der mir seinen Katalog zur Ansicht gegeben hatte. Seine fotorealistischen Bilder gefallen mir. Ich überlege laut: „Vielleicht sollte ich mir ein Bild von dir malen lassen? Mit dem abstürzenden Ikarus auf der einen Seite und einem traurigen Filmemacher, der dem Absturz des Vogels zusieht, auf der anderen." Eine richtige kleine Plauderrunde findet sich zusammen, und so wird trotz des eher traurigen Starts heute Morgen der letzte Reha-Tag doch noch ein recht vergnügter Abschluss.

Als Heike mich abends abholt, überlege ich zum ersten Mal, ob mir die Reha nicht vielleicht doch mehr geholfen hat, als ich bisher dachte.

Ich kann mich alleine mit öffentlichen Verkehrsmitteln bewegen, ich kenne Tricks, um mein Gedächtnis zu verbessern, ich halte einen ganzen Tag Programm durch, ich traue mich wieder, mich körperlich anzustrengen, und ich kann anscheinend immer noch interessante Menschen kennenlernen und mich mit ihnen anfreunden. Vielleicht doch gar keine so schlechte Bilanz.

WECHSELBAD DER GEFÜHLE

Prinz Ludwig

18. März

Ein Lichtblick nach den Enttäuschungen der Reha: besondere Post. Als Absender steht „Herzog von Bayern" auf dem gefütterten, cremefarbenen Kuvert aus schwerem Papier. Vorsichtig schlitze ich die verheißungsvolle Sendung mit dem Brieföffner auf. Ich entnehme die Einladung zu einer besonderen Hochzeit: Der Herzog von Bayern bittet uns im Anschluss an die Vermählung von Prinz Ludwig von Bayern und Sophie-Alexandra Evekink ins Schloss Nymphenburg. Wow – ich fühle mich geehrt! Dann bin ich dem Prinzen durch meinen Film also doch so nahegekommen, dass er mich zu dieser Jahrhunderthochzeit des deutschen Adels einlädt.

2019 hatte ich mir vorgenommen, fürs Fernsehen einen Film über Prinz Ludwig zu drehen. Das kontrastreiche Leben des zukünftigen Chefs des Hauses Wittelsbach hatte mein Interesse geweckt. Den repräsentativen Pflichten in der bayrischen Heimat steht sein faszinierendes Hilfsprojekt in Afrika gegenüber, das er im heißesten und ärmsten Teil des Kontinents aufgebaut hat. *Vom Königsschloss ins Flüchtlingszelt* wurde der Titel für meinen Film über ihn. Ich musste damals hart kämpfen, um die Redakteure der ARD von diesem Projekt zu überzeugen. Die Beschäftigungstherapie eines gelangweilten Adeligen in Afrika, so eine Fernsehredakteurin, sei nichts für den angesehenen Sendeplatz „Echtes Leben". Noch kurz vor der entscheidenden Abstimmung rief mich der

Redaktionsleiter an und wollte mein Versprechen, dass der Film kein Flop würde. Für mich stand mein Ruf auf dem Spiel, aber es gab kein Zurück.

Im Februar ging es dann los. Hansi, mein langjähriger Kameraassistent, hatte genauso wie Prinz Ludwig die Schule in St. Ottilien besucht. Würde vielleicht die Erinnerung an gemeinsame Lehrer die Hemmschwelle abbauen? Beim Landeanflug auf Lodwar, im Norden von Kenia, war ich sehr unruhig. Wie würde das werden, mit seiner Königlichen Hoheit durch den Busch zu reisen? Als wir das Flughafengebäude verließen, stand der Prinz schon da und wartete. Eine herzliche Begrüßung und ein Willkommensbier in einer Bar. Schnell war klar, dass alle höfische Etikette hier im afrikanischen Busch unnötig war. Aus der Königlichen Hoheit wurde schnell schlicht und einfach Ludwig.

Wir besuchen ein Dorf, in dem Ludwig mit Unterstützung des Wittelsbacher Hilfsfonds eine Schule für etwa 60 Schüler errichtet hat. Doch er blickt beim traditionellen Willkommenstanz der Einheimischen finster und verschlossen drein. Drei dreizehnjährige Schülerinnen fehlen. Sie sind der Tradition folgend von ihren Eltern verheiratet worden, obwohl klar vereinbart war, dass alle Mädchen die Schule beenden dürfen. Ludwig will das nicht hinnehmen und er hält eine flammende Ansprache. In seiner Stimme liegt Bitterkeit und Entschlossenheit. Wenn sie weiterhin seine Unterstützung beim Bau von Schulen und Wasserleitungen wollten, dann müssten auch sie sich bewegen, anstatt weiter steinzeitliche Verhaltensweisen an den Tag zu legen, macht er den Dorfbewohnern deutlich. Sollten sie weiter ihre Kinder wie Vieh verkaufen und sie daran hindern, Lesen und Schreiben zu lernen, dann werde er ihnen die Hilfe entziehen. Das sitzt. Gebannt von seinem Auftreten fege ich mit der Kamera durch die Versammlung. Längst habe ich genug Material für eine spannende Doku, drehe aber wie elektrisiert weiter, um diese ungewöhnliche Szene festzuhalten. Mit eisernen Mienen hören die Dorfältesten zu. Sie versprechen dem Deutschen, die verkauften Mädchen zurückzuholen. Nach einer guten Stunde in der drückenden Hitze löst sich die Versammlung auf. Wir sind tief beeindruckt.

Abends wird es still am Turkanasee. Beim gemeinsamen Zubereiten einer einfachen Mahlzeit beglückwünsche ich Ludwig zu seinem Auftritt. Er kommentiert das nur knapp, er gebe da nicht nach, denn die Bildung von Mädchen sei das einzige Mittel gegen Zwangsheirat und Verarmung. Die Nacht verbringen wir in einer halboffenen Hütte. Weit und breit keine Menschenseele. Noch lange diskutieren wir im Schein einer Lampe. Der oft so unnahbar wirkende Wittelsbacher Prinz und ich sind uns ein weiteres Stück nähergekommen.

Dass ich nun zu seiner Hochzeit geladen bin, freut mich ganz besonders. Letztes Jahr, wenige Tage, nachdem ich die Vorankündigung bekommen hatte, wurde mein Leben durch die Krankheit aus den Angeln gehoben. Das Ereignis geriet erst mal in Vergessenheit. Jetzt lässt mich die Einladung vergessen, wie gehandicapt ich bin. Natürlich gehen wir da hin!

Sofort sehe ich ein Problem: Für die Damen gehört der Hut zur offiziellen Kleiderordnung, für Männer dagegen nicht. Gerade für mich wäre er aber ideal, um meinen entstellten Schädel zu bedecken. Die große OP-Narbe deutlich sichtbar auf dem bestrahlten, halbkahlen Kopf ist niemandem zuzumuten. Ich möchte nicht das Hochzeitspaar und die ganze feierliche Gesellschaft damit schockieren. Und auch ich will in Ruhe und Ausgelassenheit dieses Fest genießen, ohne komischen Blicken oder scheuen Fragen ausgeliefert zu sein. Mit einer Kappe oder Pudelmütze zur Prinzenhochzeit? Ein absolutes No-Go – also muss eine andere Lösung her. Wird es auf eine Perücke hinauslaufen?

Unser Freund Thomas rückt mit der Perückensammlung seiner verstorbenen Tante Trude an und bietet mir die zwei Dutzend Echthaarteile in Blond oder Brünett zur Probe an. Für Faschingsauftritte hatte er sie aufgehoben, verkehrt herum aufgesetzt sind die prima! Zur Belustigung aller probiere ich eine um die andere vor dem Spiegel an. Eigenartig, wie sehr das Haar einen Menschen verändert. Aber für eine Hochzeit im königlichen Ambiente taugt die Klamottenkiste wohl doch nicht. Wir werden einen Termin im Perückengeschäft machen. Ob das eitel ist, finde ich schwer zu sagen. So kindisch und charakterschwach mir das früher vorgekommen sein mag, ich werde es ausprobieren, um das schöne Fest ungestört und ohne zu stören mitfeiern zu können.

Tandem
23. März

Mit all seiner Kraft hievt David das sperrige Sportgerät aus dem Auto. Zum Glück ist unser alter Familienvan so geräumig, dass man auch ein Tandem damit transportieren kann. Nachdem mir das Fahrradfahren durch meine Sehstörung zu unsicher und gefährlich war, schlug David kurzerhand vor, ein verfügbares Tandem einer Kommilitonin aus Regensburg heranzuschaffen. Glücklich über die Aussicht auf ein bisschen Mobilität berichte ich Johannes davon und sofort bot er an, mir das Tandem des Klosters zu leihen. Angeschafft wurde es vor Jahren für den blinden Bruder Elija. Noch lebhaft erinnere ich mich daran, als ich ihn filmte, wie er sich damit durch wogende Rapsfelder bewegte: vorne sein Bekannter, hinten er selbst. Bilder wie aus einem oberbayrischen Fremdenverkehrsprospekt.

Und jetzt bekomme ich dieses Fahrrad und werde auf seltsame Weise mit Elija verbunden, der längst zu einem guten Bekannten geworden ist. Regelmäßig besucht er uns zusammen mit seinem Abt. Für unsere ganze Familie ist es immer spannend, einen Blinden zu erleben und zu merken, dass man einen Behinderten nicht mit Samthandschuhen anfassen muss. Gemeinsam mit ihm haben sich die Kinder köstlich darüber amüsiert, dass ein Blinder kein Licht auf der Toilette braucht. Dass Elija eine Uhr mit Zeigern zum Anfassen besitzt, dass er die Spracherkennung auf dem Handy doppelt so schnell eingestellt hat und immer noch alles sehr gut verstehen kann. Elija ist nicht verbittert oder klagend, sondern mit seiner Blindheit lebenslustig und immer für Späße zu haben.

Einmal haben Johannes und David auf Elijas Kopf eine kleine Eisenbahn aufgebaut, ein andermal haben wir ein Wunschkonzert veranstaltet, bei dem Elija wie bei einer Jukebox Musikstücke wählen durfte, die wir dann live gespielt haben.

Wie bei Elija, so sind aus vielen meiner Filmprotagonisten Freunde geworden. Warum? Vielleicht liegt es daran, dass mein Fragen, mein Vordringen in das sehr Persönliche irgendwie das Eis bricht und eine besondere Vertrautheit entstehen lässt, die Bestand hat.

Mit dem Tandem beginnt für mich eine neue Etappe. Ich kann fortan wieder wie früher durch die Felder radeln. Ein Versprechen muss ich Heike – zugegeben etwas zerknirscht – geben: Ausfahrten gibt es zukünftig nur noch mit Helm. Die vorzügliche Arbeit meines Hirnchirurgen soll keinen Schaden nehmen.

Abschied vom BR
24. März

Vor diesem Abend habe ich Angst gehabt. Ich sitze neben Heike in einem typisch bayerischen Wirtshaus, der Saal ist brechend voll mit Kollegen vom BR. Andrea, meine langjährige Redakteurin, hat zu ihrem Abschied geladen. Viele Weggefährten aus 30 Jahren Arbeitsleben sind gekommen, Andrea ist ein Urgestein des Senders. Ich fühle mich unwohl auf meinem Platz und mustere durch meinen eingeschränkten Blick verunsichert die vielen Leute und das laute Treiben um mich herum.

Ich habe mir vorgenommen, eine kleine Ansprache zu halten. Ich möchte Andrea danken. Und ich will die Gelegenheit nutzen, den bisher Uneingeweihten zu erklären, warum ich jetzt die Hutmode für mich entdeckt habe, und damit mein Ende als Filmemacher beim BR verkünden. Wird mein Gedächtnis mitmachen? Werde ich den Faden nicht verlieren, wie so oft bei Unterhaltungen seit meiner Operation? Wegen meiner Unfähigkeit zu lesen, kann ich mich nicht auf einen Spickzettel stützen. Soll ich es doch lieber lassen?

Nach der Vorspeise – eine Lücke. Ist das meine Chance? Spontan taste ich mich nach vorne, greife nach dem Mikrofon und beginne: „Liebe Andrea, als ich die Einladung las, ist mir aufgefallen, dass unsere Zusammenarbeit beim BR mit meiner Hochzeit im Jahre 1995 zusammenfiel. Unser Arbeitsverhältnis besteht also genauso lang wie meine Ehe. Da bietet es sich ja an, einmal einige Vergleiche zu ziehen …“ Ich rede über Höhen und Tiefen, Lob und Enttäuschungen und über neue Chancen, die Andrea mir immer wieder gegeben hat. Dann erzähle ich – sehr zur Erheiterung des Publikums – von den Seitensprüngen. Ich berichte von meinen Versuchen, mit anderen Redakteurinnen zusammenzuarbeiten, und wie ich immer wieder reumütig zu Andrea zurückgekehrt bin. Ich erzähle, dass sie immer zu mir stand und mich in ihren Gremien verteidigte, auch wenn die Quote nicht stimmte oder mein Film bei den Verantwortlichen durchfiel. Dass sie für jedes meiner Projekte kämpfte, als wäre es ihr eigenes. Um sie zu würdigen, überreiche ich ihr zum Abschluss meiner Rede meinen persönlichen Oskar, einen selbst gemachten Ikarus aus Ton, mein Wappentier. Ich bin mit Anstand ans Ende angelangt. Andrea umarmt mich lange und fest. In diesen Sekunden ist es, als würde sich ein Mantel um uns legen.

Gerührt gebe ich das Mikrofon zurück und wurschtele mich wieder zu meinem Platz. Heike zwinkert mir zu, offenbar hat man die wenigen Hänger kaum bemerkt. Ich bin froh, diese für mich so wichtige Rede ohne Blackouts über die Bühne gebracht zu haben. Ich habe es geschafft! Endlich kann ich auch feiern und mich zwanglos unterhalten.

Als meine Redakteurin beim BR war Andrea ein Glücksfall. Jetzt, wo alle geschäftlichen Verbindungen gekappt sind, ist sie eine teure Freundin. Ihrem Abschiedsfest verdanke ich die Möglichkeit, mich offiziell aus der BR-Szene verabschiedet haben zu können. Wer weiß, ob es ohne ihre Feier für mich je eine Art „Goodbye“, einen Schlussakkord, gegeben hätte. So mancher verschwindet sang- und klanglos. Den Sendebetrieb kümmert das wenig.

Übrigens: Ein paar Tage später telefonieren wir. Andrea wiederholt noch einmal, wie sehr sie sich über meine kleine Einlage gefreut hat. „Ach ja, Max, das wollte ich dir noch sagen: Zu deinem 60. Geburtstag im letzten Sommer hatte ich auch etwas vorbereitet gehabt, es dann aber nicht vorgetragen, weil eh schon so viel Programm war“, beginnt sie. „Und, was wolltest du machen?“, bohre ich neugierig nach. Sie prustet los: „Meine Idee war, unsere fast 30-jährige Zusammenarbeit mit einer Ehe zu vergleichen!“

Blaue Pillen
27. März

Es ist wieder so weit: Heute beginnt der dritte Zyklus Chemotherapie. Ich muss nur Tabletten einnehmen, das geht zu Hause. Sechs Tage hintereinnander eine Dosis morgens, dann sind fünf Wochen Pause und ich brauche nur einmal wöchentlich zur Blutkontrolle. Das hört sich nach den großen Klötzen Operation und Bestrahlung wie eine Lappalie an, die gut zu schaffen scheint. Nebenwirkungen: Übelkeit und Blutveränderungen, das klingt nicht schlimm. Einzig Sorge macht mir, dass der letzte Block wahrscheinlich auf die erste Augustwoche fällt. Das ist die traditionelle Familienferienwoche mit meinen Geschwistern und deren Kindern am Ilzstausee. Da möchte ich unbedingt dabei sein. Ob ich das schaffe?

Heike hat wieder Unmengen von Tabletten besorgt und belädt die übersichtliche Plastikdose. Das Namensschild aus dem Krankenhaus klebt noch drauf und versetzt mich zurück in meinen Patientenmodus. In das erste Fach kommt ein Präparat gegen epileptische Krämpfe. Die habe ich zwar noch nie gehabt, aber durch die Operation und die Narbe im Gehirn kann es zu unkontrollierten Nervenentladungen kommen. Deshalb die Prophylaxe. Das zweite ist ein Medikament gegen die chemoinduzierte Übelkeit. Die kleine weiße Pille hilft sehr zuverlässig, schlecht ist mir nicht. Trotzdem sind wir keine guten Freunde, sie führt zu einer heimtückischen Verstopfung, wenn man nicht gut aufpasst. Das wurde nämlich bei dem ersten stationären Zyklus leider komplett übersehen, sodass ich kaum wieder zu Hause zwei peinvolle Tage auf der Toilette verbringen musste. Deshalb also der Respekt vor der kleinen weißen. Ins nächste Fach kommen dann die eigentlichen Waffen gegen den Feind: fünf kleine Kapseln, poppig knallblau. Sind die so auffällig, damit niemand sie verwechselt? Oder soll das witzig sein?

Während Heike die Packungen vorsichtig öffnet und die Tabletten einzeln in die Fächer legt, überlege ich mir, welch kostbare Speise da gerade für mich bereitet wird. Wann habe ich je so ein teures Frühstück eingenommen? Fast 200 Euro spüle ich da einfach so mit einem Schluck Wasser runter. Dankeschön an meine Krankenkasse. Geschmacklich wäre freilich mehr drin für den Haufen Geld, denke ich ein bisschen zynisch. Bald schon legt sich nämlich der typische bleierne Geschmack über alles. Nach einiger Zeit überzieht mich dann ein Schleier von Müdigkeit, mein Denken versinkt in einem Wattenebel, der Kopf ist schwer, als hätte ich eine lange Nacht hinter mir. Wenn ich spazieren gehen will, zwingt mich ein Schwindel bald wieder zurück ins Haus.

Fragt mich jemand, wie ich die Chemo vertrage, antworte ich: „Alles nicht so schlimm. Nur ein bisschen ein schlechter Geschmack und müde bin ich manchmal …“

Nur noch Liegestuhl?

29. März

Fatigue ist eine typische Folgeerscheinung von Bestrahlung und Chemotherapie. Fatigue, das ist der Fachbegriff dafür, dass man sich immer müde fühlt, ausruhen möchte. Eine Erschöpfung, die sich durch Schlafen nicht bessert. Um in Aktion zu kommen, braucht es viel Willen. Dabei kreisen die Gedanken, ohne Strukturen zu bilden. Regelmäßiger Ausdauersport hilft dagegen – und abwarten. Diese Fatigue soll nach einigen Monaten wieder vergehen, wurde ich aufgeklärt.

Ich kann nicht abwarten, bei mir läuft die Zeit! Wie soll ich diese kostbare Zeit füllen? Und kann ich durch mein Tun den Tumor irgendwie beeinflussen? Lass es dir einfach gut gehen, genieß das Leben, ruh dich aus, mach dir gute Gedanken, klassische Musik, gesundes Essen, schöne Dinge – raten die einen. Dahinter steckt vielleicht der Gedanke, dass die eigenen Abwehrkräfte dann stark genug sein könnten, den Tumor unter Kontrolle zu halten. Mir kommt das so vor, als würde ich auf diese Weise der bösartigen Geschwulst einen Raum öffnen, damit sie es sich richtig gemütlich machen und weiterwachsen kann.

In mir regt sich ein ganz anderer Impuls: Ich will noch etwas schaffen, dem Tumor das Signal geben: „Verzieh dich, ich habe noch etwas vor!“ Ich brauche einen straffen Tagesplan, ausgefüllt mit sinnvollen Tätigkeiten. Damit geht es mir besser.

Wir sitzen beim Frühstück. „Warum willst du das Buch genau jetzt schreiben? Warum nicht abwarten, bis die Chemo vorbei ist, und wir sortieren erst mal die Firma?“, bohrt Heike nach. Doch nach und nach verfestigt sich bei mir der Gedanke: Ich muss etwas Kreatives machen, das ich dann in meinen Händen halten kann. Das ist die Antriebskraft in meinem Leben. Ob es darum geht, Filme zu machen, Häuser umzubauen, den Garten zu gestalten: Ich möchte Dinge nach meinen Vorstellungen erschaffen, die fortbestehen. Ich bin kein Aufräumer, kein Ausruher und auch kein Genießer. Ich bin einer, der arbeitet, und dabei muss etwas rauskommen. Und gerade wenn mir vielleicht nur wenig Zeit bleibt, gerade dann muss ich auch genau das tun, um glücklich zu sein. Deshalb will ich jetzt ein Buch schreiben.

Todesmarsch im Kino
30. März

Ich bin ziemlich aufgeregt. Was mir immer so viel Spaß gemacht hat, wird heute zur Herausforderung. Zum ersten Mal nach meiner Operation werde ich vor einem vollen Kino einen Film von mir präsentieren. Noch dazu vor Jugendlichen der Oberstufe eines Gymnasiums. Soll ich ihnen gleich zu Beginn erzählen, warum ich im Kino einen Hut trage? Dass ich am Gehirn operiert worden bin und mir seither immer wieder Worte nicht einfallen? Schweißperlen treten auf meine Stirn. Noch fünfzehn Minuten, dann werden sie begleitet von ihren Lehrkräften kommen. Was, wenn sie mich fragen, was meine Mädchen davon halten, dass sie als Schülerinnen immer wieder diesem Thema ausgesetzt werden? Noch vor einem Jahr haben mir solche Fragen Spaß gemacht. Mit jungen Leuten über meine Filme zu diskutieren, habe ich stets genossen. Doch heute habe ich Angst davor, die Fragen womöglich nicht einmal richtig zu verstehen. Komplexe Sachverhalte zu überblicken, fällt mir immer noch schwer, und nun soll ich den kritischen Fragen von 100 Jugendlichen standhalten? Warum nur habe ich nicht abgesagt? Die Tür öffnet sich und sie kommen. Wie immer sind die hinteren Plätze besonders begehrt. In letzter Minute können wir den Verkauf von Popcorn verhindern. Ein Film über geschundene NS-Opfer mit Cola und Snacks geht gar nicht. Während sich der Saal füllt, habe ich erstmals das Gefühl, dass es richtig war zu kommen. Der Lehrer stellt mich vor und übergibt mir das Mikrofon. In einem Nebensatz erwähne ich, dass ich aufgrund einer Operation einen Hut trage. Mehr muss nicht sein. Dann erzähle ich, warum mich das Schicksal der 10 000 KZ-Häftlinge, die am Kriegsende von Dachau Richtung Alpen getrieben wurden, so bewegt hat, dass ich einen Film darüber gedreht habe. Und ich erzähle, dass ich den Film auch für meine Kinder machen wollte, die täglich an den Mahnmalen für den Todesmarsch vorbeifahren und genauso wenig darüber wissen wie die meisten ihrer Altersgenossen. Gerade mal einen Kilometer von unserem Haus entfernt mussten die Häftlinge zwei Tage im Schneegestöber auf einer Waldlichtung ausharren, berichte ich den Jugendlichen. Ihre Bewacher wussten selbst nicht mehr, was sie tun sollten.

Es ist mäuschenstill. Auch das anfängliche Murmeln ist verstummt. Das gibt mir Sicherheit. Die Ortsnamen, die mir nicht mehr einfallen, umschiffe ich so, dass es wohl keiner merkt. Irgendwie mogle ich mich durch. Nach etwa einer Viertelstunde ist es geschafft. Die Einführung ist geglückt, der Film startet. Schweißgebadet, aber sehr froh sinke ich neben Heike in meinen Kinosessel. Sie hat mich begleitet. Nicht nur als Fahrerin, sondern auch, um mir beizustehen, wenn mich ein Blackout aus der Bahn werfen sollte. Zum Glück musste sie nicht einspringen. Sie klopft mir auf die Schultern. Stummes Einverständnis, dass ich mich wohl nicht blamiert habe. Nun habe ich zum Glück genügend Zeit, um Kräfte für die anschließende Diskussion zu sammeln. Obwohl ich den Film schon unzählige Male gesehen habe, bin ich doch wieder von den Erzählungen der einstigen Häftlinge gerührt. Zum ersten Mal wird mir bewusst, dass der Todesmarsch ja nun auch etwas mit mir zu tun hat. Ist es nicht auch eine Art Todesmarsch, auf den mich die Ärzte geschickt haben? Die statistische Wahrscheinlichkeit zu überleben, war beim Dachauer Evakuierungsmarsch sogar wesentlich höher als heute bei einem Glioblastom. Ist es zynisch, solche Vergleiche anzustellen? So völlig unterschiedlich die beiden Situationen sein mögen, letztlich geht es um dasselbe: um das Überleben. Um die Angst, den nächsten Tag, den nächsten Sommer nicht mehr erleben zu können. Der gravierende Unterschied ist der Umstand des Sterbens. Egal, was mich heute bedroht, ich darf auf einen Drei-Sterne-Tod hoffen, schmerzarm von sanfter Musik begleitet. Die Häftlinge hatten keinen, der ihnen die Hand hielt, der ihnen teure Medikamente verabreichte. Das ist der Unterschied, den ich mir immer wieder zum Trost ins Bewusstsein rufe. „Geh, geh, sonst wirst du abgeknallt!", bringt es Abba Naor, ein noch lebender Zeitzeuge des Holocaust im Filminterview auf den Punkt. Die Schüler sind betroffen. Nach langem Schweigen bringt sie ein Lehrer dazu, Fragen zu formulieren. Warum ich den Film gemacht habe, werde ich gefragt. „Damit so etwas nie wieder passiert", antworte ich. Eigentlich müsste ich aber sagen: „Damit ich nicht vergesse, wie gut es mir geht." Der Vergleich mit anderen hat mein Leben immer geprägt. Genauso wie mich die Bewunderung anderer oft angespornt hat, tröstet mich der Blick in prekäre Lebenswelten und macht mich dankbar, dass es mir besser geht. An dieser Sichtweise ändert auch mein Tumor nichts.

Der Lehrer bedankt sich, die Schüler drängt es aus dem Kino, erleichtert und zufrieden verlassen Heike und ich den Saal. Ein Schüler winkt mir im Gegenlicht noch einmal zustimmend zu. Nun habe ich auch keine Angst vor den weiteren Veranstaltungen zum Todesmarsch, die in den nächsten Wochen auf mich warten. Ich werde mich dann wieder in der Dunkelheit in einen Kinosessel vergraben, um mich daran zu erinnern, dass es mir selbst mit einem Glioblastom verdammt gut geht.

Selige Unterstützung
31. März

Eine Mail bringt mich ziemlich durcheinander. Ich werde zu einer Filmpräsentation an den Niederrhein eingeladen, in eineinhalb Jahren. Sicher, Zeit hätte ich. Weit und breit kein Termin im Oktober 2024. Die Frage ist nur: Lebe ich da noch?

Auch als Gesunder kann man natürlich Termine in fast zwei Jahren niemals mit hundertprozentiger Sicherheit zusagen. Diese Anfrage führt mir aber wieder einmal die tickende Uhr ganz deutlich vor Augen. Ich sage das einfach ab, dann ist dieses Problem aus der Welt geschafft, ist mein erster Impuls. Doch dann zögere ich. Die Anfrage kommt aus Kleve von der Nichte Karl Leisners. Er war Priesteramtskandidat und wurde inhaftiert, weil er das Misslingen des Hitlerattentates mit einem gewissen Bedauern kommentiert hatte. Was er dann während seines KZ-Aufenthalts in Dachau erlebte, grenzt an ein Wunder. Schwer lungenkrank wünschte er sich nichts sehnlicher, als vor seinem Tod noch zum Priester geweiht zu werden. Im KZ Dachau eingesperrt, war die ursprünglich geplante Priesterweihe natürlich unmöglich geworden. Dann wurde zufällig ein französischer Bischof im Priesterblock interniert. Könnte er die Weihe vollziehen? Ein kühner Plan wurde ausgetüftelt, und eine beispiellose geheime Maschinerie setzte sich in Gang: Ein Bischofsring wurde geschmiedet, eine Mitra und die liturgischen Kleider geschneidert, ein Bischofsstab geschnitzt. Alles sollte so sein, wie in den Kathedralen von Münster oder München.

Die Vorbereitungen belegen nicht nur das meisterhafte Organisationstalent vieler Häftlinge, sondern auch, was möglich war, wenn man alles auf eine Karte setzte. Das „Wunder von Dachau“ geschah: In einer mehrstündigen liturgischen Feier gelang es, Leisner zum Priester zu weihen, ohne von der SS enttarnt zu werden. Für die Häftlinge war das ein Triumpf über die dunklen Mächte, der Sieg über ein teuflisches Regime. Und der todkranke Leisner überlebte sogar die Befreiung um einige Wochen. Im Jahr 1996 wurde er von Papst Johannes Paul II. seliggesprochen.

Schon vor 15 Jahren hatte ich einen Film über diese ermutigende Geschichte gemacht. Damals lebten noch einige Zeitzeugen, zum Beispiel der Bruder Leisners, und nun werde ich eingeladen, meinen Film zum 80-jährigen Weihejubiläum in seinem einstigen Wohnort Kleve zu präsentieren. Ich würde so gerne fahren und helfen, diese Geschichte wachzuhalten. Aber ist es vertretbar, einen Termin in eineinhalb Jahren zuzusagen, mit diesem Tumor? Womöglich würde mir eine Veranstaltung zu Ehren des Seligen helfen, zumindest bis zu diesem Tag einen geheimen Schutzschild gegen den Tumor aufrechtzuerhalten?, wäge ich nicht ganz ernst gemeint meine Chancen ab. Ich will es doch wagen!

„Gerne komme ich nach Kleve, wenn ich dann noch kann“, antworte ich der Nichte, und erkläre mein Wenn und Aber durch meine Krankheit. Ihre Antwort macht mir Hoffnung. Selbstverständlich wird sie ihren Onkel in besonderer Weise darum bitten, ein gutes Wort für mich einzulegen. Was soll da noch passieren – auf nach Kleve im Oktober 2024!

April, April
1. April

„Habt ihr schon gesehen? Die Holzhütte vom Hansi ist heute Nacht eingestürzt. Der Wind hat sie einfach umgeblasen. Alles liegt kreuz und quer!“, sprudele ich aufgeregt los, als meine Töchter noch verschlafen zum Frühstück erscheinen. Die Holzlege unmittelbar vor unserem Haus war schon lange nicht mehr besonders stabil, und der Wind tobt seit Tagen um unser Haus. Die beiden rennen in Bademantel und Pantoffeln nach draußen. Aus der Küche höre ich die irritierten Fragen vor dem Haus: „Hä, was erzählt denn der Papa? Die Hütte steht doch ganz normal da!“ „April, April!“, rufe ich und freue mich diebisch, dass es mir so gut gelungen ist, die beiden „in den April zu schicken“. Kichernd kehren die Mädchen ins Haus zurück. Weil heute Samstag ist, bleibt genügend Zeit, sich ausgiebig über den Scherz zu freuen. Ein schöner Brauch: Man behauptet, ein Unglück sei passiert, alle sind bestürzt, und wie durch ein Wunder ist die Katastrophe nicht eingetreten. Obwohl sich eigentlich nichts verändert hat, freuen sich alle.

Wie schön, wenn das auch im realen Leben so wäre. Was würde ich darum geben, wenn einer „April, April!“ rufen würde und die Geschichte vom Tumor würde in der allgemeinen Heiterkeit der Familie verschwinden. Doch mein Glioblastom ist kein Aprilscherz, sondern Realität. Ich werde keinen finden, der mich aus dieser Geschichte erlöst.

Und weil das so bitter ist, tut es so gut, immer wieder ausgelassen zu sein und mit anderen zu lachen. „April, April!"

Januskopf
3. April

„Du hast jetzt einen Januskopf." Markus, Professor für Ethik, findet die zwei Ansichten meines Schädels eher inspirierend als verstörend. Er kommt mich mit dem Radl besuchen, denn er wohnt in der Nähe. In den letzten zwei Jahren haben wir eng zusammengearbeitet. Auf seine Vermittlung hin habe ich ein modernes Musikprojekt begleitet, bei dem die Enzyklika des Papstes „Laudato si" als weltliches Oratorium vertont wurde. Drei Wochen vor der Tumordiagnose war es dann so weit und wir haben die Aufführung mit großem Team in der Berliner Philharmonie gefilmt. Ein fulminanter Abschluss nach der zweijährigen harten Arbeit. Das Rohmaterial schlummert seitdem unberührt in meinem Studio, ich kann es nicht sichten und auch nicht schneiden. Das Projekt liegt auf Eis. Unfertige Projekte sind mir jetzt in meiner Situation eine Bürde. Zuverlässig zu sein, ist mir mit der Muttermilch eingeflößt worden. Jetzt muss ich viele Menschen warten lassen und werde zunehmend unsicherer, ob ich meine beruflichen Versprechen überhaupt einlösen kann. Aber gefühlt ist es noch zu früh, alles abzugeben und die Firma, die ich mit all meinem Herzblut aufgebaut habe, aufzulösen. Vielleicht kann ich ja doch in ein paar Monaten wieder arbeiten. Aber werde ich dann meine kostbare Zeit damit verbringen wollen? Im Moment kann ich keine Entscheidungen treffen, ich muss mich auf das Heute konzentrieren und mich erst einmal zurechtfinden.

Markus hat für ein paar Augenblicke meinen unbedeckten Kopf mit der kahlen Stelle gesehen und beginnt gleich ohne Scheu ein Gespräch über Janus. Ein römischer Gott mit zwei Gesichtern, eines nach vorne und eines nach hinten. Er schaut in beide Richtungen und symbolisiert die Dualität aller Dinge, die Erkenntnis, dass alles sein Gegenteil in sich trägt: Tag und Nacht, Licht und Dunkel, Anfang und Ende, Leben und

Tod. Januar ist abgeleitet von Janus, der Monat, der sowohl an das alte wie an das neue Jahr angrenzt.

So habe auch ich meine zwei Gesichter – eine neue Erkenntnis! Von vorne blicke ich meinem Gegenüber wie gewohnt mit einem auf Sympathie bedachten Lächeln in die Augen. Wer sich mir von hinten naht, dem eröffnet sich ein ganz anderer Anblick: Hier ist etwas vorgefallen, eine lange Narbe, fehlende Haare, was hier zu sehen ist, macht Angst. So hatte ich das noch nie betrachtet und kann mit meinem Hinterhaupt ein bisschen Frieden schließen.

Bei diesem Besuch erlebe ich Markus als warmherzigen Zuhörer mit besonderer Empathie. Die Erfahrung, dass Gespräche mit Bekannten plötzlich eine andere Offenheit und Tiefe bekommen, mache ich in diesen Wochen immer wieder. Meine Notlage erleichtert es anderen, über ihre Verletzungen und Schwächen zu sprechen. Sie öffnet die Herzen. Die Bedrohung meines Lebens erlaubt dem anderen, auch über den eigenen Schatten zu reden. Tod und Wahrheit waren für mich schon immer Zwillinge. Als sich Markus wieder auf den Heimweg macht, fühle ich mich reich beschenkt durch eine neue Gelassenheit: Der Blick auf die Glatze meines Hinterkopfes ist fortan kein Makel mehr, sondern die Erinnerung an den Gott Janus mit seinen beiden Gesichtern.

Die Karawanenführerin
4. April

Ein Anruf von Agnes, der Karawanenführerin. Mitten in der marokkanischen Wüste hat sie die Nachricht von meinem Gehirntumor erreicht. Ihr erster Impuls sei es gewesen, mir ihr Amulett zu schicken, das sie seit Jahren trägt und das für sie über heilende und schützende Fähigkeiten verfügt. Es wird ein langes Telefonat.

Die gelernte Psychologin aus Osnabrück rief mich vor Jahren an und erzählte mir von ihren meditativen Wüstenreisen. Das interessierte mich. Sofort entstanden vor meinen Augen Bilder, von denen ich seit meiner Kindheit träume. Wie oft hatte ich über Dünen ziehende Kamele im Sonnenuntergang gemalt? In dieser Landschaft aus *Tausendundeine Nacht* zu drehen – das wollte ich unbedingt.

Ich fing an, die Reise zu planen. Ein befreundeter Kameramann warnte mich, dass der feine Sandstaub gefährlich sei, weil er in alle Ritzen eindringe und bald die Kameras lahmlege. „Da brauchst du ein wasserdichtes Gehäuse." Das hatte ich nicht, das kostete viel zu viel. Kurz entschlossen kaufte ich drei gebrauchte Ersatzkameras.

Erwin wollte mich als Kameraassistent begleiten, er war körperlich fit und brauchte keinen Luxus. Egal wie anstrengend und unbequem die Drehs auch werden würden, Erwins Laune würde das nicht beeinträchtigen. Auf ihn war hundertprozentig Verlass. Diskussionen über Probleme im Team konnte ich bei diesem Einsatz nicht brauchen. Ich war gerüstet.

Im Februar 2017 treffen sich dreizehn Frauen und Männer in einem Hotel in Marrakesch. Agnes sammelt erst mal mal alles ein, was normalerweise Sicherheit verheißt: Uhr, Handy, Geldbörse, Flugticket. Zurückgeworfen auf sich selbst, ohne die Sicherheit der Alltagsgegenstände, so soll die Wüste erfahren werden. Auch wenn es im Vorhinein so vereinbart war – darauf kann man sich nicht vorbereiten. Ein besonderer Start.

Mit Jeeps werden wir an den Rand der Sahara zu einem großen Berberzelt mit herrlich duftendem Ingwertee gefahren. Fast alle verbringen die erste Nacht im Freien, fasziniert unter einem atemberaubenden Sternenmeer. Im Morgengrauen schrecken uns eigenartige Geräusche auf. Die Kamele sind da! Im Halbdunkel zeichnen sich die Körper der großen Tiere ab, die während der Nacht gebracht worden sind. Wie ein Gemälde aus einem arabischen Märchenbuch erscheint die Szene. Ich kann mich gar nicht sattsehen, wie ein ausgehungerter Wüstenwolf, begierig nach Bildern. Soll ich versuchen, all das sofort mit der Kamera festzuhalten, oder mich einfach der Magie des Ortes hingeben?

Sechs Berber mit ihren Kamelen begleiten uns während der Wüstenwanderung. Sie schlagen die Zelte auf, bereiten unsere Mahlzeiten und sorgen für ein Gefühl von Sicherheit. Sie leben hier und kennen sich aus. Jeder Teilnehmer bekommt für die gesamte Tour ein Kamel zugeteilt. Er kann es führen oder sich von ihm tragen lassen. Die Ruhe und majestätische Art der großen Tiere sind wohltuend. Auf und ab, durch meterhohe Dünen, Sand überall, die Sonne heiß und unerbittlich, Schritt vor Schritt, bis mittags die Berber ein neues Lager aufschlagen. Abends Gesprächsangebote von Agnes, die sich mit dieser wundervollen Landschaft ergänzen.

Alles ablegen, leer werden, sich aussetzen und auf das Wesentliche besinnen.

Schon nach kurzer Zeit wirkt diese Wüstenlandschaft auch in mir. Ein lebensfeindlicher Ort, der einem verdeutlicht, wie sehr man von anderen Menschen abhängt. Die Vergänglichkeit ist sehr präsent: Immer wieder finden wir Tierknochen im Sand und vertrocknete Sträucher. Nichts hat Bestand, die Dünen sind in ständiger Veränderung, alles vergeht und wird neu geordnet. Sand rinnt einem durch die Finger, nirgends gibt es Halt, die Füße versinken und der Blick verliert sich am endlosen Horizont. Reduziert auf diese Weise, die Wüste zu erleben, wird man unweigerlich mit der Frage nach dem eigenen Tod konfrontiert. Ruhe und Gelassenheit erfüllen mich. Die Gewissheit, dass sich alles nur ändert, aber nichts endgültig verschwindet, stimmt mich friedlich und zuversichtlich. Ich bin tief berührt.

Wie sehr die Wüste und der Tod zusammengehören, war mir nicht bewusst. Agnes hatte uns berichtet, dass sie immer wieder Menschen in die Wüste begleitet hat, die sich von ihrem Leben verabschieden mussten. Dabei erlebte sie, wie bei diesen Menschen aus der Verbitterung durch Krankheit innere Ruhe wurde. So wie Agnes am Anfang der Reise alle Gegenstände einsammelte, nimmt einem die Konfrontation mit dem eigenen Tod alles weg, hinter dem man sich verstecken kann. Alles wird freigelegt und ans Licht geholt, was ehrlich und wesentlich ist.

Ich durfte Agnes noch ein weiteres Mal in die Wüste begleiten, um ihr Hilfsprojekt zu dokumentieren, bei dem sie Bäume für die Berber pflanzt, um der Wüste und ihren Bewohnern etwas zurückzugeben. Und auch beim zweiten Mal hat mich die Wüste in ihren Bann geschlagen. Fernweh taucht bei diesen Erinnerungen und Bildern auf, als ich mit Agnes telefoniere. Sie berichtet, dass sie gerade von ihrer endgültig letzten Karawane zurückgekehrt sei. Als sie sich am letzten Abend von den Berbern verabschieden wollte, hätten diese – entgegen ihrer Erwartung – mit wütender Ablehnung reagiert. Agnes verstand das erst später. Die arabischen Kulturen erlauben es nicht, einen Schlussstrich zu ziehen, wenn man auseinandergeht. Aus Sicht der Berber gibt es immer eine Chance auf eine neue Begegnung. Für sie ist es unerträglich, wenn jemand diese Möglichkeit durch ein Abschiedsritual ausschließt. Dieser Gedanke tröstet mich gerade jetzt. Gerne will ich die Weisheit der Wüste und der Beduinen verinnerlichen, dass man sich nicht endgültig verabschieden soll – weil es immer wieder sein kann, dass Menschen sich begegnen, die nicht mehr mit ihrem Wiedersehen gerechnet haben.

Holz vom Hans
5. April

Ein Traumtag. Vorgestern hat es noch geschneit – nun ein solches Kaiserwetter. Mit einer Tasse Kaffee, die immer noch nicht schmeckt, setze ich mich auf den Balkon. Vor mir die Zugspitze, daneben die Benediktenwand und unter mir das satte Grün der Wälder um Eurasburg. Endlich bekommt der Frühling Kraft, mit ihm auch ich. Herrlich! Und was fast noch besser ist: Ich habe Zeit. Kein schlechtes Gewissen, weil ich mitten am Tag auf dem Balkon sitze und mir die Sonne auf den Bauch scheinen lasse. Seit Langem stellt sich wieder einmal so ein richtiges Glücksgefühl ein. Geht doch! Zum Sterben taugt der Frühling und natürlich auch der Sommer nicht, denk ich mir. Eigentlich musst du nur den Herbst und den Winter überleben, dann ist die Gefahr vorbei. In den Sommermonaten zu sterben, ist Verschwendung – so ein flüchtiger Gedanke …

Nichts eilt, ich kann rumbummeln. Also spaziere ich durch das Dorf und treffe den Hans, unseren Nachbarn. Er ist mit der Kettensäge zugange und sortiert seine Holzvorräte. Die guten Stücke sollen zu Brettern gesägt, die restlichen zu Brennholz verarbeitet werden. Da läutet etwas in mir:

Seit Jahren überlege ich, eine Skulptur aus einem Stück Holz zu schneiden. Nun liegt die Gelegenheit vor mir. „Klar kannst du dir etwas aussuchen!“, lacht Hans. „Die zwei Stämme dort, je vier Meter lang vielleicht?“, schlage ich vor. „Da wird ned gredt, die Stückl fahr ich dir dann mit dem Bulldog gschwind rüber in den Garten.“ Das sind Nachbarn! Wie so oft in letzter Zeit bin ich dankbar, so viele Menschen um mich zu haben, die mich unterstützen. Nicht alleine zu sein. Voller Inspiration setzte ich meinen Spaziergang fort. Ich habe zwei Bäume erworben! Da kommt mir Martin Luther in den Sinn: „Wenn morgen die Welt untergeht, pflanze ich noch heute einen Baum.“ Einpflanzen kann man die abgesägten Stämme natürlich nicht mehr, aber sie erfüllen mich dennoch mit Leben.

Welche Skulpturen werde ich rausschneiden? Nehme ich das Stemmeisen oder die neue Kettensäge? Erst im letzten Sommer habe ich sie mir gekauft. „Makita“, mit zwei Akkus, Schutzhelm und -hose. Einen Stamm durchtrennt sie wie Butter. Jahrelang hatte ich mir so eine gewünscht, sie mir dann endlich zum Geburtstag geleistet und voller Begeisterung den längst fälligen Haselnussbaum gestutzt. Und nun liegt sie seit Monaten unangetastet im Keller. Wie sehr wünsche ich mir, bald wieder mit ihr zu arbeiten, ohne dabei Angst haben zu müssen, mich zu verstümmeln.

Müsste das nicht drin sei, so einen Stamm zu bearbeiten? Wenn ich im Herbst noch nicht gut genug sehe, muss mir mein Sohn helfen. Der freut sich ohnehin, wenn er mit der Kettensäge arbeiten darf. Zwei meiner typischen Skulpturen könnten es werden. Ein Paar, Heike und ich! Oder soll es eher ein Pfahl werden, der ganz unterschiedliche Szenen einfängt, herausgearbeitet mit dem Stemmeisen? Eine meditative Tätigkeit für den Spätsommer?

Für ein paar Augenblicke bin ich wieder der Alte, lasse mich von einem Stück Holz, das beinahe zu Brennholz verarbeitet worden wäre, zu künstlerischen Fantasien hinreißen. Kann vergessen, dass sich Fundamentales geändert hat, und mache schöne Pläne.

Eine Perücke
6. April

1 300 Euro, handgeknüpft, Echthaar. Einen Anteil von 400 Euro übernimmt die Krankenkasse. Alternativ gibt es eine Ausführung, die maschinell geknüpft ist. Die ist natürlich günstiger und kostet nur 790 Euro. Ich finde beide Modelle schrecklich. Da hilft alles Zupfen und Frisieren nichts. Meine Frau macht ein Foto für die Kinder. So verkleidet soll ich vor Prinz Ludwig und seine frisch angetraute Frau treten, um ihnen alles Gute für ihr gemeinsames Leben zu wünschen?

Ich lasse die Anprobe über mich ergehen und möchte hier so schnell wie möglich wieder weg. Bei einem Toupet hätten sich wenigstens noch einige der eigenen Haare zeigen dürfen. Aber das Haarteil muss nach jedem Duschen neu angeklebt und justiert werden. Viel zu unpraktisch für mich. Dann doch besser die Perücke, die man wie einen Fahrradhelm an- und ausziehen kann.

Erleichtert verlasse ich das Geschäft und setze wieder meinen Hut auf. Wir schlendern durch München. Die Sonne treibt die ersten Passanten in die Cafés, am Viktualienmarkt füllt sich sogar bereits der Biergarten, obwohl es noch recht frisch ist. Ein Herr hinter einem kleinen Werbestand für die *Süddeutsche Zeitung* spricht uns an. Ein Werbeabonnement vielleicht? Eigentlich will ich schon weitergehen, dieses Angebot ist für mich ja total fehl am Platz. Es erinnert mich schmerzhaft daran, dass wir eine Woche nach der Operation das Abo gekündigt haben, weil ich nicht mehr lesen kann. Über 30 Jahre lang war es morgens mein erster Gang, die Zeitung aus dem Briefkasten zu holen und bei einer Tasse Tee den Kontakt zur Welt aufzunehmen. Für mich bis jetzt immer noch ein trauriger Abschied.

Aber dann zögern wir, einfach weiterzugehen. Ich lächle den Mann an. „Ich habe die *Süddeutsche* über 33 Jahre begeistert gelesen, aber vor ein paar Wochen musste ich sie abbestellen. Ich kann nicht mehr lesen“, erkläre ich. „Die Augen?“, erkundigt er sich. „Tumor“, antworte ich. „Scheiße, aber das wird doch wieder?“ „Leider ein Glioblastom“, antworte ich mit einem kleinen Kopfschütteln.

Sein bis jetzt gut kontrolliertes Vertretergesicht entgleist: „Scheiße. Mein Chef hatte das auch, er hatte noch sechs Monate." Er schaut mich an und sucht nach irgendetwas, das mich trösten könnte: „Machen Sie viel Sport, Schwimmen, Laufen, das erhöht den Sauerstoff im Blut und dann kann der Körper die Tumorzellen besser unter Kontrolle halten. Puls etwa 140–150/min, damit sind Sie im optimalen Bereich. Ich kenn mich da aus, habe früher sehr viel trainiert. Und gute Ernährung, wenig Fleisch, viele Vitamine." Unbedingt möchte er mich aufmuntern. „Sie dürfen nicht aufgeben. Wissen Sie, ich hatte früher einen guten Job, war in der Verwaltung im gehobenen Dienst, jetzt bin ich ein Looser, der hier Zeitungen verkaufen muss." Plötzlich versagt ihm die Stimme. „Das Leben ist halt so", fasst er sich wieder und besinnt sich seiner Aufgabe. „Vielleicht könnten Sie ein Probeabo bestellen, wegen meiner Abschlüsse?", wendet er sich nun meiner Frau zu. Die versteht sofort und gibt ihm ihre Daten. Ich freue mich, denn nun kann ich wieder für zwei Wochen morgens zum Briefkasten laufen und wenigstens die Überschriften entziffern. Außerdem dürfen wir ein Exemplar gleich mitnehmen. „Iris Berben, Umgang mit dem Ende", ich quäle mich durch die Buchstaben, aber ich schaffe es. Meine erste *Süddeutsche* nach der Operation.

Ein Hoffnungszeichen aus der Hand eines Mannes, der sich gerade aus seinem sozialen Absturz herausarbeitet. Er hat keinen Krebs und ist doch sehr unglücklich, frustriert von einem System, in dem man ihn nicht mehr braucht. Für einen kurzen Moment denke ich: „Mit dem möchte ich auch nicht tauschen."

Motiviert von der netten Begegnung beschließen wir, nach Alternativen zur Perücke zu suchen. Vielleicht eine Kappe oder ein schlichterer Hut? Ein älterer Herr mit einer schnittigen Mütze gibt uns den Tipp: „Da gehen's am besten zum Breiter am Dom, hier gleich um die Ecke. Den gibt es seit 150 Jahren, da kriegen Sie alles." Noch nie ist mir das große Hutgeschäft mitten in der Münchner Fußgängerzone aufgefallen. Jetzt sind wir froh, eine so umfangreiche Auswahl zu haben: Kappen aus seidigem Stoff, Schiebermützen, Hüte aus Filz oder Stroh in allen Farben und Formen. Ich probiere alles Mögliche aus. Am Ende entscheide ich mich für zwei Exemplare, die mich kleiden, ohne dass ich mich verkleidet fühle. Beide natürlich in Schwarz, auch wenn die junge Verkäuferin für ein leuchtendes Blau geworben hatte. Das trau ich mich dann aber doch nicht.

Und dann werfen wir auch noch einen Blick in die Damenabteilung, für die große Hochzeit braucht ja auch Heike einen passenden Hut. Ein kleiner Vorgeschmack auf die Hochzeit, der sich so viel besser anfühlt als die Anprobe heute Morgen im Frisiersalon.

Karfreitag
7. April

Still sitze ich in unserer kleinen Kirche in Berg, es ist Karfreitag. „Die Feier vom Leiden und Sterben Christi", 15 Uhr, genau jetzt ist Jesus gestorben! So habe ich es gelernt. Bei Dreharbeiten in Lateinamerika vor einigen Jahren filmten wir, als der Messner die Todesstunde Christi einläutete. Wir hatten dafür den Glockenturm erstiegen. Hoch über dem Dorf stand der Mann mit einem Klöppel in der Hand, bereit, mit Schlägen an den Tod Jesu zu erinnern. Wie jemand, der einem Exekutionskommando zugeteilt worden war und nun die Marter am eigenen Leib ertragen musste, hämmerte er an das Eisen, mit Tränen in den Augen, tief gerührt.

Hier im Dorf ziehen gerade der Diakon und die Ministranten in die Kirche ein. Keine Musik, die Orgel schweigt, Stille. Lucia, unsere Tochter, trägt das verhüllte Kreuz. Die ganze Karfreitagsliturgie berührt mich. Sie ist so gestaltet, dass man sich in das Leid und die große Traurigkeit sehr gut hineinfühlen kann.

Wie sich meine Vorstellungen von Jesus verändert haben! Als Kind hatte ich die Bilder aus den Kinderbibeln und von den Gemälden meines Opas vor Augen, bis ich den Film *Jesus von Nazareth* von Franco Zeffirelli sah. Dieser Film warf alles über den Haufen, ja, so muss er ausgesehen haben, so muss er wohl gewesen sein. Lange war das mein Idealbild von Jesus, bis ich die Oberammergauer Passionsspiele besuchte. In fünf Filmen habe ich das Faszinosum dieser Passionsspiele dokumentiert. Bei unzähligen Proben konnte ich miterleben, wie die Oberammergauer die größte Geschichte der Menschheit auf die Bühne bringen. Dem Regisseur Christian Stückl geht es dabei nicht – wie er oft genug erklärt hat – um Glaubenserziehung, sondern um die Auseinandersetzung mit einem faszinierenden Mann, der die Welt verändert hat. Wer Jesus wirklich war, ist ihm gar nicht wichtig. Er kann das als unbeantwortbar ausklammern. Für mich, der dem Tod ins Auge schauen muss, wird es zur Schlüsselfrage: Wird es wahr werden, was ich ein Leben lang gehofft habe? Ist da einer, der mich wie versprochen dem Tod entreißen wird, oder ist der Friedhof die Endstation?

Asche zu Asche, Staub zu Staub …

Auch wenn das Kreuz gleich enthüllt wird, bleibt es für mich verborgen. Ein Zeichen für das große Geheimnis, das Gott selbst ist. Ein Geheimnis, das er vielleicht im Augenblick des Todes ans Licht holen wird.

Ich wünsche mir, dass wir unseren Kindern diese Hoffnung, dass sich am Ende alles zum Guten wenden wird, mitgeben konnten. Ob diese Zuversicht ihnen ein Leben lang erhalten bleibt?

Auferstanden
8. April

Es ist bereits dunkel und nieselt leicht, als wir mit unserm Osterkorb bepackt vor der nur spärlich beleuchteten Herz-Jesu-Kirche in München aussteigen. Ein gewaltiger gläserner Quader erhebt sich in die Nacht, der Glockenturm steht separat. Fasziniert betrachten wir das riesige Portal – die größte Kirchentür der Welt. Wir kommen zur Osternacht. Bei uns im Dorf gibt es dieses Jahr keine Auferstehungsfeier. Auf der Suche nach einer Alternative hatte ich von der modernen Kirche im Herzen Münchens mit den überwältigenden Portalen erzählt. Wenn sie als Ganzes in Bewegung gesetzt werden, öffnet sich die gesamte Fassade und es entsteht ein Raum, der den Besucher in den Bann zieht und förmlich hineinsaugt. Bei der Weihe der Kirche durfte ich diese Erfahrung hautnah miterleben: Die Kirche öffnet sich und tritt in Verbindung mit der Außenwelt. Damals habe ich eine Ahnung davon bekommen, was Architekturstudenten aus der ganzen Welt an diesem Gebäude fasziniert: Hier ist ein Hauch von Ewigem, Zeitlosem, vielleicht Göttlichem eingefangen und in Materie umgewandelt. Meine Begeisterung hatte unsere Kinder neugierig gemacht und so stehen wir vor dem geheimnisvollen Bau auf dem dunklen Vorplatz und beobachten die Ministranten und den Messner beim Vorbereiten des österlichen Feuers.

Unweigerlich kommt mir eine Szene aus dem Norden von Argentinien in den Sinn, wo wir für einen Film über junge Missionare bei einer Osternachtfeier drehten. Der Priester hatte seine Gemeindemitglieder eingeladen, Holzstücke für das Osterfeuer mitzubringen. Sie sollten die Lasten und Verfehlungen symbolisieren, die jeder im Laufe des Jahres angehäuft hatte und mit sich herumschleppte. Einer nach dem anderen trat an das Feuer heran, um seinen Prügel, seinen Stock oder sein Brett den Flammen zu übergeben. Da ging ein Raunen durch die Menge. Ein älterer Mann karrte ein riesiges Holzscheit heran. Er konnte es kaum schleppen und hievte es mühsam durch die Menge, um es endlich mit all seiner Kraft ins Feuer zu werfen. Ein bewunderndes Murmeln ging daraufhin durch die Gemeinde und der Priester nickte anerkennend. Mittlerweile sind auch hier vor der Herz-Jesu-Kirche einige kleine Holzscheite angefacht. Als wir die dunkle Kirche betreten, sind unsere Kinder von der Ästhetik des Raumes beeindruckt. In Gedanken hänge ich noch an den Holzscheiten in Argentinien fest. Mein Prügel für das Osterfeuer fühlt sich heute auch so groß und schwer an, fast nicht zu tragen. Ja, der Glaube suggeriert, dass Ostern das Fest der Befreiung von Marter und Tod ist, die Befreiung von der Angst, ausgelöscht zu werden. Dieses Jahr bin ich an vorderster Front dabei, Angst, Marter und Tod sind für mich real. Aber es will kein richtiger Trost aufkommen: Es ist ein ganz anderes Ostern, auch wenn die Ostereier in der gleichen Weise gefärbt worden sind und das gleiche Osterlamm dasteht wie in allen Jahren zuvor.

Ich werde aus meinen Gedanken gerissen – es ist so weit: Alle Lichter gehen an, die Glocken läuten und die Orgel erfüllt die Kirche mit lauter, froher Musik. Ich suche nach dem Glücksgefühl, das sich sonst immer zuverlässig eingestellt hat. Wo bleibt der Glanz der Auferstehung in diesem Jahr? Vertreibt denn das Licht nicht die Dunkelheit?

Vor der Auferstehung muss erst der Abschied kommen, so weit bin ich noch nicht. Ich merke, dass ich gedanklich und gefühlsmäßig noch am Karfreitag festhänge. Vielleicht ist mir deshalb das „Christ ist erstanden" kein wirklicher Trost. Traurig, um das österliche Gefühl betrogen worden zu sein, blitzt eine Erkenntnis durch: Ich muss nicht nur Abschied von vielem Gewohnten nehmen, ich kann auch auf Neues hoffen. Neues Leben, das woanders wartet. Und wer Neues vor Augen hat, kann sich leichter vom Alten lösen. Langsam erkenne ich, dass es nur an mir liegt, es Ostern werden zu lassen, die Zweifel und die Angst zu vertreiben und nach vorne zu schauen.

Und – wie schön – ich merke, dass das Halleluja nun doch zaghaft in mir anklingt.

Enttäuschungen und Freunde

Warum rufen manche nicht an, von denen ich dachte, sie gehören zu meinen besten Freunden? Warum nehmen sie nicht an meiner Misere teil? Kein Anruf, keine E-Mail, keine Karte, kein kleiner Brief oder wenigstens eine Nachricht auf WhatsApp? So viele, die ich eher zu den entfernten Bekannten gezählt habe, haben sich sehr bald nach meiner Erkrankung gemeldet. Wie ein Lauffeuer war die Nachricht durch alle Kontakte gelaufen, und ich wurde mit gut gemeinten Ermunterungen und Hilfsangeboten überschüttet. Und bei anderen – einfach Stille. Haben sie Angst, mich kahlköpfig und verwirrt vorzufinden? Dann wäre doch ein Brief eine wunderbare Möglichkeit gewesen: ein indirekter, langsamer Kontakt. Oder liegt es nur am normalen Alltagstrott, der Hektik der täglichen Wichtigkeiten, dem immer wieder aufgeschobene „Ich sollte mal, ich müsste doch …", ohne die passende Lücke zu finden? Vielleicht blockiert einen aber auch die Angst, in die Pflicht genommen zu werden, falls auf die Frage „Kann ich etwas tun?" wirklich ein Auftrag erteilt würde. Warum meldet der- oder diejenige sich nicht?

Und dann gibt es natürlich auch noch die, die sich – oft zu meiner Überraschung – gleich am Anfang gemeldet haben und nach dem „Es geht mir ganz gut, ich komme erst mal zurecht“ nie wieder nachgefragt haben. Von der Sorgenliste gestrichen, nach dem Motto: Der stirbt noch nicht so schnell, erst mal im grünen Bereich.

Oder ich treffe zufällig einen, der dann überrascht erklärt: „So ein Zufall, ich wollte dich diese Woche anrufen!“ Glaube ich dir nicht, dafür hättest du jetzt sechs Monate Zeit gehabt.

Aber mal ehrlich: Habe ich mich nicht selbst ein halbes Jahr um einen Anruf bei einem Arbeitskollegen gedrückt, der durch einen Schlaganfall halbseitig gelähmt wurde? Das Elend und die Traurigkeit wollte ich nicht hören, Hilfsangebote nicht aussprechen. Mich macht die Krankheit anderer Menschen auch krank und ich habe längst erkannt, dass das nicht mein Platz ist. Ich könnte schwer meine alten Eltern pflegen. Wenn ich manchmal beobachte, wie aufopfernd sich ein Elternpaar um ihr behindertes Kind kümmert, zweifele ich, ob ich das auch könnte. Ich sollte mich also auch nicht zum Richter über meine Freunde und Bekannten aufschwingen. Jeder hat andere Fähigkeiten, jeder andere Schwächen. Was gibt es auf der positiven Seite?

Besonders geholfen haben uns all die Freunde, die in regelmäßigen Abständen nachgefragt haben, wie sie uns unterstützen könnten. Andrea und Frank haben einen Gast für uns abgeholt, Peter hält uns mit umfangreichen Fahrdiensten den Rücken frei, Franzi ist die Helferin in allen Notlagen und Thomas hat mich sogar beim Abschlussball meiner Tochter als Tänzer vertreten. Viele Freunde rufen alle paar Tage an: Johannes, Matthias, Andrea, Willi, Markus, Hansi, Bärbel, meine Familie und so viele andere. Und dann gibt es noch die ganz großen Überraschungen: Wenige Tage nach der Operation stand Hermann, mein langjähriger Freund aus Schultagen, vor der Tür. Es war ein Tag maximaler Verzweiflung. Hätte er vorher angerufen, hätte ich ihn sicher von einem Besuch abgehalten. Als ich ihm erzählte, dass ich nicht mehr lesen kann, versprach er mir, künftig jede Woche gemeinsam mit mir zu üben. Ich habe ihn umarmt, mir kamen die Tränen. Fünf Monate sind seither vergangen. Er ist fast jede Woche gekommen und hat mich unterstützt. Und aus den Lesestunden sind bald ausgedehnte Spaziergänge geworden.

Freunde nehmen sich Zeit, wenn sie merken, dass man sie braucht. Egal, ob sie Zeit haben oder nicht. Und wenn ich anfangs mit denen gehadert habe, die sich keine Zeit für mich nehmen, muss ich mich jetzt kleinlaut fragen: Für wen würde ich alles stehen und liegen lassen?

Eurasburger Blasmusik
9. April

Die Turnhalle der Grundschule ist brechend voll, festlich bestuhlt und liebevoll mit Frühlingsblumen und Ostereiern dekoriert. Nach zwei Jahren erzwungener Pause gibt es endlich wieder ein festliches Osterkonzert der Blaskapelle Eurasburg. Wir sind natürlich auch gekommen, unser Sohn spielt als Schlagzeuger mit und wir kennen fast alle hier.

In meinen prägenden Jugendjahren habe auch ich in der heimischen Blaskapelle Tenorhorn gespielt, ich kenne die Atmosphäre und Dynamik einer solchen Gemeinschaft und erinnere mich oft mit sehnsuchtsvoller Wehmut. Noch heute laden mich meine ehemaligen Musikkollegen ein, ein Stück mitzuspielen, wenn ich daheim bin. Und sofort sind die alte Vertrautheit und das schöne Gefühl der Zugehörigkeit wieder da. Heute freue ich mich, dass unser Sohn auch in so eine Gemeinschaft gefunden hat.

Es geht los, eine kurze, lustige Begrüßung durch den Vorstand. Die Musiker ziehen ein. Das Programm verspricht viel, aber so ganz bei der Sache bin ich dennoch nicht. Selbst fünfzig Bläser und laute, fröhliche Musik bringen es nicht fertig, böse Gedanken zu verscheuchen. Blasmusik erinnert mich immer auch an Trauerfeiern. Bei vielen Beerdigungen haben wir die Trauerfeier mit der Blasmusik umrahmt.

Soll ich, kommt mir in den Sinn, die Kollegen meines Sohnes mal fragen, ob sie auch bei meinem Begräbnis spielen? Wie ist das eigentlich mit dem Lied „Ich hatte einen Kameraden“? Wird das nur bei ehemaligen Soldaten gespielt? Belustigt über meine Gedanken konstatiere ich: „Ich war ja immerhin auch bei der Bundeswehr!“ Angesichts der etwas knapp eingestellten Mikrofonanlage frage ich mich, wie das denn auf unserem Friedhof eigentlich sein wird. Wird der Ton auch die erreichen, die keinen Platz mehr in der Dorfkirche gefunden haben und draußen stehen müssen? Hoffentlich kommen viele Leute, nichts ist trauriger als eine mickrige Beerdigung.

Ich bin irritiert, dass auch dieses beeindruckende Konzert mich nicht wirklich von den Gedanken weglocken kann, die seit Anfang Dezember mein Leben beherrschen: Tod und Sterben. Dabei trifft es jeden. Es ist das Normalste auf der Welt. Aber für die meisten sind diese Themen weit weg, jetzt nicht entscheidend. Bei mir ist das nun anders. Die akute Bedrohung meiner Existenz hat mich in den Grundfesten erschüttert und diese Gedanken in die allererste Reihe geholt. Und offenbar mobilisiere ich gerade mein ganzes Wesen, um diese Bedrohung zu verkleinern. Zum Beispiel, indem ich mir Gedanken über die praktische Umsetzung meiner Beerdigung mache. Um Kontrolle zu bekommen, Dinge vorauszuahnen und mich nicht überraschen zu lassen. Ich ziehe Situationen ins Lustige, um der Traurigkeit etwas entgegenzusetzen: „Ich hatte einen Kameraden" und vielleicht auch etwas von den Dire Straits?

Nimm dich nicht so wichtig
10. April

Ein nebeliger Morgen. Gedankenversunken sitze ich vor meinem kleinen roten Radio. Ungeduldig und ein bisschen wütend frage ich mich, warum mein Buch noch nicht weiter fortgeschritten ist. Es geht mir viel zu langsam voran, dabei beschäftigt mich gerade nichts anderes. Gleichzeitig kommt mir der Gedanke: Warum nimmst du dich eigentlich immer so wichtig? Bei acht Milliarden Menschen auf der Welt bist du nur ein Staubkorn, eine winzige Blüte in den unendlichen Wiesen dieser Welt, die aufblüht, um wieder zu verwelken. Die eine steht länger in ihrer Blüte, die andere kürzer, unwesentlich im Zyklus eines ständigen Werdens und Vergehens.

Diese Vorstellung tröstet mich, nimmt sie doch die Dramatik, das Dunkle. Sie bettet alles in ein gutes Ganzes ein, das alle in gleicher Weise betrifft. Abschiedsschmerz, Trauer und Angst lösen sich ins Alltägliche auf.

Doch während ich mich mit derartigen Gedanken beschäftige und mich als winziges Teilchen in einem unendlich großen Werk verstehe, höre ich auf „BR-Klassik“ wunderbare Musik. Ich komme mit meinem Denken ins Stocken. Das haben menschliche Individuen komponiert. Sie erinnern mich daran, dass jeder Einzelne eben doch mehr ist als ein unbedeutendes Element in einem organischen Gefüge. Ja, jeder Mensch ist ein eigenes Wunder! Und auch, wenn es nur wenigen gelingt, dass ihre kunstvollen Werke nach ihrem Tod noch im Radio gespielt werden, wird auch der unmusikalischste Einzelgänger für irgendjemanden zur Lebensmelodie. Von außen betrachtet mag dieser eine als ein noch so unbedeutender Ton in einem riesigen Konzert erscheinen. In seinem kleinen Kosmos kann er zur wichtigsten Frequenz werden und sich mit einem anderen Herzschlag zu einem wunderbaren Lebensklang synchronisieren. Fällt dieser Taktgeber aus, kommt zunächst einiges aus dem Rhythmus, ein Durcheinander entsteht, vielleicht eine unerträgliche Stille. Eine Pause, die alles zum Erliegen bringt, was vorher noch vital pulsiert hat. Bis das Orchester in neuer Aufstellung weiterspielt. Ob man die Lücke hört?

Beide Vorstellungen von der Bedeutung des Einzelnen trösten mich. Mal ist es heilsam, sich nicht so wichtig zu nehmen. Ein anderes Mal richtet uns die Idee der Kostbarkeit jedes Einzelnen wieder auf. Und so erfreue ich mich an der schönen Musik und daran, noch ein bisschen weiter meine Melodien im großen Orchester mitspielen zu können.

Überführung
14. April

Der Onkel Lois ist tot. Ausgerechnet am Ostersonntag ist er gestorben, auf diese Gnade wäre so mancher Bischof neidisch. Wer auf dem Höhepunkt der Auferstehungsfeierlichkeiten ins himmlische Reich abberufen wird, der wird doch wohl beim Übergang ins ewige Leben vorn dabei sein.

91 Jahre war er alt, der Onkel Lois, ein Bruder meiner Mutter. Noch im Sommer hatte ich ihn besucht. Für den begeisterten Imker waren seine Bienenvölker stets ein zentrales Thema, und sein Honig stand zum Frühstück immer auf dem Familientisch. Bei der Arbeit mit seinen Bienen hatte ich ihn noch vor Kurzem filmen dürfen. Lucia hatte dabei fasziniert zugeschaut, wie geschickt er mit den kleinen Insekten umging, ohne sich schützen zu müssen.

Jetzt stehe ich im Ort Schaibing in einer winzigen Kapelle. In der Mitte der Sarg, darum herum versammelt die engsten Angehörigen. Ich bin froh, dass er sich nicht für eine Einäscherung entschieden hat. Den Holzsarg, in den er gebettet wurde, vor mir, habe ich viel mehr das Gefühl, ihm noch ein letztes Mal zu begegnen. Da liegt er, der lange, schlaksige Onkel, friedlich ruhend in dem zwei Meter langen Eichenkorpus. Bei einer Urne mit einem Häufchen Asche drin, kann ich mir die Person nicht mehr vorstellen. Die Entscheidung über mein letztes Transportmöbel habe ich deshalb längst gefällt.

Hier im Bayerischen Wald wird die Ankunft des Leichnams am Ort der Beerdigung mit einem eigenen Totenritual gefeiert. Jetzt erst wird mir bewusst, wie der normale Ablauf anderswo ist: Ein Fahrzeug transportiert den Toten aus dem Krankenhaus zur Einäscherung oder zu einem Kühlhaus, wo er bis zur Beisetzung eingelagert wird. Begleitet wird diese allerletzte Reise von Bediensteten des Beerdigungsinstitutes, Profis ohne jeglichen Bezug zum Verstorbenen. Ein Job wie jeder andere. Erst die allerletzten Meter werden dann wieder feierlich gestaltet, vorher mag es zugehen wie bei einem Sperrguttransport. Das macht es für Freunde oder Nachbarn nicht gerade leicht, langsam Abschied zu nehmen und sich mit dem Gedanken anzufreunden, dass jemand unwiederbringlich aus dieser Welt verschwunden ist.

Welch ein Glück, dass hier in Niederbayern die Überführung und der Sterberosenkranz noch nicht wegrationalisiert wurden. In meiner Kindheit war es noch durchaus üblich, die Verstorbenen zu Hause aufzubahren. Ein Leichenhaus gab es damals noch nicht. Ich kann mich sehr gut daran erinnern, wie mein Opa aufgebahrt war. Immer wieder sind Dorfbewohner gekommen, um einen letzten Blick auf ihn zu werfen und den Hinterbliebenen ihre Anteilnahme zu zeigen. Für uns Kinder war das das Normalste auf der Welt. Und selbstverständlich sind wir auch zu anderen Toten gegangen, um sie ein letztes Mal zu besuchen.

Heute gibt es erwachsene Frauen und Männer, die noch nie einen Verstorbenen gesehen haben und in tiefe Krisen stürzen, wenn der Tod ihren Weg kreuzt. Das Totschweigen des Todes hilft nicht über den Verlust hinweg. Auch wenn es heute nicht mehr überall üblich ist, dürfen meine engen Freunde und Verwandten es sehen, wenn ich gestorben bin, und Abschied von mir nehmen, wenn sie möchten.

Ein kurzes gemeinsames Gebet am Sarg meines Onkels, dann der Sterberosenkranz in der Kirche: Mit vielen gemeinsam den alten festgelegten Kanon murmeln und die Gedanken ausschwärmen lassen, wie die Bienen vom Onkel Lois.

Seltsames Totenritual auf Mindoro

Nach dem Rosenkranz mache ich noch einen Besuch auf dem Friedhof. Meine Großeltern sind hier begraben. Auf dem Rückweg bleibe ich an einer Grabinschrift hängen: „Der Tod kann uns nicht trennen", lese ich in Marmor gemeißelt auf der Grabplatte. So ein Unsinn, denke ich spontan. Ein frommer Wunsch, nicht mehr. Ist nicht der Tod die radikalste Form, Menschen auseinanderzureißen? Natürlich trennt uns der Tod, und er tut es auf die schmerzhafteste Weise, denke ich beim Weitergehen.

Plötzlich muss ich an Mindoro denken, eine kleine Insel der Philippinen. Dort konnte ich mit eigenen Augen sehen, wie die Lebensgemeinschaft eines Ehepaares nach dem Tod – für uns fast makaber – aufrechterhalten wird.

Zwei Wochen besuchten wir zusammen mit einem Steyler Missionar die Ureinwohner der Insel, die kleinwüchsigen Mangyanen. In selbst gebauten Hütten leben diese Indigenen fast unerreichbar abseits der Zivilisation. Bilder wie aus einem verlorenen Paradies. Die Frauen tragen ihre Kinder in selbst gewebten Tüchern am Rücken. Die überaus gastfreundlichen Mangyanen trifft man immer zuvorkommend und friedlich lächelnd. Jedes Bild – ein kleines Gemälde. Da wir in Begleitung des deutschen Missionars als Freunde gelten, können wir uns im Dorf völlig frei bewegen.

Bei einem meiner Rundgänge höre ich am Rande des Dorfes ein seltsames Klopfen und sehe, wie ein Mann an einem Feuer ein Eisen schmiedet. Es ist wie das Eintauchen in die Steinzeit: Der selbst gebaute Blasebalg pumpt Frischluft in die Glut, die das Eisen zum Glühen bringt, sodass es unter den schweren Schlägen des Mannes bearbeitet werden kann. Als der Schmied mich, den faszinierten Weißen, entdeckt, legt er den Hammer zur Seite, kommt auf mich zu, schenkt mir das für Mangyanen so typische Lächeln und bedeutet mir, ihm zu folgen. Erst denke ich, er will mich einladen, mit ihm die rote Betelnuss zu kauen, die in diesem Landstrich als Droge gegen Hunger und Schlafmangel verwendet wird. Aber er führt mich zu einer unscheinbaren Hütte, die etwas abseits steht. Er öffnet den Bretterverschlag und schockiert erkenne ich eine mumifizierte Leiche. Während ich mich mühsam von meinem Schock erhole, erklärt er mir munter gestikulierend, dass er seine Frau hier bestattet hat. Als er die Tür endlich wieder verschließt, ziehe ich erleichtert und verwirrt ab.

Abends erklärt mir der Missionar die Hintergründe dieses Brauches: Die Mangyanen bahren ihre Toten auf einem Rost über dem Grab auf. Sie behalten die mumifizierten Leichen so lange bei sich, bis die Knochen durch das Gitter fallen. Auf diese Weise müssen sie sich nicht sofort von ihnen verabschieden. Jeden Tag können sie den Verstorbenen besuchen, jeden Tag erleben sie, wie er sich mehr und mehr verändert und der Körper verschwindet. Ein für uns schauriger Brauch, der mir jetzt auf dem Friedhof wieder in den Sinn kommt.

Ob es so leichter ist, von einem Toten Abschied zu nehmen? Abgesehen davon, dass es bei uns sowieso nicht erlaubt wäre, befremdet mich die Vorstellung, womöglich in Jeans und T-Shirt über Jahre im heimischen Schuppen gelagert zu werden. Kein Modell für mich.

Es hat auch etwas Befreiendes, dass der Leichnam hierzulande nach einigen Tagen einem Grab oder dem Feuer übergeben wird. Stets im Angesicht eines Toten leben zu müssen, hindert daran, frei zu werden für Neues, offen für das Kommende. Natürlich wird uns der Tod trennen, vielleicht und hoffentlich nicht in allen Bereichen und nicht endgültig. Aber ich möchte auf dieser Welt lieber Platz machen. Wenn Altes vergeht, kann Neues entstehen.

Zuversicht
17. April

Drei Tage in Folge habe ich nicht von meinem Tod geträumt. Heute Morgen nach dem Aufstehen bemerke ich eine seltsame Zuversicht, die mir seit meiner Diagnose gänzlich abhandengekommen schien. Fast erstaunt blicke ich auf das zarte Pflänzchen Hoffnung. Ist es die Ferienlaune der Kinder? Heikes Engagement für mein Buch? Egal, Hauptsache, die positive Grundstimmung bleibt mir erhalten.

Hatte nicht auch der Professor von Patienten berichtet, die zehn Jahre nach Entfernung ihres Hirntumors immer noch gut leben können? Warum nicht auch ich? Immer wieder blitzt diese Hoffnung in mir auf. Ich weiß, die wissenschaftlichen Statistiken sprechen gegen diesen kühnen Gedanken. Aber mehrfach war mir schon erklärt worden, dass Statistik nicht zur Beurteilung eines Einzelfalles taugt. Was, wenn ich der eine von zwanzig bin, der nach fünf Jahren noch lebt?

Wer weiß denn schon, was findige Wissenschaftler noch alles entdecken werden. Darüber, was uns krank macht und tötet, aber auch, was uns heilt und weiterleben lässt. Vielleicht ist in meinem Körper gerade ein uns noch nicht bekannter Einfluss am Werk und verhindert, dass der Tumor sich weiter ausbreitet. Vielleicht wird morgen eine Heilmethode gegen diesen bedrohlichen Feind in mir entwickelt. „Alles wird gut ausgehen“, schrieb mir die Schamanin, nachdem sie meinen Fall mit ihren Kollegen in der Mongolei besprochen hatte. Sollten die Heiler mit ihrem über Jahrtausende tradierten Wissen vielleicht doch mehr Ahnung haben als unsere Mediziner, die statistische Werte wie das Evangelium betrachten?

Auch wenn wir im 21. Jahrhundert meinen, schon so vieles zu wissen, müssen wir täglich erkennen, wie viel wahrscheinlich noch unerklärt und verborgen bleibt. Und so, wie wir heute über mittelalterliche Vorstellungen den Kopf schütteln, so werden sich die Generationen nach uns über die Vorstellungen und Erklärungsmuster unserer Zeit einmal belustigen. Wie hat man Sigmund Freud ausgelacht, als er seine Erkenntnis über das Unbewusste vorstellte? Heute zweifelt keiner mehr an seinen Entdeckungen.

Wenn sogar die Wissenschaft mir ein kleines bisschen Hoffnung auf einen guten Ausgang macht, wie viel erst die vielen Menschen, die seit meiner Diagnose an meiner Gesundung arbeiten? Wenn sich so viele Menschen mit ihren guten Wünschen, mit ihren Gebeten und spirituellen Fähigkeiten für meine Heilung einsetzen, sollte das ganz ohne Einfluss bleiben?

Auch wenn ich bezweifle, dass sich Gott durch das Flehen seiner Kreaturen zur Rettung eines Einzelnen überreden lässt, so bin ich doch überzeugt, dass „good vibrations" – positive Energien – etwas bewirken können.

Da muss doch was gehen! Habe ich nicht schon oft die Erfahrung gemacht, dass Dinge, die ich schon verloren glaubte, möglich wurden? Filmprojekte am Nullpunkt, wo alles endgültig gescheitert schien: Mitten während der Dreharbeiten bekommt mein Protagonist Pater Keller einen Herzinfarkt. In der marokkanischen Wüste verabschiedet sich nach einem Sandsturm auch die zweite Kamera. Bei Dreharbeiten in Polen müssen wir dabei zusehen, wie unser Produktionsfahrzeug mit der gesamten Ausrüstung und dem bereits gedrehten Filmmaterial im kriminellen Untergrund verschwindet.

Immer wenn ich fast keine Hoffnung mehr hatte und dachte: „Jetzt ist es wirklich aus", tat sich doch wieder ein Ausweg auf und es ging irgendwie weiter. Alle meine Filme wurden fertig.

Mein Kampfgeist ist wiedererwacht. Wenn der Körper der Spiegel meiner Seele ist, muss ich ihn doch mit positiven Impulsen beim Gesundwerden unterstützen und den Totengesang, der seit Wochen in Gedanken geprobt wird, endlich verscheuchen! Egal, ob das nun vernünftig ist oder nicht, Statistik hin oder her: Wie es ausgeht, weiß keiner. Heute steht das Barometer auf Zuversicht und Hoffnung. Ich schaffe das. Punkt.

Reise zum Mars
20. April

„Damit ist Elon Musks ehrgeiziges Projekt, bemannte Missionen zum Mars zu ermöglichen, vorerst wieder einmal gescheitert." Ich fahre hoch, als ich morgens neben meinem kleinen roten Radio sitzend diese Nachricht höre. „Bemannte Raumfahrt zum Mars", das triggert in mir die Erinnerung an Stephan: Ich lernte ihn kennen, weil er an einer besonderen Weltraummission teilnehmen wollte. „Mars One" nannte sich das Projekt mit dem Ziel, bereits in wenigen Jahren die ersten Menschen zum Mars zu befördern. Voraussetzung dafür war, auf den Rückflug zu verzichten. Als ich davon hörte, dachte ich erst, diese wahnwitzige Idee wäre ein Scherz. Meine Recherche ergab anderes: Tausende weltweit hatten sich für die Weltraummission beworben. Ich wollte mehr darüber erfahren. In der Nähe von Köln besuchte ich Stephan, der sich für das „Never come back"-Unternehmen beworben hatte. Den Eindruck eines Verrückten erweckte er bei mir nicht. Bald wurde mir klar, dass er seit Kindertagen für das Thema Raumfahrt brannte und nun alles in die Waagschale werfen wollte, um diesen Traum realisieren zu können. Er war sogar bereit, Frau und Kind dafür zu verlassen. Als ich die Gefahren der Mission anführte, verwies er auf die großen Entdecker: Ohne den Wagemut eines Kolumbus, konterte er, wüssten wir heute immer noch nicht, dass es Amerika gibt. Ich schüttelte innerlich den Kopf, aber der Typ interessierte mich. Und so wurde daraus die ARD-Dokumentation *Mars One – Stephans Reise ohne Wiederkehr*. So verrückt die Geschichte auch war, der Mut hat mich beeindruckt.

Stephan ist nicht zum Mars geflogen. Er schied bei einer weiteren Testrunde aus. Das ganze Projekt wurde wenige Jahre später aufgrund finanzieller und technischer Probleme eingestellt.

Warum denke ich jetzt wieder so intensiv an ihn? Zum Mars fliegen, die Erde für immer verlassen und dennoch mit der Familie in Verbindung bleiben – das ist ein bisschen wie Sterben.

Ob ich für eine Idee alle Sicherheiten fahren lassen soll, habe ich mich in meiner beruflichen Laufbahn auch öfter gefragt. Ich erinnere mich gut, als ich eine Einladung nach Afghanistan deshalb ausschlug, weil es meiner Frau zu gefährlich erschien. Der Militärbischof hatte mich eingeladen, ihm ins Krisengebiet nach Kundus zu folgen und ihn dort filmisch zu begleiten. Mich hätte das brennend interessiert, aber mit drei kleinen Kindern zu Hause war es ein No-Go, das musste ich einsehen. Mit Rücksicht auf meine Familie habe ich mich immer eher für die sichere Seite entschieden. Und jetzt? Würde ich jetzt fahren? Wie verändern sich Entscheidungen, wenn die Lebenszeit auf einmal überschaubar ist? Wenn Dinge nicht mehr auf später aufgeschoben werden können? Würde ich gefährliche Situationen eher noch mehr scheuen? Um bloß nicht die knappe Zeit noch weiter zu verkürzen – lieber vorsichtig und dafür etwas länger? Oder würde ich zum Draufgänger werden? Nach dem Motto: „Rücksicht muss ich nicht mehr nehmen! Was habe ich schon groß zu verlieren?“ Ich weiß es nicht. Außerdem ist die Wahrscheinlichkeit, dass mich ein Bischof zu einer Reise in ein Kriegsgebiet einlädt, heute sehr gering.

Schauspieler

Ob ich auf der Bühne jemals ein guter Schauspieler war, weiß ich nicht. Jetzt bin ich es jeden Tag. Als Stipendiat des Cusanuswerkes hatte ich Gelegenheit, Bühnenerfahrung zu sammeln. Mit dem *Sommernachtstraum*, der *Hexenjagd* oder dem *Jedermann* tourten wir auf Einladung studentischer Gruppen durch Deutschland. Wir hatten Erfolg und das Gefühl, große Talente zu sein.

Offenbar kommt mir jetzt diese schauspielerische Erfahrung zugute, denn ich mime derzeit meistens sehr gut einen Gesunden. Wer mir auf der Straße begegnet, würde nicht auf die Idee kommen, dass für mich gerade ein Schwerbehindertenausweis ausgestellt wird. Er würde nicht glauben, dass ich kein Fahrzeug mehr führen darf und praktisch berufsunfähig bin. Das hat natürlich einen großen Vorteil: Ich werde ganz normal behandelt. Der Nachteil ist, dass ich dann, wenn ich tatsächlich Hilfe brauche, nicht automatisch Unterstützung erwarten kann.

Ein ehemaliger Kollege, mit dem ich gestern telefonierte, erzählte mir begeistert, dass er trotz seiner schweren Behinderung erstmals nach Amerika gefahren ist. Man sieht ihm seine körperliche Beeinträchtigung deutlich an . An jedem Flughafen, an jeder Bushaltestelle, erzählte er mir wohlgelaunt, hätten ihn hilfsbereite Amerikaner unterstützt. So würde es mir wohl nicht ergehen. Wer ganz normal aussieht und sich ganz normal benimmt, der wird eben auch ganz normal behandelt. Ich möchte im alltäglichen Umgang nicht vor dem Hintergrund meiner Krebserkrankung bewertet werden, auch wenn ich offen damit umgehe und bereitwillig über mein Befinden Auskunft gebe, sobald ich danach gefragt werde. Ich möchte nicht mit Samthandschuhen angefasst werden oder einen Sonderstatus aufgrund meiner Defizite erhalten.

Warum bin ich am 1. Mai genauso wie in den Jahren davor mit Lederhose und Trachtenhut auf die Maifeier gegangen? Für Nichteingeweihte war nicht erkennbar, dass sich seither ein Abgrund aufgetan hat, dass ich ein anderer geworden bin. Was reizt mich an dieser Normalität? Sie ist so unbeschwert, viel leichter als die harte Wahrheit, in der alles für mich ein neues Gewicht erhalten hat.

Außerdem: Spielt nicht jeder jedem ein bisschen etwas vor? Durch das Edeka-Geschäft meiner Eltern wurde ich von Kindheit an geprägt, bestimmten Rollen gerecht zu werden: zu lächeln, auch wenn mir eigentlich zum Weinen zumute war, zu schweigen, wenn ich vielleicht etwas laut rausschreien wollte, nett zu grüßen, wenn mir der andere eigentlich auf die Nerven ging. Wir verhalten uns so, dass wir maximalen Zuspruch und minimale Probleme bekommen.

Manchmal bin ich verblüfft, dass ich dieses Verhalten selbst in meiner prekären Situation nicht ablege, obwohl es mir jetzt eigentlich egal sein könnte. Vielleicht sollte ich doch mal mit meiner Bestrahlungsglatze zu einer Dorffeier gehen? Aber möchte ich dann die entsetzten Gesichter sehen? Das schockierte Gegenüber referiert dann möglichweise alle schrecklichen Krankheiten seiner Bekanntschaft: Bauchspeicheldrüsenkrebs, Herzinfarkt, Autounfall, schlimmer Verlauf, sofort tot, halbseitig gelähmt. Nach dem Motto: „Dich mag es zwar schlimm erwischt haben, aber anderen geht es auch nicht gut." Das tröstet nicht und hilft wenig, manchmal macht es wütend oder traurig.

Oder sollte ich einfach mal sagen: „Du hast mich immer schon aufgeregt mit deinem Geschwätz!" Nein, das möchte ich nicht. Wem hilft das? Gerade jetzt bin ich froh über alle Menschen, die mir das Gefühl geben, in einer Gemeinschaft zu leben und nicht isoliert zu sein. Im Alltag möchte ich wie der „gesunde Max" behandelt werden und genieße die Illusion, es weiterhin zu sein. Und so gönne ich mir weiter den Luxus, manchmal ein Schauspieler zu sein. Und spiele auf Bühne der Normalität mein Leben weiter.

Schwarze Madonna

25. April

Heute liegt ein dicker Brief im Briefkasten, Anschrift und Absender kunstvoll gestaltet, eine besondere Briefmarke. Meine Schwester Elisabeth, die seit Jahren ihre Begabung als Kalligrafin auslebt, schickt mir immer wieder selbst designte Karten mit ermutigenden Sprüchen, tiefsinnig komponiert. Ganz vorsichtig schlitze ich den schönen Umschlag mit dem Brieföffner auf, um nichts zu zerstören. Eine Miniatur der Schwarzen Madonna von Altötting fällt heraus, als ich eine Karte mit zarter, behutsam verschlungener Schrift entnehme: „Maria breit den Mantel aus" lese ich.

Elisabeth schickt einen Gruß von der Fußwallfahrt nach Altötting. Sie ist also wieder mitgelaufen, vielleicht auch nur ein Stück der 100 Kilometer von Passau nach Altötting, die man in zwei Tagen mitpilgern kann, wenn man Ausdauer und Leidensvermögen besitzt.

Die Jugendfußwallfahrt um Ostern herum hat in unserer Familie eine große Tradition, wir sind alle schon mitgelaufen, viele Male in meiner Jugend. Meine verstorbene Schwester Maria war in ihrer Funktion als Jugendreferentin sogar einige Jahre mit der Organisation betraut. Die besondere Atmosphäre dieser Pilgerfahrt lässt einen immer wieder gerne mitmachen. Das Tempo ist hoch, kein Schlendern, sondern ein schnelles Marschieren. Im Automatismus der Schritte entstehen tiefsinnige Gespräche mit Wildfremden, es wird geblödelt oder man wird still. In sich gekehrt klären sich wichtige Themen. Im Verlauf der Strecke schließen sich immer mehr Menschen an, bis zum bewegenden Höhepunkt, wenn man inmitten einer riesigen Schar singend in die Altöttinger Basilika einzieht. Tränen des Glückes und der Erschöpfung im Gesicht, körperlich am Ende und innerlich für Wochen beglückt und bestärkt. Und jetzt liegt die kleine Madonna vor mir und erinnert mich an dieses Glück. „Maria breit den Mantel aus, mach Schirm und Schild für uns daraus." Die Gottesmutter und meine Schwester, zwei Marias mit ihren Mänteln, stelle ich mir lächelnd vor. Oder beide zusammen unter einem großen?

Mit so vielen kleinen Gesten erinnert mich Elisabeth beharrlich und immer wieder daran, dass ich nicht alleine bin, dass höhere Mächte und Wesen mich halten und auf mich achten. Sie schickt Schutzengel, die ich aufstelle, und Steine, die ihre Heilkraft auf mich ausüben sollen, die ich gerne trage. Auch wenn mich das alles natürlich nicht direkt heilt, gibt es mir immer das Gefühl, dass Elisabeth an mich denkt, und mit ihr meine ganze Familie und so viele andere Menschen.

Die winzige Madonna bekommt ihren Platz in Sichtweite auf meinem Schreibtisch, und in Gedanken finde ich prima Schutz unter ihrem kostbaren schwarzen Mantel.

IKARUS UND DAS BUCH

Termin bei Herder

27. April

Wir parken das Auto an der Schwanthalerhöhe. Heike und ich haben einen Termin in der neuen Geschäftsstelle des Verlags Herder in München. Es geht um mein Buch. Werden sie es verlegen?

Als wir im Aufzug stehen, um nach oben in die neuen Büroräume zu gleiten, denke ich an die verschlungenen Wege, die uns bis hierhergeführt haben.

Bereits wenige Tage nach meiner Operation hatte ich damit begonnen, meine Erfahrungen zu dokumentieren. Warum? Weil ich es musste! Über dreißig Jahre bin ich täglich vom Gedanken geleitet worden, interessante Geschichten einzufangen. Eine innere Stimme zwingt mich daran festzuhalten. Erst recht, wenn sich ganz extreme Dinge in meinem eigenen Leben ereignen.

Dieser „Instinkt" hatte sogar dazu geführt, dass ich direkt nach der Diagnosestellung zielstrebig in mein Studio gegangen war, um vor laufender Kamera zu erzählen, was mir da eben für unglaubliche Dinge gesagt worden waren.

Nach der Operation, als ich unfähig war, eine Kamera zu bedienen, habe ich kurzentschlossen auf mein altes, vertrautes Diktiergerät zurückgegriffen. Jeden Abend drückte ich die Taste und erzählte von den Besonderheiten des Tages. Jetzt bin ich froh darüber, meine Gefühle und Gedanken in Echtzeit konserviert zu haben, ohne den Filter des

Vergessens. Wenn ich heute die Aufnahmen von den ersten Tagen nach der Operation abspiele, dann höre ich an meiner gebrochenen Stimme, dass mit mir etwas Furchtbares geschehen ist. Manchmal bin ich selbst erschrocken über meine Gedanken. Das eine oder andere lösche ich. Manche Dinge nehme ich lieber mit ins Grab, als sie meinen Angehörigen als offene Fragen zu hinterlassen.

Jedenfalls wurde mir mein Diktiergerät zu einem treuen Begleiter, die täglichen Besprechungen mit ihm waren wie eine Art Supervision. Jede Aufnahme provozierte freilich auch die Frage: Wozu das Ganze? Was mache ich damit? Vielleicht ein Buch?! Ich erinnerte mich an eine Begegnung vor einigen Jahren mit dem damaligen Verlagsleiter von Herder, der mich mit der Frage überraschte, ob ich nicht ein Buch schreiben wolle. Natürlich fühlte ich mich geschmeichelt. Gleichzeitig aber auch herausgefordert: Was hatte ich schon groß zu erzählen? Ich habe keine Kontinentaldurchquerung gemacht, keine Geschlechtsumwandlung hinter mir, ja nicht einmal mit einem Bekehrungserlebnis kann ich aufwarten. Wen sollte also ein Buch über mich interessieren? Also lehnte ich erst mal ab.

Im Stillen aber beschäftigte mich die Frage weiter. Was hast du von deinem Leben zu erzählen? Außerdem lockte es mich, ein anderes Medium auszuprobieren, ein Buch, das man in eine Tasche stecken und jederzeit lesen kann. Bescheiden und konventionell gemacht, mit viel weniger Aufwand als eine Fernsehproduktion. Vor zwei Jahren wechselte die Verlagsleitung. Auch der neue Chef, mit dem ich schon vorher bekannt war, fragte wieder nach, aber ich hatte immer noch keine Idee für ein solches Buch.

Und jetzt plötzlich war sie da. Die dramatische Wende in meinem Leben, die ein Buch rechtfertigte. Ich trug meine Idee bei Volker und Simon vor: ein Buch über meine Tumorgeschichte mit Rückblicken auf meine Arbeit als Filmemacher – und bekam sofort grünes Licht.

Ich entdeckte bald hocherfreut, dass ich meine Ideen in alter Gewohnheit quasi blind auf dem Computer tippen konnte. Die Entwürfe wimmelten zwar von Fehlern, aber meine Frau erkannte den Sinn und konnte sie überarbeiten. Das regelmäßige Schreiben gab meiner entwurzelten Seele Struktur und Sinn. Der Dialog mit imaginären Lesern inspirierte mich.

Und so haben wir angefangen, meine Gedanken und Erlebnisse aufzuschreiben. Die so entstandenen Texte, die ich nicht lesen und verbessern konnte, sortierte und korrigierte Heike und las sie mir wieder vor. Eine erste Sammlung von zwölf tagebuchartigen Kapiteln haben wir per E-Mail vorrausgeschickt. Jetzt wird es spannend zu hören, was die Experten meinen.

Glückselig verlassen wir nach einer Stunde den Verlag. Wir haben es geschafft, wir sind dabei! Der Verlag Herder wird mein Buch rausbringen. Und auch wenn der Ausgang des Projektes noch völlig offen ist – auch ein Flop ist natürlich denkbar –, gibt es mir eine unvergleichliche Schubkraft und Energie, einen neuen Sinn, die nächsten Monate zu überleben. Mein Buch – das ist für mich Therapie. Die tägliche Arbeit daran hat meinem aus dem Lot geratenen Leben wieder eine Ausrichtung, eine Herausforderung und einen kreativen Inhalt gegeben.

Bittere Wahrheit
29. April

„Wer soll die Zielgruppe für dein Buch sein, wer soll das lesen?", fragt meine Tochter Marie, als wir am Küchentisch über das Projekt sprechen. Heike antwortet, ohne zu überlegen: „Alle ohne die Kellberger Oma."

Das Problem am Tod ist für mich nicht nur das Sterben an sich, sondern das Umfeld, die Angehörigen, die zurückbleiben. Der Gedanke, dass ich vor meinen beiden hochbetagten Eltern ins Jenseits abberufen werden könnte, ist für mich sehr schwer auszuhalten. Da stimmt die Reihenfolge nicht. Schon beim Tod meiner Schwester vor elf Jahren dachten wir manchmal, meine Mutter würde das nicht überleben. Ihr Lebensinhalt war und ist immer ihre Familie. Die Vorstellung, meine Mutter würde das Buch lesen, zerreißt mir das Herz. Soll ich weiterhin also so tun, als wäre alles gefahrlos überstanden, oder soll ich schonungslos über alles sprechen? Wie soll ich damit umgehen? Vielleicht kann ich meine Mutter bitten, das Buch nicht zu lesen. Beim Film über Wenke hat das funktioniert, sie hat ihn bis heute nicht angesehen, zu nah war das Geschehen am Tod der eigenen Tochter. Sollte ich, nur um einige zu schonen, das Buch nicht schreiben? Und damit darauf verzichten, anderen zu erzählen, was wirklich in mir vorgeht?

Ich denke nicht: Auch wenn wahrscheinlich manche, die mir nahestehen, mit der schonungslosen Schilderung meiner Lage überfordert sind, hält das Buch meine jetzigen existentiellen Gedanken fest. Jeder, der möchte, kann es lesen, wenn die Zeit für ihn dafür reif ist.

Vorleserinnen

Ein ganz schön kühner Plan, den ich mir vor einigen Monaten in den Kopf gesetzt habe: Alles aufschreiben, was der Krebs mit mir macht. Noch waghalsiger: Das Resultat auch einem Publikum zuzumuten. Wie schreibt man denn ein Buch? Wie erzählt man, dass das Leben plötzlich eine völlig andere Wendung bekommt? Wie man darüber einen Film dreht, wüsste ich, aber ein Buch ist für mich absolutes Neuland. Ich brauche Anregungen. Auch wenn mich meine Frau davor warnt, bestelle ich mir das Hörbuch *Arbeit und Struktur* von Wolfgang Herrndorf, in dem er seine Geschichte mit dem Glioblastom beschreibt. Am Ende bringt er sich um. Als ich meine Lektorin um Anschauungsmaterial bitte, schickt man mir die Lebensbeschreibung einer an Krebs erkrankten Ordensfrau. Da es davon kein Hörbuch gibt, muss ich sie mir vorlesen lassen. „Sei mir nicht böse, aber das ist für mich zu fromm", bekomme ich nach der ersten Sitzung von Heike zu hören. Deshalb bitte ich meine Töchter, mir am Abend eine Stunde lang vorzulesen.

Für mich sind unsere abendlichen Lesestunden der große Gewinn! Bei schönem Wetter sitzen wir im Garten, und während sich die Sonne langsam verabschiedet, lausche ich dem Vortrag unserer fast erwachsenen Mädchen. Wie oft habe ich früher abends an der Bettkante der Kinder gesessen, um eine Gutenachtgeschichte vorzulesen. Jetzt ist es umgekehrt. Ich freue mich nicht nur über die Geschichten, sondern besonders auch über ihre Gesellschaft und die liebevolle Geste. Wenn der Band der Ordensfrau zu Ende ist, muss ich mir eine neue Lektüre suchen, um weiterhin die wunderbaren abendlichen Lesungen genießen zu dürfen.

Maifeier im Abseits
1. Mai

Früh am Morgen schaue ich aus dem Fenster: Es regnet in Strömen. Und das, obwohl heute der Maibaum aufgestellt werden soll. Trotzdem zieht es uns um vierzehn Uhr zum Dorfplatz – ich in der Lederhose, die Frauen im Dirndlgewand. Und tatsächlich, der Regen hört auf und ein paar Sonnenstrahlen brechen durch. Die hübschen Tanzpaare ziehen ein, die Bayernfahne wird hochgezogen. „Gott mit dir, du Land der Bayern, Heimaterde, Vaterland!" Ein sauberer Trommelwirbel vom David für den feierlichen Moment.

In mir kommt ein bitterer Gedanke hoch: Bin ich zum letzten Mal dabei?

„Jetzt bist du ja noch hier, also genieße den Augenblick", motiviere ich mich, als ich all die fröhlichen Menschen sehe. Bislang waren solche Augenblicke der Dorfchronik immer auch Pflichttermine für mich als Dokumentaristen. Letztes Jahr hatten mich die Paare gebeten, Portraits zu machen.

Der Fotoapparat gehörte früher immer zu meiner Grundausrüstung, am Gürtel in einer kleinen Tasche verstaut, stets griffbereit, um sofort jede Situation festzuhalten. Ohne diese kleine Kamera ging ich nicht aus dem Haus. Meine Frau spottete oft, diese sei wie ein Colt, immer schussbereit. Das ist nun vorbei. Es macht mir keine Freude mehr zu fotografieren, weil ich im Sucher nicht genug sehen kann, um den Bildausschnitt zu beurteilen.

Heute habe ich nur das Handy dabei und versuche ein paar Schnappschüsse. Zum Glück ist mein Sehvermögen bei der Sichtung der Bilder auch nicht besser, sodass ich mich nicht über die schlechten Bilder ärgere. Schon wieder das bittere Gefühl. „Woanders hindenken“, befehle ich mir.

Der offizielle Teil ist vorbei, alle stürmen zum Bierausschank. Die kühle frisch gezapfte Halbe, auf die ich mich früher so gefreut habe, hat bei mir jeglichen Reiz verloren. Es ist unvernünftig, Alkohol zu trinken, wenn man Gedächtnisstörungen hat und schnell Kopfschmerzen und Schwindel bekommt. Und – was noch schlimmer ist – das Bier schmeckt mir nicht mehr. Also bleibe ich einfach stehen und weiß nicht so richtig etwas mit mir anzufangen.

Da kommt ein befreundetes Ärztepaar auf mich zu. Natürlich haben sie auch schon von meiner Erkrankung erfahren, denn der Buschfunk funktioniert bei uns auf dem Dorf einfach hervorragend. Wieder einmal höre ich den Satz, Statistik ist das eine, aber das Leben schreibt dann oft eine andere Geschichte. In diesem Augenblick will ich das einfach glauben. Ich will auch beim Aufstellen des nächsten Maibaums dabei sein und will dann sogar wieder vernünftige Fotos machen. Ist das zu viel verlangt? In diesem Jahr muss mich mein Sohn vertreten. Bis weit nach Mitternacht wird er mit seinen Kollegen aus der Blasmusikkapelle und den Freunden aus dem Dorf den schönen neuen Baum feiern.

Gehetzt
3. Mai

Acht Uhr morgens. Ich höre, wie das Duschgeräusch verstummt. Jetzt dauert es noch höchstens fünf Minuten, bis Heike fertig ist. Es ist Donnerstag und der erste Tag, an dem sie nicht mindestens zwölf Stunden in der Klinik ist. Ich brauche sie, um endlich die Filmbestellungen abzuarbeiten, zwei Briefe fertig zu machen und an dem Buch weiterzuschreiben. Gleich wird sie nach oben in mein Büro kommen, und dann fangen wir mit der Arbeit an.

8.30 Uhr – sie hat immer noch nicht bei mir im Büro vorbeigeschaut. Ich gehe in die Küche, Heike sitzt mit unserer Tochter Marie am Küchentisch, tief gebeugt über eine Mathearbeit. In zwei Wochen ist Abitur, und obwohl Marie auf einen Einsnullerschnitt zusteuert, ist in ihren Augen Panik zu sehen. Da will ich die beiden nicht stören und mache kehrt. Nach einer halben Stunde versuche ich es erneut, die beiden machen sich gerade auf den Weg, in die Schule und zum Einkaufen.

Keiner daheim, der mich unterstützen könnte. Ich versuche es selbst.

Nach einer Stunde tränen mir die Augen, das Schreibprogramm unterkringelt ständig die getippten Wörter, und ich kann die Fehler nicht entdecken. Einen solchen Brief wegzuschicken – unmöglich! Mein Kopf brummt dumpf. Ich muss warten, bis meine Frau nach Hause kommt.

Drei Stunden später fährt sie die Einfahrt herunter, Einkäufe erledigt, Medikamente abgeholt, Wolle für eine neue Kopfbedeckung für mich besorgt, den Anzug zum Kürzen gebracht. Beim Ausladen und Wegräumen bemerkt sie meine vorwurfsvolle Miene. „Bin gleich fertig, dann machen wir das Büro!“, lächelt sie. Beim Hochgehen in mein Büro läutet ihr Handy: Es ist die Klinik, es geht um ein krankes Mädchen, das sie betreut. Endlich sitzen wir gemeinsam am Schreibtisch, gerade will ich ihr zeigen, worum es mir geht, da klingelt wieder das Handy: Es ist Lucia unsere jüngere Tochter. „Der Bus fährt heute nicht. Kannst du mich bitte abholen?“

Es gibt keine Alternative, wir sind auf dem Land. Meine Frau saust los. Dann wird sie ein Mittagessen kochen. Aus meinen Briefen wird erst mal nichts werden.

Unser Familiensystem, das schon vor meiner Krankheit gut organisiert und getaktet werden musste, kommt an seine Grenzen. Wir werden zu Konkurrenten, wenn es um die Zeit meiner Frau geht. Sie verfügt über alle notwendigen Fertigkeiten: Autofahren, einkaufen, Arzttermine organisieren, kleine Wehwehchen versorgen, mir im Büro helfen … Sie muss durch den Tag hasten, um alle zufriedenzustellen.

Wenn dann am Abend gegen neun endlich Ruhe einkehrt, alle satt und zufrieden sind und sich die Töchter in ihre Zimmer zurückziehen, dann motiviert mich Heike noch zu einer Leseeinheit oder einer Stunde im Büro. Woher nimmt sie diese Kraft? Ich habe sie heute nicht mehr.

So hatte ich mir das nicht vorgestellt. Da war ich ja früher nach einem intensiven Arbeitstag fitter als jetzt! Erschöpft, ohne wirklich etwas zustande gebracht zu haben, möchte ich einfach nur meine Ruhe. Müde lasse ich mich auf das Sofa fallen. Da Fernsehen mir keine Freude macht, lümmeln Heike und ich zusammen auf der Couch und fangen an zu erzählen. Schön, das haben wir seit unsere Kinder auf der Welt sind, nicht mehr gemacht.

Hubert ohne Staller
4. Mai

Heute um sechs Uhr ist ein Dixi Klo auf den Parkplatz vor unserem Grundstück geliefert worden. Das ist das sichere Zeichen dafür, dass das Filmteam von *Hubert ohne Staller* im Anmarsch ist. Sonst war mir der Vormittag für längeres Zuschauen immer zu schade. Aber heute habe ich zum ersten Mal Zeit! Mit einer Tasse Tee setze ich mich auf die Flurtreppe. Durch das große Fenster, das einen wunderbaren Blick auf den gesamten Schauplatz freigibt, kann ich gemütlich zuschauen, ohne selbst gesehen zu werden.

Langsam füllt sich der ganze Parkplatz: ein Catering-Fahrzeug, die Lkws voller Equipment, die Leute von der Maske. Gerade wird das markante weiß-grüne Polizeiauto auf den Parkplatz gefahren und eine ganze Schar von Technikern beginnt, Kameras darauf zu präparieren. Christian Tramitz ist auch schon da, streift mit seiner gewohnt lässigen Art herum und holt sein Frühstück nach. Ich möchte einige Schnappschüsse machen, wenn es losgeht. Aber meine Geduld wird auf eine harte Probe gestellt. So schnell läuft es nicht auf dem Set.

Welch ein Aufwand! Immerhin habe ich auch dreißig Jahre fürs Fernsehen gearbeitet und weiß, mit welch immensem Einsatz von Zeit, Menschen und Material dort Filme produziert werden. Im Gegensatz dazu bin ich ein Minimalist, der mit sehr reduziertem Equipment Filme drehen kann.

Oft war das meinen Themen geschuldet: Ob es um die Begleitung Sterbender ging oder um Filme in Ländern, wo man Kameraleute als Staatsverschwörer verdächtigt. Durch den zurückhaltenden Einsatz von

Technik war es mir oft möglich, Szenen einzufangen, die man mit großen Teams nicht drehen konnte.

Allein oder zu zweit kann man sich viel flexibler auf eine Situation einlassen als ein vierköpfiges Team mit großem Gerät. Mit einem klassischen Kamerateam wäre ich zum Beispiel nie so nah an Wenke und ihre Familie herangekommen.

Für meine unkonventionelle Methode hat sich meine Redakteurin Andrea trotz starken Gegenwindes stets eingesetzt. Dafür habe ich die zwölf Drehtage, die für eine 45-minütige Reportage normalerweise angesetzt werden, oft auf eigene Kosten überschritten. Wenn ich dachte, eine Geschichte braucht mehr Zeit, habe ich sie ihr stets gegeben. Das war es mir wert.

Vor unserm Haus ist mittlerweile endlich alle Technik installiert und die Schauspieler steigen in den Wagen. Hunderte Male habe ich mir gewünscht, beim Filmen mehr helfende Hände und mehr technische Unterstützung zu haben. Aber wenn ich diesen Aufmarsch sehe, bin ich doch sehr froh um die Flexibilität in meinem kleinen Team.

Auch wenn ich heute viel Zeit habe, verlasse ich schon bald gelangweilt meinen Treppensitz und mache einen Spaziergang durch die leuchtend gelben Löwenzahnwiesen. Als ich nach Hause zurückkomme, sind anscheinend alle Szenen eingefangen und die Mannschaften schon wieder im Aufbruch nach Hause. Still zurück bleibt das Dixi Klo. Morgen wird auch das wieder abgeholt.

Plan B
4. Mai

Zehn Uhr abends, ich fahre meinen Computer herunter. Es ist genug, eigentlich wieder zu viel. Ich verlasse mein Büro. In ihrem Zimmer prüft Marie ihre Utensilien für den nächsten Tag. Es ist der letzte Tag des schriftlichen Abiturs. Französisch. Noch vor einigen Tagen hatte ich sehr zur Erheiterung der Familie mein Abiturzeugnis hervorgekramt. Drei Punkte in English, gerade mal acht in Deutsch. Damals wäre ich niemals auf die Idee gekommen, durch Texte mein Geld zu verdienen und Journalist zu werden. Von Anfang an stand für mich fest, als Theologe in den kirchlichen Dienst zu treten, auch wenn das heute recht seltsam klingen mag. Für mich war die Botschaft dieses Jesus von Nazareth der Schlüssel zu einem gelingenden Leben. Ich fühlte mich berufen, daran mitzuwirken, diese in die Welt hinauszutragen. Ob ich mich auch zum Priester weihen lassen sollte? Ich war mir unsicher. Erst während des Auslandsemesters in Rom wurde ich mir darüber klar. Bei so viel geballter klerikaler Übermacht sah ich keine Notwendigkeit, die Priestergemeinschaft mit einem weiteren Mitglied zu verstärken. Mich reizte die Auseinandersetzung mit der Welt da draußen, nicht der innerkirchliche Klüngel. Also Pastoralreferent? Leider glückte mir die Aufnahme nicht, der Bewerberkreis war schon geschlossen.

Da bekam ich das Angebot, bei einem Jesuiten ein Filmpraktikum zu machen. Pater Reinhold Iblacker war Dokumentarfilmer beim ZDF gewesen und alles andere als ein typischer Priester. Die Begegnung mit dem Hospizgedanken in England hatte ihn so berührt, dass er nur noch ein Ziel verfolgte: Er wollte die Idee eines würdevollen Todes auch bei uns verbreiten. Mit dem Film *Noch 16 Tage – eine Sterbeklinik in London* erreichte er Anfang der 90er-Jahre, dass der Hospizgedanke deutschlandweit bekannt wurde und dass mittlerweile fast überall Menschen würdevoll und weitgehend schmerzfrei aus dieser Welt gehen können.

Bei diesem Mann wollte ich in die Lehre gehen. Als ich mein Erstlingswerk stolz dem Meister präsentierte, drückte er nach der Vorführung auf die Stopptaste, drehte sich zu mir um und sagte: „Da kommt ja der Weihrauch schon beim Lautsprecher raus." Ein vernichtendes Urteil! Doch Iblacker ließ mich nicht aus den Augen. Am nächsten Tag holte er mich zu sich und erklärte mir, dass Filmemacher keine Prediger seien und Journalismus Fragen aufwerfe und keine frommen Antworten erteile.

Mitten im Theologiestudium wurde mir auf einmal klar, dass die Aufgabe des religiösen Filmemachers eine andere ist als die des Theologen. Während der eine alles radikal infrage stellt, geht es dem anderen darum, richtig Erkanntes zu verbreiten. Sofort war mir klar, wo mein

Platz war. Angespornt durch diese neue Sicht auf mein Studienfach lieferte ich mein Examen ab, und durch Vermittlung von Iblacker ergatterte ich eine Anstellung beim Medienverlag der Steyler Missionare.

Die Möglichkeit, Filmemacher zu werden, betrachte ich nach wie vor als einen ganz großen Glücksfall in meinem Leben. Das war nicht mein ursprünglicher Plan, sondern hat sich einfach ergeben, indem ich die Chancen genutzt habe, die sich boten. Jahrelang hatte ich in der Ausbildung zielstrebig auf eine kirchliche Laufbahn hingearbeitet, doch dann ging der Plan nicht auf. Und siehe da, die Alternative wurde zur viel besseren Lösung. „Plan B" ist für mich zur Formel des Lebens geworden. Wenn „A" nicht geht, dann probiere ich „B".

Selbst jetzt, wo ich durch die niederschmetternde Krebsdiagnose keine Filme mehr machen kann, entwickelt sich mehr und mehr ein Plan B. Ich schreibe endlich ein Buch. Ich habe ein neues Medium als Ausdrucksform für mich entdeckt. Es sind die veränderten Bedingungen, die uns zwingen, Neues auszuprobieren und zu lernen. Wenn ich keinen neuen Weg hätte einschlagen müssen, wäre ich noch viele Jahre in meinem alten Trott weitergelaufen.

Dankbar erinnere ich mich an Pater Iblacker. Ausgerechnet der Pionier der Palliativbewegung war es, der mich auf meinen Weg geführt hat. Jetzt stehe ich als Betroffener auf der anderen Seite. Es fühlt sich an, als würde sich ein Kreis schließen.

Hornchoral nur für mich

5. Mai

Markus holt einen Umschlag aus seinem Rucksack. Nach seinem zweimonatigen Studienaufenthalt in den USA hatte er es erstaunlich eilig gehabt, mich zu besuchen, um mir etwas vorbeizubringen. Ich vermutete ein Mitbringsel. Neugierig schaue ich in das große Kuvert, das er mir feierlich und über das ganze Gesicht strahlend übergibt. „Das ist ein Gruß von allen, die an der Aufführung des Oratoriums *Wir sind Erde* beteiligt waren." Notenblätter? Die kunstvolle Überschrift kann ich langsam entziffern: „Hornchoral über *Wir sind Hoffnung* mit allerbesten Wünschen gewidmet Max Kronawitter."

Erst langsam kapiere ich. Gregor Mayrhofer, der Komponist des Oratoriums, hat für mich ganz persönlich einen Choral komponiert, angelehnt an das große Werk, dessen Entstehung und Uraufführung ich mit der Kamera dokumentiert habe.

Ich bin sprachlos. Das hätte ich niemals erwartet. Markus drückt mir aufgeregt noch eine DVD in die Hand. Sofort starten wir gemeinsam den Laptop und auf dem Bildschirm erscheinen zwei Herren in feierlichem Frack. Ich erkenne den Sprecher der Berliner Philharmoniker mit seinem Kollegen: „Die Mäzene und Initiatoren des Orchesterwerkes, Frau Wahl und Herr Miegel, haben für Sie ein Hornquartett in Auftrag gegeben, um damit die Genesungswünsche aller Beteiligten zu überbringen. Wir wünschen Ihnen gute Besserung." Dann spielen vier Hornisten in klassischer Abendgarderobe in einem barocken Saal ein Quartett. Die Aufnahme ist professionell aufgezeichnet und geschnitten. Gebannt beobachte ich die Musiker und lausche der Musik. Vereinzelt erkenne ich Motive, die Gregor seinem großen Werk entnommen hat, aber das Stück, das ich höre, ist leichter und fröhlicher.

Die Musik trägt mich zurück zum 13. November des letzten Jahres. Genau einen Monat vor der Operation, noch vermeintlich gesund, stehe ich in der Berliner Philharmonie. Ich führe Regie bei den Filmaufnahmen der Uraufführung von *Wir sind Erde*, dem weltlichen Oratorium über die päpstliche Umweltenzyklika. Auf Initiative der Stiftung „Kulturelle Erneuerung" hatte Markus Vogt in zweijähriger Arbeit die Enzyklika in ein Libretto umgearbeitet. In hartem Ringen, das ich teilweise mit der Kamera begleitet habe, komponierte Gregor Mayrhofer dafür die Musik.

Mit sieben Kameras fangen wir an diesem Abend ein, was Gregor zusammen mit großem Chor und dem „Orchester des Wandels" der Staatskapelle Berlin vor einem begeisterten Publikum auf die Bühne bringt. Meine ganze Familie ist dabei und unterstützt mich. Es ist ein großartiger Abend. Als ich nach dem minutenlangen Applaus meine Kamera ausschalte, denke ich nicht im Traum daran, dass das der endgültige Abschied von meinem Filmgerät ist. Wie wehmütig wäre ich gewesen, hätte ich gewusst, dass ich niemals mehr professionell filmen würde. Im Nachhinein finde ich es immerhin passend, mein Berufsleben mit einem musikalischen Appell beendet zu haben, das gemeinsame Haus Erde nicht zu zerstören.

Die Musik der DVD ist zu Ende. Überwältigt überlege ich, ob ich je ein vergleichbares Geschenk bekommen habe. „Das passt besonders gut, weil ich ja früher Tenorhorn gespielt habe", scherze ich, um mir die Rührung nicht anmerken zu lassen. Markus strahlt und ist hochzufrieden, dass die Überraschung so überzeugend gelungen ist.

Das ambitionierte Werk *Wir sind Erde*, das mit so viel Fleiß, Elan und Herzblut geschaffen wurde, um die Erde heilen zu helfen, hat einen kleinen Bruder bekommen, der mir helfen soll, wieder heil zu werden: Den Hornchoral *Wir sind Hoffnung*. Danke euch allen.

Arbeitslos?
8. Mai

Wieder so ein Tag, an dem ich eigentlich nur darauf warte, dass endlich einer aus der Familie nach Hause kommt. Wie neidisch ich auf alle bin. Selbst auf Marie und Lucia, die zwar über ihren Schulalltag stöhnen, aber wenigstens ihre Freunde treffen. Mein Büro bleibt leer. Heute Morgen habe ich den vierten Chemozyklus begonnen, wieder muss ich eine Woche lang die toxischen Tabletten schlucken. Gerade mal die Hälfte der gesamten Therapie habe ich geschafft. Wie zäh und langsam alles geht. Nicht einmal Anrufe gibt es heute. Zum Schreiben habe ich keine Lust, das Lesetraining hat mich so lange frustriert, dass ich aufgehört habe. Und jetzt? Jetzt warte ich, dass endlich etwas passiert. Aber es passiert nichts. Zum Glück kann ich solche Tage bisher an einer Hand abzählen. Sie unter den Tisch fallen zu lassen, wäre unehrlich. Die Kinder will ich damit nicht belasten. Ich sage wie immer, dass es mir gut geht, als sie mich kurz in meinem Büro aufsuchen. Nur Heike kann ich auch meine Leere, meinen Frust zumuten. Das tue ich auch, als sie gegen

Abend aus der Klinik kommt. Sie hört mir zu und sagt dann etwas, was mich seither begleitet: „Dein Job ist es jetzt, gesund zu werden." Meine Zeit ist also dazu da, mich gesund zu machen, ein großes Loch in meinem Kopf verheilen zu lassen, die chemotherapeutischen Mittel in Ruhe wirken zu lassen. Selbst wenn ich also faul in einer Ecke sitze, dann verrichte ich diese Arbeit! Das hilft mir. Diesen schlichten Satz werde ich mir in Zukunft in Erinnerung rufen, wenn wieder einmal ein quälendes Gefühl von Leere aufkommt. Als Heike mein Zimmer wieder verlässt, schalte ich die Musikanlage an, lehne mich entspannt zurück und mache mich an meine neue Arbeit.

Sterbe-Bonus
9. Mai

„Stell dir vor, eben habe ich ein kostenloses Massageangebot bekommen!", berichte ich nach einem Telefonat beim Mittagessen. Heike schaut verwundert.

Seit ich krank bin, bekomme ich immer wieder ganz erstaunliche Hilfsangebote. Die einen bieten mir an, mich bei jeder Tages- und Nachtzeit mit dem Auto zu chauffieren, die anderen wären bereit, mir als Vorleser den Abend zu versüßen. Wieder andere wollen mit mir spazieren gehen, oder bieten mir ihre Unterstützung bei der Büroarbeit an. Was ist los, dass plötzlich alle so bemüht sind, mich mit Wohltaten zu bedenken?

Offenbar ist der Tod für viele die ultimative Strafe, das Schlimmstmögliche, das einem Menschen widerfahren kann. Entsprechend groß ist dann auch das Bedürfnis, einem Betroffenen, der es augenscheinlich nicht verdient hat, beizustehen. Ein Leben in unmittelbarer Gefahr löst beim Umfeld offenbar einen Reflex zum Helfen aus.

Aber wieso nimmt man eigentlich automatisch an, dass alle Krebskranken unbedingt weiterleben möchten? Es könnte doch sein, dass ich dieses Leben ohnehin längst satthabe, und durch den Tumor nun die elegante Möglichkeit bekomme, mich anständig von dieser Welt zu verabschieden. Ohne unschickliche Suizidgedanken, ohne Sterbehilfe. Keine Bange: Ich liebe mein Leben und würde alles geben, um es zu verlängern. Aber ich erlaube mir die Frage, warum ein naher Tod den Helferinstinkt des Gegenübers so sehr stimuliert.

Möglicherweise denken manche: Der Arme hat nur noch so kurze Zeit, da müssen wir es für ihn so angenehm wie möglich machen. Zu diesem Mitleid kommt vielleicht ein Anflug von schlechtem Gewissen hinzu, wenn man sich angesichts des nahen Endes an all die Versäumnisse und Oberflächlichkeiten erinnert. Oder sucht man in der Berührung mit jemandem, der dem Tod näherkommt, das Geheimnis? Das Außergewöhnliche, das sich vom Alltag abhebt? Vielleicht wird man an der Schwelle ins Jenseits für viele interessanter, wie ein exotisches Wesen. „Der hat bald eine Antwort auf die große Frage, die dieses Leben täglich stellt."

So viele Mitmenschen wollen mich unterstützen, wahrscheinlich aus den unterschiedlichsten Gründen. Sie alle bieten an, was sie geben können. Ich brauche diese Hilfen gar nicht annehmen, allein die Angebote stärken mich.

Erneute Zuversicht

Heute habe ich auf einmal wieder diese Zuversicht. Obwohl der Tag wie jeder andere beginnt, bin ich innerlich stark und ruhig. „Der Spuk wird vorbeigehen, wie schon so vieles." Woher diese Zuversicht kommt, weiß ich nicht. Ich staune über mich selbst, als käme eine alte Gewissheit endlich langsam wieder an die Oberfläche.

Noch vor wenigen Wochen war ich fest davon überzeugt, dass mein Leben bald zu Ende gehen würde. Kein Zweifel daran, dass es nur noch darum ginge, alles möglichst sinnvoll abzuwickeln. Die noch offenen Türen zu schließen. Und jetzt … ertappe ich mich dabei, Pläne zu schmieden. Manchmal kommt es mir so vor, als wäre der Tumor nur eine schwere Grippe, sein Verschwinden nur eine Frage der Zeit. Als würde ich in einer schwierigen Übergangszeit leben, die es nur zu überdauern gilt, und danach geht es wieder normal weiter. Hoffentlich sieht der Tumor das genauso. Faktisch hat sich an meiner Prognose nichts verändert. Es ist kein neues Medikament erfunden worden. Keine Universität hat eine bahnbrechende neue Therapie entdeckt. Im Internet finden sich immer noch dieselben Daten zu Glioblastom wie vor einem halben Jahr. Und trotzdem kommen bei mir, je länger die Krankheit andauert, zunehmend wieder die alten Denkmuster hoch. Zuversicht, Hoffnung, Vertrauen darauf, dass sich schon alles richtig fügen wird.

Vielleicht schaffen es selbst lebensbedrohliche Bedingungen nicht, die ursprüngliche Lebenseinstellung eines Menschen dauerhaft zu verändern. Was sind wir doch für erstaunliche Wesen! Ist uns dieser Mechanismus der Selbsttäuschung angeboren, um bedrohtes Leben wieder lebbar zu machen?

Keine Ahnung, aber ich freue mich, dass meine Psyche derzeit alle Zeichen auf positiv gestellt hat.

Ich kann essen, trinken, mich bewegen. Ich liebe und werde geliebt. Ich bin in wichtigen Bereichen selbstständig und ich habe eine Aufgabe. Mehr brauche ich nicht. Heute reicht das. Wie wunderbar!

Filmthema Sterben

Habe ich eigentlich etwas Morbides? Wer sich meine Filmliste anschaut, entdeckt, dass ich mich in meinen Dokumentationen immer wieder mit den Themen Tod und Sterben beschäftigt habe. Ist das schon krankhaft? Bin ich ein seltsamer Typ mit Todessehnsucht?

Wer mich kennt, wird darüber lächeln. Ich bin ein lebenslustiger und humorvoller Mensch. Dass mich das Thema Tod dennoch immer wieder fasziniert hat, hat andere Gründe. Es geht um eine geheimnisvolle Grenze, angesichts derer alle Fassade abfällt und die zur Ehrlichkeit zwingt.

Mein erster Fernsehfilm 1992 dokumentierte den Weg einen AIDS-Kranken. Damals kam die Diagnose HIV noch einem Todesurteil gleich. Wir wollten Benedikt, so hatten wir es mit ihm vereinbart, bis zu seinem letzten Atemzug begleiten und dabei schildern, ob und wie sich die Einstellung zum Tod verändert, je näher er heranrückt. Entgegen seiner ursprünglichen Planung wurde Benedikt am Ende seines Lebens zu seinen Eltern nach Hause entlassen. Die Mutter stemmte sich vehement gegen unser Projekt, schockiert über die Idee, dass ein Fernsehteam den sterbenden Sohn begleitete. Nach stundenlangen Diskussionen brachen wir unser Filmvorhaben ab. Benedikt starb ohne uns im Kreis der Familie. „Wir hätten die Eltern um den Tod ihres Sohnes betrogen. Es ist uns nicht gelungen", lautet der Schlusskommentar unseres Filmes.

Trotz dieser Schwierigkeiten hatte mich das Thema gepackt. Mit dem Film *Letzte Berührungen* begleitete ich den Priester Thomas Schwaiger, den ersten festangestellten Aidsseelsorger Deutschlands. Franz, einer seiner Betreuten, erlaubte es mir sogar, ihn als Toten zu filmen. Ich werde nie vergessen, wie Thomas den eben verstorbenen Franz verabschiedete. Thomas schweigend, Weihrauch stieg wohlriechend auf, als ob er die Seele mitnähme. Eine mystische Stille lag über dem Ort.

Stundenlang konnte ich mich mit Thomas über das Lebensende unterhalten. Er konnte mit so viel Poesie über das Sterben sprechen. Bei ihm hatte der Tod nichts Bedrohliches, sondern er war ein würdevolles Hinübergleiten in eine andere Welt, deren Geheimnis Thomas nie zerredete. Der Aidsseelsorger hat mir die Angst vor dem Tod genommen und mich gelehrt, ihn als Faszinosum zu entdecken. Ich wurde zum Staunenden, der voller Ehrfurcht beobachtet, was sich da vollzieht.

Immer wieder habe ich mit meinen Filmen versucht, das Tabu um die Themen Sterben und Tod zu durchbrechen und die Auseinandersetzung mit ihnen anzustoßen. Ist das die Vorbereitung auf mein jetziges Schicksal gewesen? Habe ich das unbewusst schon über all die Jahre vorausgeahnt? Ich weiß es nicht, manchmal denke ich das. Aber ich weiß, dass ich durch meine Filme viele Gedanken meinen Tod betreffend schon gedacht habe. Und ich habe gesehen, dass man es schafft. Sterben ist möglich! Oft sogar gut und in Frieden. Es wäre schön, wenn es mir so glücken könnte.

Mein letzter Film

Mein Handy piept. Eine Sprachnachricht von Sandra. Sie hat lange nichts von sich hören lassen. Sie ist die Protagonistin meines letzten Fernsehfilmes. Ihre Geschichte ist schockierend und hat mich als Vater von zwei Mädchen besonders aufgewühlt.

Aufgewachsen in meiner niederbayrischen Heimat gerät Sandra als Gymnasiastin an einen sogenannten Loverboy. Er gewinnt ihr Vertrauen und zwingt sie schließlich, für ihn in einem Bordell zu arbeiten. 20 Freier pro Nacht – für Sandra beginnt ein jahrelanges Martyrium. Schließlich schafft sie, was nur ganz wenigen gelingt: Sie befreit sich und beginnt ein Jurastudium mit einem klaren Ziel vor Augen: Sie will ihre Peiniger zur Rechenschaft ziehen.

Im Sommer 2021 begleiten wir sie zu ihrem Staatsexamen. Gespannt warten wir vor dem Ausgang der Hochschule und erleben, wie eine überglückliche, mit bleischweren Gesetzesbüchern beladene Sandra aus der Tür tritt: Sie hat es geschafft! Trotz schlechtester Bedingungen hat sie sich mit Beharrlichkeit und großer Disziplin von ihrem Traum leiten lassen. Als Juristin will sie fortan dafür sorgen, dass durch Prostitution gedemütigten Frauen Gerechtigkeit widerfährt.

Über drei Millionen Zuschauer haben ihre bewegende Geschichte im Fernsehen angesehen. Darüber hinaus reichte der Sender den Film für den Grimme-Preis ein, wie mich meine Redakteurin freudestrahlend informierte. Wie oft hatte ich von dieser Auszeichnung – einer Art deutscher Oskar – geträumt.

Ich schwamm auf einer Glückswelle. Im August liefen gleich vier Dokus von mir im Abendprogramm des BR, für Sandras Film bekam ich einen Preis verliehen. Ich hatte das Gefühl, oben angekommen zu sein. Wäre das nicht ein guter Zeitpunkt für eine Zäsur? Ja, ich hatte mir tatsächlich oft überlegt, nach 30 Jahren Fernseharbeit etwas ganz Neues anzufangen. Meine langjährige Redakteurin wollte in Pension gehen, die Stimmung und die Anforderungen beim BR änderten sich. Irgendwie griff ein neuer Geist um sich. Gehörte ich da noch dazu?

Aber dann habe ich doch noch den Film über die Schamanin eingereicht. Zu verlockend war der Gedanke, wieder ein so spannendes Thema präsentieren zu können. Und auch noch eine Alternative, über eine Familie, die zum Polarkreis aufbrechen will. Da war ich nämlich noch nie! Beide Exposés konnten sich nicht durchsetzen. Im Nachhinein ein Glück, ich hätte die Verträge nicht einhalten können, weil kurze Zeit später mein Tumor entdeckt wurde.

Wieder einen Fernsehfilm zu drehen, erscheint mir derzeit völlig unmöglich. Das Gute daran ist, dass ich nicht befürchten muss, dass man in einiger Zeit sagt: „Der Kronawitter war auch schon mal besser, warum hört der denn nicht auf?“ Dass mein letzter Fernsehfilm über Sandra ein so wichtiger und notwendiger geworden ist, tröstet mich. Auch wenn ich den Grimme-Preis dafür nicht bekommen habe, bin ich sicher, dass die Geschichte erzählt werden musste.

Ikarus stürzt
12. Mai

Eigentlich bin ich auf der Suche nach einem Foto für eine Glückwunschkarte. Dabei fällt mir eine Aufnahme in die Hände, die ich vor Jahren auf Kreta gemacht habe. Ein Künstler hat dort Ikarus und Dädalus auf eine riesige Fassade gemalt. Ich ziehe das Foto heraus und greife nach einer Lupe. Die Geschichte von Dädalus, der für sich und seinen Sohn Ikarus Flügel bastelte, um aus dem Labyrinth von Minos zu entfliehen, hat mich schon als Kind fasziniert. Das Motiv wählte ich dann im Jahr 1989 als Namen für meine neu gegründete Filmfirma, weil mich die Idee der verwegenen Flucht und die mitschwingende Mahnung, nicht zu hoch zu fliegen und sich dann die Flügel zu verbrennen, inspirierte. Kreativität und Bescheidenheit – ein gutes Motto für meine Firma. Dass ich damit die Geschichte des abgestürzten Ikarus irgendwie im Schlepptau mitgenommen habe, hat mich jetzt nach 33 Jahren eingeholt. Bruchlandung! Wie vom Himmel gefallen bin ich. Als wäre ich selbst Teil dieser mythischen Erzählung, muss ich erleben, wie mein „Kind“

Ikarus, meine Filmfirma, abstürzt. Und wie einst Dädalus das zerstörte Federkleid und den toten Sohn zu bergen versuchte, so mache auch ich mich daran, zu retten, was noch zu retten ist. Bis ins Frühjahr hatte ich geglaubt, nach Tumorentfernung, Bestrahlung und Reha wieder wenigstens reduziert arbeiten zu können und angefangene Projekte vielleicht noch abzuschließen. Oder mithilfe eines Kameramanns oder Cutters kleine Ideen zu verwirklichen. Heute glaube ich das nicht mehr. Ich weiß, dass es nie wieder werden wird, wie es war. Mit meinem amputierten Blick und den kognitiven Einschränkungen hat es keinen Sinn. Es war ein Trugbild zu glauben, es gäbe einen Weg zurück. Es geht nur nach vorne, ins Ungewisse. Ikarus – meine Firma – stürzt, und ob sie überleben wird, weiß ich nicht. Ein bisschen tröstet mich der Vergleich mit Dädalus auch, denn viel schlimmer noch als ich musste er das Allerliebste zu Grabe tragen, seinen Sohn.

Streit und Zweifel

13. Mai

„Du machst genau so weiter wie vor dem Tumor. Du arbeitest den ganzen Tag!" Mit ernstem Blick sitzt Heike vor mir. Dann schweigt sie. Der Vorwurf trifft mich. Vielleicht, weil sie eine unbequeme Wahrheit ausgesprochen hat. Seit fast einem halben Jahr hat sich zwar mein Leben komplett geändert, aber mein Tagesablauf fast nicht. Eigentlich lebe ich genauso weiter wie vorher. Ich stehe am Morgen mit den Mädchen auf, und wenn sie sich um 6.45 Uhr zum Schulbus begeben, gehe ich in mein Büro. Der Alltag beginnt. Nachrichten von BR 24, Computer hochfahren, E-Mails checken – mit dem einzigen Unterschied, dass alles viel, viel länger dauert. Nach einer Tasse Tee wartet dann allerdings der Teil des Tages, auf den ich mich schon die ganze Zeit freue, der mich mit Leben erfüllt. Ich kann endlich über das schreiben, was mich bewegt und was mich oft schon im Schlaf beschäftigt hat.

Warum macht mich das heiter, gibt mir Sinn, erfüllt mich mit Zufriedenheit?

Beim Notieren meiner Gedanken male mir oft aus, was passiert, wenn jemand sie liest. Wird er mich auf eine andere Weise kennenlernen? Werden wir miteinander ins Gespräch kommen? Wahrscheinlich treibt mich ein Urinstinkt der Menschen: Wir wollen wahrgenommen werden, wollen unsere Welt mit anderen teilen, anderen davon erzählen, was uns umtreibt. Und das versuche ich nun mit einem Buch. Gut, dass Papier die Fähigkeit besitzt, auch ein Glioblastom zu überdauern. Der Wunsch, dass meine Gedanken mich überleben, ist stärker, als ich anfänglich wahrhaben wollte.

Und deshalb streite ich mich nun mit meiner Heike. Sie möchte ein Buch, das bewegt und erzählt, wie es einem Menschen ergeht, der gerade von einer katastrophalen Meldung kalt erwischt worden ist. Sie will erzählen, welche Erfahrungen er macht, welche Hürden er bewältigen muss, welche Löcher sich in seinem Alltag auftun. All das möchte ich auch erzählen, aber darüber hinaus noch viel mehr.

Ich möchte mich in diesem Chaos der Gefühle an die wunderbare Zeit erinnern, die mir als Filmemacher vergönnt war. Ich möchte noch einmal eintauchen in die faszinierenden Welten, die ich kennenlernen durfte, jetzt, wenn sich alles aufzulösen scheint. Ich möchte mir noch einmal die wichtigen Lebensfragen stellen, die mir bei vielen Projekten zu Begleitern wurden.

Oft wird mir erst jetzt bewusst, wie sehr ich mit meinen Protagonisten mitgelebt habe, wie sehr sie Einzug in mein Leben gehalten haben – bis zum heutigen Tag. Sie sind die Kulisse, vor der sich meine derzeitigen Gedanken entfalten. Die Erinnerung an die schönen Bilder und Szenen tröstet mich jetzt, wenn mein zerschundenes Gesichtsfeld mich so traurig macht.

Was ich erzählen möchte, ist die Geschichte eines leidenschaftlichen Filmemachers, der außergewöhnlichen Menschen begegnet ist, die ihm einen neuen Blick auf die Welt geschenkt haben. Und dem die Auseinandersetzung mit den Lebensfragen seiner Protagonisten hilft, in der jetzigen Krise weiterzuleben.

Und dafür stehe ich jeden Morgen früh auf und arbeite leidenschaftlich – genauso wie vor dem Tumor.

WIEDER DABEI

Carmina Burana
14. Mai

Isarphilharmonie Gasteig HP8. Beeindruckt sitzen Heike und ich in der zweiten Reihe des großen Konzertsaales, die Bühne leuchtet in mattem Weiß, bequem und geborgen sitzt man in den weichen Sesseln. Wir sind gekommen, um die *Carmina burana* zu hören.

Schon vor gut einem Jahr hatte ich die Karten besorgt, auch um mit meiner Frau endlich einmal den neuen Konzertsaal Münchens zu erleben. Am Heiligen Abend war ich heilfroh gewesen, mich an das lang vorbereitete Präsent zu erinnern, denn nach meiner Operation war ich zu keiner Besorgung fähig.

Mich zieht es immer wieder zu den *Carmina burana*, auch weil ich mich mit Carl Orff verbunden fühle. Ihn selbst habe ich zwar nie getroffen, ich durfte aber zwei seiner vier Ehefrauen kennenlernen.

Luise Rinser, Orffs dritte Ehefrau, traf ich während meines Auslandssemesters als Nachbarin in Rocca di Papa. Wir wohnten beide in diesem kleinen Dorf oberhalb Roms. Und weil wir quasi zwei Bayern in der italienischen Fremde waren, lud sie mich zum Kaffee ein und wir verbrachten einen Nachmittag mit Philosophieren und Diskutieren.

Orffs vierter und letzter Frau Lieselotte begegneten wir mehrmals bei den Orff-Festspielen in Andechs, wo Abt Odilo den genialen Komponisten bestattet hatte. Vor der Kamera schilderte der mir, wie der alte Orff ihn eines Tages mit dem Wunsch überrascht hatte, auf dem

Heiligen Berg begraben zu werden. „Summus Finis" ließ Orff auf seine Grabplatte gravieren. „‚Das höchste Ziel', gemeint ist in etwa: ‚Am Ende kommt das Wichtigste'", erklärte mir Abt Odilo.

Es klingelt, wir nehmen unsere Plätze ein, das Saallicht wird gedimmt. Gebannt starre ich auf den Dirigenten, der alle Blicke auf sich versammelt. Der Taktstock hebt sich, fortissimo zerreißen die mächtigen Akkorde die Stille: „O Fortuna" von hundert Sängern aus voller Selle gesungen. Das Schicksal klopft an, laut und brutal. Mir läuft es eiskalt den Rücken hinunter, diesmal werde ich besungen, diese Komposition mittelalterlicher Lieder ist mir heute auf den Leib geschrieben, sie trifft genau in mein Herz. Mein memento mori wird hier angestimmt.

Während mir die Tränen herunterlaufen, lausche ich, wie ich noch nie gelauscht habe. Es ist eine herrliche Musik, und auch wenn ich das Stück schon in so vielen Aufführungen gehört habe – auf diese Weise habe ich es noch nie gehört. Diesmal bin ich mit allen Sinnen da. Wie oft habe ich mit Heike Konzerte besucht und war spätestens beim 2. Satz in Gedanken weit weg: bei meiner Arbeit, bei Problemen mit Protagonisten, bei wackeligen Projekten. Heute gibt es keine anderen Gedanken, nichts von alledem, nur die Musik ist da. Selbst der Schatten, der mich seit Mitte Dezember begleitet, ist in eine Ecke verschwunden, um dieser wunderbaren Musik mehr Raum zu geben. „O Fortuna" ist zu Ende, der heitere Teil des Werkes beginnt. Die Frühlingslieder, die Trinklieder. Und dann engelsgleich singt die Sopranistin das wunderbare Liebeslied, die hauchzarten Klänge verteilen sich im Raum, als wären sie nicht von dieser Welt. Sie schweben längst von der Kontrolle des Dirigenten unabhängig, um dorthin zu fliegen, wo sich alles löst.

Wieder rührt diese Musik an meine Seele. So oft habe ich in den vergangenen Wochen gedacht, dass die Aussicht auf meinen Tod fortan jedes Glücksgefühl schmälern würde. Und jetzt fühle ich, dass das nicht stimmt. Ja, es gibt auch im Angesicht des drohenden Todes Glücksmomente, die vollkommen sind und die den früher gemachten Erfahrungen in nichts nachstehen.

Wie froh bin ich um diese Erkenntnis. Auch für mich hält also das Leben noch Augenblicke puren Glücks bereit. Es geht nur darum, sie zu entdecken.

Und plötzlich erkenne ich, dass diese Musik ein Stück Ewigkeit ist. Carl Orff ist tot, seine Frauen sind längst begraben, aber seine Musik begeistert, dringt in tiefe Schichten der Seele vor und bringt Menschen zum Weinen. Und nächstes Jahr wird es eine neue Inszenierung geben, und im Jahr darauf wieder eine und dann wieder. Die Musiker werden ausgewechselt, manche gehen in Pension, andere können den Bogen nicht mehr halten, weil sie an einer bösen Krankheit leiden, aber die *Carmina Burana* werden dennoch erklingen.

Und irgendwann werden meine Kinder und Enkel diese wunderbare Musik hören und vielleicht genauso lieben wie ich. Und ein wenig werde dann auch ich mitschwingen in diesem großen Konzert, das hoffentlich nie aufhört. Wenn diese Klänge mir einen Vorgeschmack auf die Ewigkeit geben, dann brauche ich mich nicht zu sorgen.

„O Fortuna" im Fortissimo, am Ende des Konzertes schließt sich der Kreis. Das Schicksalsrad dreht sich, für mich, für alle. Ich habe heute Abend erlebt und gespürt, dass ich weiter vollkommen glücklich sein kann und darf, egal, was kommt.

Falsche Haare
19. Mai

„Bin ich ein Feigling?", frage ich mich, als ich mit der nagelneuen Perücke, die ich mir doch noch anpassen ließ, vor den Spiegel trete. Sie soll mich morgen bei der Prinzenhochzeit vor den Blicken der anderen schützen. Damit will ich den Eindruck vermitteln, ein Gast wie jeder andere zu sein – ohne Makel, ohne ein Loch im Kopf, das erst langsam wieder zuwächst. Für Frauen ist es gesellschaftlich akzeptiert und vollkommen üblich, bei einer Chemotherapie den kahlen Kopf unter einer Perücke zu verbergen. Die Krankenkasse übernimmt dieses Hilfsmittel ohne größere Nachfragen, die Auswahl ist riesig, niemand würde eine Frau abschätzig anschauen, wenn sie ihren haarlosen Schopf schamhaft verbirgt.

Bei einem Mann ist das anders. Männer mit Toupets oder Perücken wurden auch von mir immer ein wenig mitleidig angeschaut. „Der hat nicht den Mumm, seine Glatze zu zeigen", schwingt im Hinterkopf immer mit. Auch wenn es bei mir hauptsächlich die Narbe ist, die mich stört. Das Gefühl bleibt das gleiche: Man ist nicht mutig genug, ehrlich zu sein.

Sogar der Gesetzgeber diskriminiert hier munter mit. Eine Regelung legt fest, dass einem Mann der Haarausfall zumutbar ist, da der ja im Laufe des Lebens bei ihm sowieso eintritt. Deshalb hat auch bei mir die Krankenkasse erst nach einem schriftlichen Widerspruch mit angehängten Fotos meiner narbigen Kahlheit eingelenkt und eine Zuzahlung zur „Vollhauptperücke aus Kunsthaar" genehmigt. Witzigerweise sind Herrenperücken fast doppelt so teuer wie die Damenmodelle, deshalb hat unsere findige Friseurmeisterin für mich ein Frauenmodell bestellt und dann kurzerhand selbst eine Herrenfrisur zurechtgeschnitten.

Ich komme mir so komisch vor! Aus dem Spiegel schaut mich ein Mensch an, der ich seit langer Zeit nicht mehr bin. Farblich ist das Kunsthaar optimal auf mein eigenes abgestimmt, die Geheimratsecken freilich, die in den letzten Jahren stetig größer wurden, sind nun wundersam verschwunden. Aus dem Spiegel lächelt ein jugendlicher Max, gesund und vor Leben strotzend, und so möchte ich ja auf der Hochzeit auch wirken. Viele werden mich ohnehin nicht kennen. Ob es Prinz Ludwig auffallen wird? Womöglich wird er sich über mein jugendliches Aussehen wundern, mehr wohl nicht. Mal sehen. Es ist auch für mich eine Premiere, erstmals in dieser Verkleidung aufzutreten.

Natürlich ist auch der Hut dazu da, mein Loch im Hinterkopf zu verhüllen. Aber ein Hut bedeckt, er täuscht nicht. Mit meiner Perücke habe ich das Gefühl, etwas vorzugeben, was nicht der Wahrheit entspricht, und so ist es ja auch. Macht das mich, der ich immer so viel Wert auf Authentizität gelegt habe, zum Lügner? Verleugne ich mit dem künstlichen Haar einen Teil von mir?

Tagelang habe ich hin und her überlegt: Perücke oder Kappe? Ich kann mich immer noch nicht endgültig entscheiden. Langsam streife ich das Teil wieder vom Schädel und hänge es säuberlich über die mitgelieferte Kopfattrappe. Ich verschiebe die kniffelige Entscheidung. Mal sehen, wie ich morgen darüber denke.

Royale Hochzeit
20. Mai

Der große Tag ist da, heute ist die bayerische Prinzenhochzeit, über die in den Boulevardblättern bereits aufgeregt debattiert wird. Ein bisschen Märchenfeeling – und wir sind dabei! Ob das Brautpaar auch schlecht geschlafen hat? So wie ich Prinz Ludwig in Afrika erlebt habe, kann ihn wenig am Schlaf hindern. Bei mir ist das anderes, meine Nacht war unruhig. Seit Monaten habe ich keine hochoffizielle Veranstaltung mehr besucht, ich bin aus der Übung und eine gewisse Aufregung begleitet mich. Und dass die Haarfrage immer noch nicht definitiv gelöst ist, macht es auch nicht leichter.

Beim Ankleiden fragt Heike: „Und, weißt du schon, wie du es machst?" Ich ziehe mich komplett an, der schöne neue Anzug mit Weste, das schicke cremefarbene Hemd, die Manschettenknöpfe meines Vaters, die schon seit vielen Jahren nicht mehr hervorgeholt wurden. Die passende Fliege und das Einstecktuch zupft Heike noch zurecht. Dann ziehe ich die Perücke über meinen Kopf, Heike bürstet die Kunsthaare in Position. Ihr Blick lässt alles offen, sie überlässt die Entscheidung allein mir.

Ein Blick in den Spiegel – nein, so ist es nicht richtig. Das bin ich nicht. Ich würde mich den ganzen Tag unwohl fühlen. Ich ziehe die Perücke ab, ersetze sie durch die Kappe aus Stoff und schaue erneut in den Spiegel: Jetzt passt es, das bin ich, und so werde ich allen gegenübertreten. Endlich habe ich das Gefühl, dass Max Kronawitter zur Hochzeit geht und nicht sein Double. Fröhlich und ein bisschen aufgeregt fahren wir los. Ich habe eine bezaubernde Lady mit einem eleganten Hut als Chauffeurin. Während der letzten sechs Monate, in denen sich mein Leben so gewandelt hat, war dieser Termin immer wieder in meinem Denken aufgetaucht: „Da gehst du hin!" Wie eine Belohnung für alle

Mühen und Sorgen, ein Haltepunkt in diesem Therapiereigen, in dem ich die Kontrolle fast abgegeben habe.

Auf dem Odeonsplatz herrscht schon reger Betrieb. Die Polizei sperrt das Areal ab, Gebirgsschützen und Blaskapelle formieren sich. Die Kulisse ist perfekt. Überall sehr schicke Paare, die Damen mit Hut und kurzem Kleid, die Herren im Cutaway oder schwarzem Anzug. Überall zucken Fotoapparate, laufen Kamerateams, um all die Prominenz abzulichten. Unter den Klängen bayrischer Blasmusik betreten wir das riesige Kirchenschiff. „Wahrscheinlich werden wir hinter einer Säule ganz hinten sitzen und das Jawort nur hören", meint Heike. Ein Platzanweiser führt uns immer weiter nach vorne in Richtung Altar und stoppt … an der fünften Bankreihe? Ich bin platt. Wie kommen wir zu diesen Plätzen? „Ludwig", denke ich begeistert, „vielen Dank für diese Wertschätzung!"

Kardinal Marx zelebriert die Messe, auch Abt Johannes, den viel mit den Wittelsbachern verbindet, steht am Altar. Das musikalische Programm rührt uns. Unter anderem hat sich das Brautpaar das Lied *Von guten Mächten* gewünscht. Meine Schwester Maria hatte es für ihre Trauerfeier ausgesucht: „Und reichst du uns den schweren Kelch, den bittern, […] so nehmen wir ihn dankbar ohne Zittern", hatte Pfarrer Dietrich Bonhoeffer in Erwartung seines Todes durch die Nazis 1944 formuliert. Heike und mir geht dieses Lied stets durch Mark und Bein, schon lange können wir es nicht mehr mitsingen, die Stimmen versagen jedes Mal wieder.

Unter dem Jubel der Wartenden treten die frisch Vermählten auf den sonnigen Odeonsplatz. Bilder wie aus Hollywood und wir mittendrin. Nicht im Traum hätte ich gedacht, auf der Gästeliste dieser exquisiten Hochzeit zu landen. Neben dem Film über Ludwig in Afrika, war es wohl auch unsere gemeinsame Erfahrung beim „Löwenmarsch", die unsere Bekanntschaft vertieft hat. Der Spendenlauf für sein Afrikaprojekt „Learning lions" ist ein 100 Kilometer langer Gewaltmarsch über 24 Stunden von Schloss Kaltenberg nach Schloss Hohenschwangau. Ich muss gestehen, dass ich dem untrainierten Prinzen diese Marathonstrecke nicht zugetraut hatte. Wir begleiten ihn für den Film mit der Kamera, als er sich in Lederhose und mit einem altmodischen Rucksack in die Schar der Teilnehmer einreiht, erschöpft an der Wieskirche vorbeimarschiert und nach 100 Kilometern im Hof von Hohenschwangau durchs Ziel schreitet. Um ihn gut ins Bild zu setzen, muss ich einen Teil des Weges rückwärtslaufen. Später meint Ludwig humorvoll: „Rückwärts gelaufene Kilometer zählen doppelt." „Nächstes Jahr bin ich ohne Kamera dabei", versichere ich ihm. Und ich habe mein Versprechen tatsächlich wahrgemacht. Im September 2021 treffen wir uns in den Morgenstunden nach etwa 70 Kilometern auf der gewaltigen Strecke wieder und laufen ein Stück gemeinsam. Uns beiden geht es schlecht, die Beine schmerzen, die Reserven sind erschöpft, aber wir motivieren uns gegenseitig. Aufgeben ist keine Option, darin sind wir uns einig. An diese Momente erinnere ich mich jetzt, als ich ihn so glücklich sehe.

Beim Einlass in den Nymphenburger Schlosspark drängelt sich der Ministerpräsident mit Gattin gestresst durch, bewacht von seiner Schar Bodyguards. Uns beachtet keiner, wir genießen den wunderschön hergerichteten Schlosspark mit all den festlich gekleideten und fröhlichen Menschen. Überall schicke Herren, tolle Kleider, extravagante Hüte, dazwischen Blasmusik und die Blumenkinder der Braut. Unmittelbar vor dem Eingang zum Schloss treffen wir Kardinal Marx in bester Laune. Er deutet mit einer fragenden Geste auf meine Kopfbedeckung. „Keine Angst, Herr Kardinal, ich bin schon noch katholisch. Ich verdecke eine Narbe von einer Tumoroperation." Das Lachen aus dem Gesicht des Erzbischofs verschwindet augenblicklich. „Hoffentlich gutartig?", fragt er. „Nicht unbedingt", setze ich nach. Mit dem Versprechen, mich in sein Gebet einzuschließen, zieht er weiter.

Heike hat sich gerade mit einem Glas Champagner an einem Stehtisch positioniert, als uns eine Dame auf Englisch anspricht und fragt, was es denn mit meiner Kopfbedeckung auf sich hätte. Sie vermutet eine traditionelle Mütze aus Bayern. Als ich ihr sage, dass ich damit nur eine Gehirnoperation verheimlichen möchte, bittet sie schockiert um Entschuldigung. Wir kommen ins Gespräch und lernen die langjährige Chefin der Braut bei der WHO kennen, die humorvoll erzählt, dass die Braut eines Tages zu ihr gesagt habe: „I am sorry to leave you. I'm going to be a princess now."

Wir schlendern weiter. Ein Herr in Begleitung einer Dame im knallroten Kleid und mit sehr großem Hut kommt auf mich zu und spricht mich an: „Entschuldigen Sie, ich habe gesehen, wie Sie mit dem Kardinal gesprochen haben, darf ich Sie fragen, welcher Glaubensgemeinschaft Sie angehören?“ Er vermutet, ich sei ein Rabbiner oder aber ein muslimischer Gelehrter. Wieder erzähle ich lächelnd, dass meine Kappe keinen religiösen Hintergrund hat, sondern nur die Operationsnarbe kaschieren soll. „Jetzt bist du wieder so richtig ins Fettnäpfchen getreten!“, kommentiert die Frau mit dem roten Kleid ganz salopp. Und dann entwickelt sich eine sehr intensive Unterhaltung. Der Sohn, ungefähr so alt wie David, ist ebenfalls schwer erkrankt und wird in den nächsten Jahren sein Erinnerungsvermögen verlieren. Welch ein furchtbares Los, denke ich, seinen eigenen Jungen verfallen zu sehen, ohne etwas tun zu können. Sofort erscheint mir mein eigenes Schicksal gnädig, und ich merke, dass es den Mann schon tröstet, seine Not mit jemandem teilen zu können. Mit mir, einem Betroffenen, der vielleicht nachfühlen kann, wie furchtbar dieses Los für seine Familie ist. Ein besorgter Vater und ein Krebskranker – noch eine Begegnung, die ich der Tatsache verdanke, dass ich auf die Perücke verzichtet und mich getraut habe, mit der Kappe aufzutreten.

Heike und ich machen noch ein paar Fotos für die Oma und alle Freunde. Dann reicht es uns. Mit ein paar Geschichten im Gepäck fahren wir wieder heim. Der große Ball am Abend läuft ohne uns, Diadem und Schärpe hätten wir sowieso nicht bieten können.

Freude trifft auf Trauer
26. Mai

Freitagmorgen, herrlicher Sonnenschein, für heute Abend ist Grillen mit Johannes geplant. Alles fängt so gut an! Ich gehe zum Frühstück. David ist bester Laune, er packt gerade seinen Rucksack für ein Musikfestival in Memmingen. Grinsend verstaut er große Mengen tiefgefrorener Bierdosen. Marie sucht fieberhaft nach einem passenden Outfit für die Bekanntgabe der Abiturnoten am Mittag und Heike lässt sich Zeit mit dem Frühstück. Sie hat seit Wochen wieder mal einen freien Tag. Dann kommt telefonisch die Nachricht, die alle erschüttert: Heute Mittag um zwei ist eine Beerdigung. Unser Nachbar Oswald hat sich das Leben genommen. Ein Schock! Wie ist das möglich, wieso wissen wir das nicht? Wir haben Oswald in den letzten Wochen doch noch gesehen? Einen Tag vor seinem Suizid hatte er Hans noch seinen Rechen zur Reparatur vorbeigebracht. Und jetzt soll er einfach weg sein?

Den bodenständigen Südtiroler Künstler und Holzbildhauer musste man einfach mögen. Nach seiner Pensionierung – so erfahren wir – glitt er in eine Depression ab, von der er sich trotz Therapie nicht wieder erholte. Mit gerade mal 72 Jahren konnte er nicht mehr. Dabei hatte ich noch so viel zusammen mit ihm vor: Ich wollte von ihm als Künstler lernen, Skulpturen zu schaffen. Die beiden Baumstämme vom Hans hätte ich gerne mit ihm in Angriff genommen. Er wollte mir beibringen, wie man fachgerecht ein Stemmeisen schleift, schon zweimal hatten wir dafür einen Termin ins Auge gefasst. Immer kam mir etwas dazwischen. Jetzt ist es zu spät.

Am Sonntagnachmittag beendete er sein Leben. Genau zu der Zeit, als Johannes und ich an seinem Haus vorbeispaziert sind, ist er gestorben. Hätte es etwas verändert, wenn wir uns zufällig getroffen hätten? Eine sinnlose Frage. Es ist zu spät, er ist tot. Es tut mir so leid. Für seine Frau, für seine erwachsenen Kinder, aber auch für mich, der ich noch so viel zusammen mit ihm vorhatte.

David ist mittlerweile zum Festival aufgebrochen, Marie ist von einer Freundin abgeholt worden, Heike und ich sitzen immer noch fassungslos in der Küche. Immer wieder denke ich: Er hatte alles, was ich so gerne noch hätte: gesunde Augen, er konnte lesen und er hatte eine weitaus höhere Lebenserwartung als ich. Das Leben ist nicht gerecht. Während ich traurig in Richtung seines Hauses starre, kommt ein Anruf. Es ist Marie. Sie weint. Nicht Tränen der Verzweiflung, es sind Freudentränen. „Papa, meine Abi-Note: Ich habe eine 1,0!", überschlägt sich ihre Stimme. Ich kann es kaum glauben. Marie hat ein Traumabitur hingelegt, und das, obwohl sie auch noch in so vielen anderen Projekten engagiert ist. Glücklich und noch ein bisschen ungläubig sprudelt ihre Stimme aus dem Hörer, Heike steht verheult daneben. Wir liegen uns in den Armen und freuen uns. Ihre ganze Schufterei hat sich ausgezahlt. Unser Mädchen hat sich einen Traum wahr gemacht.

Was für ein Tag! Größtes Glück und tiefste Trauer geben sich gerade die Hand.

Während Marie mit ihren Freunden feiert, läuten bei uns um kurz vor zwei die Kirchenglocken. Oswalds Sohn und Tochter eröffnen die Feier. Sie erzählen, wie sie ihren Vater erlebt haben, wie er sie geprägt hat, wie er seine Heimat geliebt hat. Abgrundtiefe Trauer drückt den Sohn nieder, als er sich wieder in die Bank setzt.

Während Oswald von seinem Leid erlöst ist, erleben die Zurückgebliebenen jetzt erst ihren Schmerz. Quälende Ungleichzeitigkeit. Wie versteinert sitze ich in der Dorfkirche. Ich merke, dass ich wohl nie mehr einen Trauergottesdienst besuchen kann, ohne stets meine eigene Beerdigung vor Augen zu haben. Wie wird es sein? Werden meine Kinder auch versuchen, etwas zu sagen, wird ihnen auch die Stimme brechen? David, Marie und Lucia? Soll ich selbst Worte und Gedanken vorbereiten, um die anderen von der Last zu befreien? Wird jemand Worte finden, wo es keine gibt? Gedanken flirren mir durch den Kopf. Ich wage nicht, mich zur Seite zu drehen, weil ich weiß, dass Heike Ähnliches aufwühlt. Zu dünn ist die Schutzschicht, mit der wir das Unglaubliche von uns abhalten.

Und dann auch noch das Lied *Von guten Mächten*. Warum nur immer wieder dieses Bonhoefferlied? Beim Hochzeitsgottesdienst von Prinz Ludwig war es trotz fröhlichstem Anlass schon so schwer auszuhalten, heute schon wieder. „Und willst du uns noch einmal Freude schenken." Als ich im Dezember plötzlich zur Operation aufbrechen musste, habe ich buchstäblich in letzter Minute noch einen Artikel für die Kolumne der *Kirchenzeitung* verfasst. In dem Bewusstsein, dass der Text mein letzter sein könnte, habe ich das Bonhoefferlied aufgegriffen. Nun also erneut dieses „Und reichst du uns den schweren Kelch, den bittern". Ja, er hat ihn den Kindern, der Frau und uns allen gereicht, bitterer als bei manch anderer Beerdigung. Und Oswald? Ist er nun dort, wo er am Sonntag beschlossen hat hinzuwollen? Ich wünsche es ihm von Herzen, auch wenn ich viel lieber von ihm in seiner Werkstatt das Schleifen von Stemmeisen lernen würde.

Das Leben ist so, wie es ist. Für Oswalds Familie bringt es heute nichts als Schmerz, für die frisch gebackene Abiturientin Marie ist heute ein riesiger Glückstag. Und für mich? Irgendwas dazwischen.

Geburtstag feiern
4. Juni

„Wie schön, dass du geboren bist, wir hätten dich sonst sehr vermisst!“ Aus voller Kehle schmettern meine Kinder diese Zeilen und klatschen den Takt mit den Händen. Heute habe ich Geburtstag. Das Geburtstagslied und die dazugehörige Morgenchoreografie sind als festes Ritual in unserer Familie verankert.

In einem Zug blase ich die Kerzen aus und schaue auf einen reich gedeckten Tisch. Marie hat mir einen herzförmigen Kuchen gebacken und Lucia Blümchen kunstvoll zusammengesteckt. Von Heike liegt ein anrührender Brief in einer Schleife. „Bleib noch viele Jahre bei uns“ – der Satz ihrer Geburtstagskarte trifft mich ins Herz. Aber für melancholische Gedanken ist jetzt kein Raum, die Kinder warten darauf, dass ich ihre Geschenke auspacke. David reicht mir vier bunte Umschläge. „Dieses Jahr bekommst du eine Auswahl, weil wir nicht wissen, wie ausgedehnt dein Geburtstagsgeschenk sein kann“, verkündet er und bezieht sich damit auf meine noch eingeschränkte Belastbarkeit. In der Manier eines Quizmasters streckt er mir vier kunstvoll gestalteten Karten hin: Ich darf zwischen einer Schanzenführung in Garmisch, einer Bergtour, einer Bergmesse mit Alphornkonzert und einer Musikwanderung auswählen. Dass meine Kinder immer mit so kreativen Ideen aufwarten, freut mich am meisten.

Seit zwei Tagen sind wir in Niederbayern, weil ich meinen Geburtstag wieder einmal im Garten meines Elternhauses feiern möchte. Mit meinen hochbetagten Eltern, meinen Geschwistern, deren Familien und ein paar alten Freunden aus der Schule. Das Wetter ist herrlich. Gestern haben wir den Garten schon hergerichtet. David übernimmt als „Bierwart“ die Kühlung der Getränke. Die Mädchen bereiten Salate vor. Meine Neffe Elias backt in seinem neuen Holzofen Pizzen, sein Bruder Jonathan hat Zubehör für sommerliche Aperitifs besorgt. Verena, meine Nichte, und ihr Freund Max haben ihre Eismaschine mitgebracht, meine Schwestern Kuchen. Jeder trägt etwas bei.

Den Gedanken, es könnte der letzte Geburtstag sein, schiebe ich beiseite. Heute nicht! Ich kann nicht bei jedem besonderen Anlass im

Jahr darüber nachdenken, wie oft ich ihn wohl noch erleben werde: Weihnachten, Ostern, Maibaum, immer mit der Frage: Bin ich nächstes Jahr noch dabei? So drastisch es klingen mag, das Gefühl nutzt sich ab. Ich hungere nach ungetrübter Freude. Heute räumen wir dem schwarzen Begleiter keinen Platz ein, der Tumor wird ausgesperrt. Je öfter ich das beschließe, desto besser gelingt es.

Meine Eltern sitzen beim munteren Gespräch im Halbschatten, unsere Freunde Bärbel und Erwin kommen mit dem Radl vorbei und auch Hermann ist da und bringt seine Schwester Ursula mit ihrem Mann Detlef mit. Am Ende sitzen wir in einer großen Runde mit zwanzig lieben Menschen zusammen, bis es längst dunkel ist und die bunte Lampionkette leuchtet. Wieder ist ein Jahr ins Land gegangen, und meine Gedanken gehen zurück zur großen Feier letztes Jahr zu meinem 60. Geburtstag.

„Ob ich noch einmal so groß feiern werde?“, hatte ich mich damals gefragt. „Wie wird das mit 70 werden, wenn viele schon zu gebrechlich sind oder gar gestorben? Ist der Zenit der Partys erreicht?“ Wahrscheinlich hatte ich recht, auch wenn alles anders gekommen ist und ich derjenige sein könnte, der zum nächsten runden Geburtstag ausfällt.

Geburtstage sind für mich immer Spiegel des Lebens, Bilanzen. Schon beim Durchblättern der Adressen und dem Erstellen der Gästeliste taucht die Frage auf, ob die oder der – vor zehn Jahren vielleicht noch ganz nah – noch zum inneren Kreis gehört. Und man ist erstaunt, wer erfreulicherweise alles dazugekommen ist!

Meine Mutter führt sogar säuberlich Listen über alle Gratulanten, die sie pfleglich aufhebt. So hat sie einen guten Überblick über die Entwicklung ihrer sozialen Kontakte. Und wie hat sich das bei mir im letzten Jahr verändert? Der Krebs ist auf alle Fälle ein Katalysator. Er bewirkt, dass die einen enger an mich heranrücken und andere eher das Weite suchen. Unterm Strich darf ich mich glücklich schätzen, es sind nicht weniger Freunde geworden, sondern bessere. Und so sitze ich im fröhlichen Gelächter, die Lichter funkeln und ich lasse mich tragen von der Geburtstagsmelodie: „Wie schön, dass du geboren bist.“

Fronleichnam mittendrin
8. Juni

Wir sind immer noch im Bayerischen Wald, heute ist Fronleichnam. Schon in den frühen Morgenstunden herrscht reger Betrieb. Nach der Kirche findet die große Prozession statt und anschließend laden die Vereine zum traditionellen Dorffest. Mein Elternhaus liegt mitten im Dorf genau zwischen Kirche und Dorfplatz. Schon als Kind hat es mich fasziniert, dass ich vom Bett aus ins Kircheninnere schauen konnte. Und die zentrale Lage sorgte stets dafür, dass uns nichts entging. Meine Eltern schmücken seit 65 Jahren direkt vor unserer Haustür einen der vier Altäre für die Fronleichnamsprozession.

Dafür gibt es einen streng eingespielten Ablauf, den meine Schwester Elisabeth und mein Schwager Michael unter Anleitung meines Vaters abarbeiten. Um kurz nach acht ist alles fertig, es sieht sehr festlich aus. Bei strahlendem Wetter ziehen Heike und ich noch die Fahne auf. Beflaggung ist an solchen Tagen hier noch immer üblich. Jedes Mal muss ich erst wieder beim Nachbarn schauen, wie herum das bayerische Weiß-Blau ausgerichtet werden muss, um dem Gelächter der Dorfgemeinschaft zu entgehen: Weiß Richtung Haus, Blau Richtung Straße.

Als mein hochbetagter Vater dieses Jahr im Vorfeld vom Pfarrgemeinderat gefragt wurde, ob er noch für den Altar zur Verfügung stünde, war er empört: „Wie können die nur glauben, dass ich das nicht mehr machen könnte?" Nach einem schweren Sturz hatte er sich entgegen der vielen Prognosen wieder auf die Beine gekämpft. So ist mein Vater, er hat es allen gezeigt. Bei Durchhängern denke ich an ihn und nehme ihn mir zum Vorbild. Niemals aufgeben, noch nicht mal daran denken!

Heute gehe ich zum ersten Mal wieder ohne Kopfbedeckung. Ich traue mich, so wie ich hier vor vier Monaten zum ersten Mal mit einem Hut in die Kirche gegangen bin. Die Blaskapelle spielt und die Vereine marschieren ein, volle Orgelklänge und lauter Gesang, festliches Gemeinschaftsgefühl, wie immer seltener in der Kirche.

Nach der Messe Aufstellung zur Prozession: Unter dem „Himmel", einem Baldachin, der von vier Männern getragen wird, trägt der Priester die goldene Monstranz mit der Hostie durch die Straßen. Der Zug hält vor unserem Altar, eine kleine Lesung, ein Gebet, dann erteilt der Priester den Segen. Im Sonnenlicht leuchtet die Monstranz, die Ministranten klingeln mit ihren Glöckchen, dann durchfährt ein lautstarker Knall die andächtige Stille. Neben mir reißt es meine Tochter fast von den Beinen. Ich muss lachen, jedes Mal erschrickt man fürchterlich, wenn die Kanone des Krieger- und Soldatenvereins abgefeuert wird. An jeder Station dreimal – ohrenbetäubend!

Die Prozession zieht unter den Klängen der Blaskapelle zur nächsten Station. Es gab Zeiten, da kannte ich hier jeden. Von vielen kenne ich eine Geschichte. Vor mir läuft eine Bäuerin, die vor dreißig Jahren ihren einzigen Sohn beerdigen musste, der bei einem Verkehrsunfall ums Leben kam. Er war in meiner Firmgruppe und wird jedes Mal vor meinen Augen wieder lebendig, wenn ich die alte Frau treffe. Trauer braucht Menschen, die mittrauern, mittragen, mitgehen. So viele Schicksale erlebt und erduldet von Menschen, die sich einreihen in den Zug, eingebettet in die dörfliche Gemeinschaft.

Der Zug ist beim letzten Altar angelangt, wieder der Segen mit der Monstranz, wieder drei Schüsse, dann der Abschluss in der Kirche: *Großer Gott, wir loben dich.* Mit einem Marsch zieht die Blaskapelle anschließend ins Festzelt hinüber.

So viele Menschen zu treffen, die mich kennen und unter denen ich mich trotz meines Handicaps unkompliziert bewegen kann, das macht mir richtig Spaß. Immer wieder begegnen mir auch besorgte Gesichter, nein, heute nicht. Kein Gespräch über die Krankheit – ich wechsle mit einer heiteren Bemerkung das Thema. Auf keinen Fall will ich, dass der Frühschoppen als Therapiegespräch missbraucht wird. Dafür ist heute kein Platz. Ich genieße das Bad in der Menge und bin froh, dass die niederbayrische Seele Krebsdiagnosen offenbar bestens ausblenden kann.

Die Blaskapelle winkt mich unter ihren Pavillon. Neben den Klarinetten macht mir einer seinen Platz frei und sofort blödeln wir herum, so wie wir es immer gemacht haben. Mit dreizehn Jahren bin ich als Tenorhornspieler in die Musikkapelle eingetreten und sie ist mir zur Heimat geworden.

In eine dörfliche Gemeinschaft eingebunden zu sein, in der Freud und Leid, Geburt und Tod, Feste und Katastrophen nebeneinander erlebt werden, fest verwurzelt – in Niederbayern oder in unserer jetzigen Heimat Eurasburg – hat mich vielleicht auf meinen Schicksalsschlag vorbereitet. Ja, ich muss mit einem Tumor leben, aber so viele andere haben auch eine große Bürde zu tragen. Ich bin nicht isoliert. Das macht es mir nun leichter.

„Spielen wir weiter!", ruft Leo. Ich gebe den Platz frei, denn die kurze Pause ist vorbei. Und Leo schiebt noch breit lachend hinterher: „Maxl, das nächste Lied ist für dich!" Trompete und Tenorhorn beginnen eine zweistimmige Melodie. *Von Freund zu Freund,* so heißt das schöne Stück, das sie für mich spielen.

Ein warmes Gefühl der Dankbarkeit umhüllt mich.

Fallschirm Familie

Warum fühle ich so große Kraft und Stärkung, wenn ich bei meiner Großfamilie bin? Meine Eltern, die der Dreh- und Angelpunkt der ganzen „Sippe" sind, haben uns offenbar etwas mitgegeben, das trägt. Als meine kleine Schwester Maria starb und das erste Loch in unser Netz riss, half jeder Einzelne mit, dieses zu verkleinern, und nach über zehn Jahren ist die Wunde weitgehend verheilt. Und was damals funktioniert hat, muss ein weiteres Mal gelingen.

Es ist so ein großer Trost für mich zu wissen, dass auch meine Kinder neben der Familie ihrer Mutter noch eine viel größere Familie haben, auf die sie sich verlassen können wie auf einen Fallschirm, der einen vor einem tödlichen Sturz bewahrt. Mit vielen bunten Facetten, mit viel Humor und getragen von Vertrauen und Toleranz. Ein unbezahlbarer Schatz, der mich entlastet und tröstet.

Nur Glück gehabt

Eben habe ich noch eine Geburtstagskarte bekommen. Wieder wünscht mir jemand „Viel Glück!". Dass Glück nicht in erster Linie ein Zustand ist, sondern vielmehr eine Sichtweise, das hat mich vor gut einem Jahr Peter gelehrt. „Ich habe in meinem Leben nur Glück gehabt", sagt Peter Gardosch klar und deutlich in mein Mikrofon. Diese Worte aus dem Mund eines Auschwitzüberlebenden irritieren mich.

Als ich Peter Gardosch im Sommer 2021 zum ersten Mal für einen Film in seinem Haus bei Berlin besuche, strahlt er mich an. Er erzählt offen, nichts ist von Reserviertheit oder Befangenheit zu spüren, und er freut sich, dass ich nach seiner Geschichte frage.

Als Sohn einer gut situierten jüdischen Familie wächst er privilegiert in Ungarn auf, bis die gesamte Familie im Juni 1944 nach Auschwitz deportiert wird.

Trotz der Hölle des dreitägigen Transportes im Viehwagon erlebt der erst Dreizehnjährige dort eingepfercht seine erste Romanze mit einem Mädchen. Gleich nach der Ankunft an der Rampe von Ausschwitz wird seine gesamte Familie außer seinem Vater ins Gas geschickt. Peter trägt den schweren Mantel seines Großvaters und gibt sich für siebzehnjährig aus. Mit dieser List gelingt es ihm, der Todesmaschinerie von Auschwitz zunächst zu entkommen.

Als sein Vater und er sich freiwillig für ein Arbeitslager in Kaufering melden, um der Vernichtung zu entgehen, ergattert er dort mit Glück und Mut einen Job als Ordonnanz des Kommandanten, da er perfekt Deutsch spricht. Er entgeht so der Tortur der anderen Häftlinge, die mit härtester körperlicher Arbeit bis zur tödlichen Erschöpfung verschlissen werden.

Kurz vor Ende des Krieges gelingt ihm auf dem Todesmarsch eine gewagte Flucht und er wird von einem Benediktiner im Kloster Fürstenfeld versteckt. Er hat den Holocaust überlebt.

Nach einer Zeit in Israel kehrt er nach Deutschland zurück, macht Karriere und das große Geld. Er findet die Liebe seines Lebens, verschweigt jedoch dem gesamten Umfeld seine Vergangenheit. Nach über zehn Jahren bricht er auf Drängen eines alten Freundes sein Schweigen und erzählt seiner Frau seine ganze Geschichte. Zusammen verfassen die beiden ein Buch über Peters Vergangenheit und er beginnt, in Schulen als Überlebender über den Holocaust zu berichten.

Der zwar körperlich geschwächte, aber geistig völlig klare 91-Jährige erzählt vor der Kamera mit sehr viel Charme und Witz. Mehrmals besuche ich ihn in Berlin, zweimal kommt er zu uns nach Hause. Wir werden Freunde und telefonieren viel. Immer schwingt die Furcht mit, er könne sterben, bevor der Film fertig wird. Im August 2022 kann ich Peter und seiner Frau Ramona endlich den Rohschnitt des Filmes in unserem Wohnzimmer zeigen. Er ist tief gerührt und greift, während der Film läuft, immer wieder nach Ramonas Hand. Am Ende sagt er in den Raum: „Der Kronawitter ist sehr gut, aber ich war auch nicht schlecht!"

Peter Gardosch stirbt zwei Wochen vor der Vorpremiere in den Kinos. Zwei Wochen danach wird mein Tumor operiert und ich fange auch an, Bilanz zu ziehen. „Ich habe nur Glück gehabt", wie oft habe ich in den letzten Monaten an diesen Satz von Peter gedacht. Immer wieder erkenne ich: Nicht von den äußeren Umständen hängt unser Glück ab, sondern davon, wie wir sie bewerten. Peter Gardosch hat mir gezeigt, dass auch ein Deportationszug, ein Konzentrationslager, ein Versteck auf einer Flucht oder die Fremde Orte für Glücksmomente sein können. Vielleicht hat er durch die Fähigkeit, in allen Situationen das Glück zu sehen, die Kraft zu überleben gefunden und ist über 90 Jahre alt geworden.

„Ich habe in meinem Leben nur Glück gehabt." Ich sitze vor unserem kleinen Teich, es plätschert, die Libellen flirren wie bläuliche Hubschrauber durch das Schilfgras, die Wolken spiegeln sich im gekräuselten Wasser und die Sonne schickt mir ihre tiefen Strahlen entgegen. Ich denke an meine Familie, meine vielen Reisen, meinen ehemaligen Beruf, unsere Heimat hier: Peter hat recht. Sein Satz gilt auch für mich.

Unter Kontrolle

13. Juni

Und wenn es doch schon wieder losgeht? Es ist drei Uhr nachts und mein Schlaf ist unruhiger als sonst. Morgen steht die Kernspinkontrolle nach sechs Monaten an, die zweite nach der Operation. Alle drei Monate wird nachgeschaut, ob der Tumor weiter Ruhe gibt oder zurückgekommen ist. Seit Tagen sage ich mir insgeheim: „Es ist nichts, es kann nicht sein." Wie ein Mantra, als ob ich dadurch den Tumor in Schach halten könnte. Im Gespräch mit Heike lass ich nicht den geringsten Zweifel an meiner Überzeugung. Also wirklich, ein halbes Jahr nach der Operation wird der Scheißtumor doch noch Ruhe geben! So viel wird man ja wohl erwarten können! Bei der letzten Untersuchung vor drei Monaten hatte ich sogar vergessen, Heike nach dem Resultat zu fragen. So sicher war ich mir. Mir ist nicht mal aufgefallen, wie unruhig sie das Ergebnis erwartete. Ist jetzt etwas anders geworden? Was tun wir, wenn doch ein Rezidiv da ist? „Hör auf mit diesem Schmarrn!", sage ich mir, dreh mich erneut um und finde tatsächlich noch Schlaf.

Frühmorgens fahren wir in die Klinik. Während Heike schon zu ihrer Arbeit eilt, habe ich noch eine Stunde Zeit für einen Spaziergang. Die Portalklinik befindet sich in unserem alten Viertel, in dem wir fast zehn Jahre gewohnt haben. Unbeschwerte Jahre mitten in München. Die Wiesn, Kino, Kneipen – alles vor der Haustüre. Dass wir in einer Mansardenwohnung im 5. Stock ohne Balkon und Aufzug gelebt haben, hat uns nicht gestört. Erst als sich David angekündigt hat, sind wir aufs Land gezogen. Immer, wenn ich die Lindwurmstraße entlanggehe und mein Blick auf die Pappeln vor unserer einstigen Wohnung trifft, kommen all diese Erinnerungen.

Ich bummele durch die vertrauten Straßen und suche nach dem „Würstlkönig", der in der Nähe unserer Wohnung seine legendäre Wurstbude hatte. Er machte sensationelle Salzburger Bosna mit einer Sauce nach seinem Geheimrezept. Aber der Würstelkönig ist verschwunden, in seinem kleinen Laden ist jetzt ein Dönergeschäft. Ob er in den Ruhestand gegangen ist, oder womöglich sogar verstorben ist? So viele

Erinnerungen und auch so viel Neues, nur die Häuser und Fassaden sind geblieben, gefüllt mit neuen Ideen, einem neuen Geist.

Wenn ich früher die Straße entlanggegangen bin, war ich fast schlafwandlerisch unterwegs. Heute bewege ich mich wie auf einem Minenfeld, hoch konzentriert fahren meine Augen das Gelände ab, immer auf der Hut: Nur ja kein abgestelltes Motorrad umrennen, nicht mit einem Fußgänger kollidieren und Achtung vor den vielen schnellen Fahrradfahrern! Es ist anstrengend, aber es geht. Im Januar hätte ich mir das noch nicht zugetraut.

Wie verabredet stehe ich um acht Uhr wieder vor der Portalklinik und da kommt auch schon Heike. Im wehenden weißen Kittel kommt sie von der Morgensonne angeleuchtet auf meine Straßenseite geeilt. Ich mag es, wenn sie die Ärztin ist.

Wenn ich sehe, wie verloren manche Patienten versuchen, sich im Gewirr einer modernen Universitätsklinik zurechtzufinden, dann bin ich dankbar, sie an meiner Seite zu haben. Wieviel einfacher ist es, weil sie nicht nur das System kennt, sondern auch die Vehemenz besitzt, Leistungen einzufordern. Auch heute Morgen navigiert sie mich sicher zum MRT und überlässt mich dann ihren freundlichen Kollegen. Das Prozedere kenne ich ja schon. Auf der Liege werde ich in den Bauch der Untersuchungsmaschine gefahren. Nach 25 Minuten ist alles vorbei. Erneut sind während der Untersuchung die nächtlichen Gedanken aufgeblitzt, doch der wunderbare Morgen hat mir die Gelassenheit zurückgegeben, dass der Tumor mich noch in Ruhe lassen wird. Auch wenn der Weg als Patient in die Klinik immer Unbehagen in mir hervorruft, bin ich sehr dankbar über die hohe Professionalität und den routinierten Ablauf meiner Behandlung. Ich habe nie daran gezweifelt, hier die bestmögliche Therapie zu erhalten.

Es ist 18 Uhr. Zum dritten Mal versucht Heike, das Untersuchungsergebnis abzufragen. Die Datei mit den Bildern ist eingelesen, der schriftliche Befund fehlt aber noch. Die Bilder zeigen eine Höhle in meinem Kopf, die einst vom Tumor ausgefüllt war. Sonst nichts Neues? Heike ist sich nicht sicher, sie traut es sich nicht zu, die Bilder endgültig zu beurteilen, und wartet auf den schriftlichen Befund der Radiologen.

Warum ist der noch nicht fertig? Haben die Kollegen doch etwas entdeckt, was sie erst diskutieren wollen? Heike ist angespannt, ich bin verunsichert. Nervös fahren wir am nächsten Morgen zur Besprechung mit den Ärzten nach Großhadern. Die Teufel kommen zurück, verbreiten ihr Gift der Angst und Verunsicherung. „Wenn der Tumor zurück ist, sagen wir unsere Fahrt am Wochenende nach Köln ab“, beschließe ich. „Und ich höre auf zu arbeiten“, meint Heike. Unser ganzes Leben würde sich wieder mal ändern, wenn ein paar Zellen in meinem Körper außer Kontrolle geraten sind.

Ein paar Minuten später sind wir erlöst und fallen uns in die Arme, die Bilder sehen super aus, kein Tumor ist zu erkennen. Wieder drei Monate Aufschub, geschenkte Tage, nach vorne schauen. Drei Monate werden plötzlich eine dankenswert lange Zeit.

„Wie sehr man sich über ein Nichts freuen kann“, schießt es in meinen Kopf. Es gibt Momente im Leben, da macht man einen Freudensprung, nur weil sich nichts verändert hat.

Mehr als nur Kollegen
15.–17. Juni

Das schaff ich nicht! Mit dieser Überzeugung habe ich die Einladung zum 75. Jubiläum in Köln gleich mal weggelegt. Seit ich 1990 dem Journalistenverband der „Gesellschaft Katholischer Publizisten“ (GKP) beigetreten bin, habe ich fast keines der jährlichen Treffen versäumt. Viele interessante Kollegen habe ich dort kennengelernt, so manche Freundschaft ist daraus entstanden. Auch damit ist es jetzt wohl vorbei. „Was soll einer, der nicht mehr lesen kann, in einem Verein von Publizisten?“, denke ich traurig.

Heike stolpert beim Vorlesen meiner E-Mails über die Einladung. „Ich sage ab, wie soll ich da hinkommen und mich zurechtfinden?“, murmele ich. „Und wenn ich dich begleite? Ich war schon ewig nicht mehr in Köln!“, schlägt Heike vor. Ich bin verdattert. Noch nie war sie bei einem der Treffen dabei. Ihr Terminkalender ist ohnehin voll, und ich wäre gar nicht auf die Idee gekommen, sie zu fragen.

„Die Anmeldefrist ist doch schon abgelaufen", stottere ich los. „Mal hier rauskommen, wäre vielleicht ganz gut", entgegnet meine Frau prompt. „Hast du denn nicht Lust, deine Kollegen mal wieder zu sehen?" Kurzerhand greift sie zum Hörer und schon meldet sich Monika, die Geschäftsführerin des Verbandes. Sie freut sich riesig, dass ich kommen möchte, und gesteht mir zu, kurzfristig abzusagen, wenn es mein Gesundheitszustand erfordert. Ganz überrumpelt sitze ich da: Wir beide fahren nach Köln und ich werde so viele Bekannte treffen!

Jetzt kommt doch ein flaues Gefühl auf: Halte ich das stets straffe Programm überhaupt durch? Kann ich mich mit den meist so schlagfertigen Journalistenkollegen unterhalten, ohne mit meinen Gedächtnislücken negativ aufzufallen?

Als wir am Donnerstagnachmittag das Hotel in der Kölner Altstadt betreten, sind alle Zweifel verflogen. Katja, eine langjährige Weggefährtin aus München, umarmt mich gleich an der Rezeption mit einem lockeren Spruch auf den Lippen, von überallher gibt es Willkommensrufe und Schulterklopfen. Es ist wie Heimkommen. Ja, ich gehöre noch dazu, Tumor hin oder her. Heike staunt über unseren vertrauten, freundschaftlichen Umgang, die meisten duzen sich, zusammengeschweißt durch intensive Gespräche und gemeinsame journalistische Erlebnisse in Bonn, Berlin oder im Vatikan.

Ich fühle mich pudelwohl. Das Programm beflügelt mich: nächtliche Führung mit Orgelkonzert im Dom, Treffen mit Bischof Bätzing, dem Vorsitzenden der Bischofskonferenz, Besuch beim Domradio. Ich genieße das Gefühl, weiterhin für voll genommen zu werden.

Am letzten Abend findet der Festakt im Schokoladenmuseum am Rhein statt, dabei werden humorvoll Auszeichnungen verliehen. Ich bekomme die Schokoladenplakette „Mann des Jahres" als „cooler Regisseur". Ausgelassen witzeln wir in der lauen Nacht auf der Terrasse vor der herrlichen Kulisse des Rheins mit seinen Lichtern herum. Ich halte lange durch und erst nach Mitternacht machen wir uns zu Fuß auf den Weg zurück ins Hotel. Morgen im Zug können wir ja ausschlafen, denke ich, als ich todmüde und sehr glücklich ins Bett falle.

„Ich habe die Züge umgebucht, wir müssen noch ein bisschen dableiben, wegen der Mitgliederversammlung“, lässt Heike morgens ganz beiläufig fallen, während ich gerade meinen Koffer packe. Ich verstehe die Welt nicht mehr! Für mich als Münchner Regionalbeauftragter war natürlich die Mitgliederversammlung immer obligatorisch, aber dieses Jahr wollte ich mir das sparen, das müssen die doch verstehen! Heike lässt nicht mit sich verhandeln, und verunsichert suche ich mit ihr in der Versammlung einen Platz.

Als einen der ersten Tagesordnungspunkte kündigt der Vorsitzende die Verleihung der Franz-von-Sales-Tafel an, der höchsten Ehrung der GKP, die alle zwei bis drei Jahre vergeben wird. Mein Name wird aufgerufen. Lang anhaltendender Beifall. Automatisch stehe ich auf und stolpere nach vorne. Ungläubig schüttele ich den Kopf, als müsste ich aufwachen. Die Auszeichnung geht an mich? Ich bin völlig überrumpelt.

Joachim, der Vorsitzende, überreicht mir die gewichtige Tafel aus Bronze. Was sag ich jetzt? Eine Dankesrede habe ich nicht vorbereitet. „Als ich vor 33 Jahren in die GKP eingetreten bin, wollte ich eigentlich nur einen Journalistenausweis haben“, rutscht es mir heraus. Alle lachen. „Was ich bekommen habe, ist ein wunderbarer Kreis von Freunden. Heute bin ich nicht nur mit einer journalistischen Auszeichnung geehrt worden, sondern mit dem Beweis ganz großer Freundschaft“, bedanke ich mich gerührt.

Auch wenn ich nicht im Geringsten damit gerechnet habe: Nie war diese Auszeichnung wichtiger für mich als in diesem Jahr. Dabei versicherte mir der Vorstand mehrfach, dass die Entscheidung für mich längst vor meiner Diagnose gefallen war. Welch ein Geschenk, gerade in diesen manchmal so grauen Tagen gezeigt zu bekommen: Wir schätzen dich und deine Arbeit. Bis sich solche engen beruflichen Verbindungen entwickeln, braucht es Zeit und Raum. Bei meinen Versuchen, junge Kollegen für unseren Verband zu werben, habe ich immer wieder gehört, dass diese sich nicht festlegen und binden möchten. So ein Verein kostet Zeit und sogar einen Mitgliedsbeitrag, aber er schenkt einem auch eine Heimat und eine berufliche Familie.

Als auf der Heimfahrt im Zug endlich Ruhe aufkommt, ist Heike gerührt über meine Verwurzelung im Kollegenkreis. Ohne den Tumor hätte sie diesen Teil meiner Welt selbst nach 28 Ehejahren noch nicht kennengelernt. So viel Wohlwollen, gute Wünsche und freundschaftliche Gefühle sind mindestens so wirkungsvoll, einen Tumor zu entmachten, wie Chemotherapie und Bestrahlung. Was für besondere Tage.

Behindertenausweis
18. Juni

„Auf Ihren Antrag hin stellen wir folgenden Ausweis aus: Schwerbehindertenausweis (grün), gültig bis: unbefristet, Grad der Behinderung 100." Das haut mich jetzt um. Der Grad der Behinderung wird normalerweise zunächst auf eine begrenzte Zeit von einigen Jahren festgelegt und dann noch mal überprüft. Bei einem Glioblastom gibt es keine zeitliche Beschränkung und keine Abstufung. Wer von einem Gehirntumor meines Kalibers betroffen ist, hat offenbar keine Besserung zu erwarten. Hoffnungslos und chancenlos. Wenigstens erspart mir das in Zukunft weitere Bürokratie. Nach über einem halben Jahr hat also endlich das „Zentrum Bayern Familie und Soziales" meinen Behindertenstatus festgelegt. Rein statistisch erhalten bei dieser Prozessgeschwindigkeit einige der Glioblastompatienten ihren Ausweis gar nicht, weil sie kein halbes Jahr überleben.

Soll ich mich nun darüber freuen, oder mich verkriechen? Die blassgrüne Plastikkarte mit meinem schwarzweißen Passfoto liegt vor mir. In dicken Lettern steht dort mein Name, „The holder of this card is severely disabled" – international verständlich, hinten drauf 100. Es verstört mich, den Ausweis wie ein Urteil in Händen zu halten. Wie ein Stempel, der mir da aufgedrückt wird, der mich schützen und unterstützen soll, der mich aber auch in eine Gruppe Hilfsbedürftiger einreiht. Es mag Menschen geben, die diese amtliche Bescheinigung herbeisehnen. Bei mir ist es anders. Auch wenn sich durch den Ausweis nichts an meinem Zustand verändert hat, fühle ich mich jetzt schwach und versehrt, mitleidig betrachtet. Kein vollwertiges Mitglied der Gesellschaft, für den Rest des Lebens zu 100 Prozent behindert, so steht es eingraviert in eine Plastikkarte, jedermann vorzeigbar.

Wenn man die verschiedenen Plastikkarten vergleicht, die sich so im Laufe der Zeit ansammeln, schneidet der Behindertenausweis mit Abstand am allerschlechtesten ab, weit hinter der Schülerfahrkarte der Kinder. Und was ist er wert? Ich darf kostenlos ins Volkstheater in München, zur Landesgartenschau nach Freyung, habe steuerliche Vorteile, aber Bahn fahren darf ich nicht umsonst, auf einem Behindertenparkplatz parken auch nicht …

Willi und ich haben einmal beim Bezahlen im Wirtshaus, als wir unseren ganzen Haufen von Plastikkarten in unseren Geldbeuteln verglichen, ein lustiges „Kartenstechen" gespielt: Jeder hat versucht, den anderen zu übertrumpfen: Meine Karte vom BR stach seine von payback, meine AOK-Karte verlor gegen seine von der Barmer, meine von der Liga Bank blieb gleichauf mit seiner von der Deutschen Bank, Baywa gegen Obi und so weiter. Ich frage mich, wobei ich mit meinem Behindertenausweis einen Stich machen kann. Optisch auf jeden Fall: letzter Platz!

Der Brandner Kaspar und das ewige Leben

Ich trete im Morgenlicht aus der Küchentür und rieche den herrlichen Duft von gemähten Wiesen; eine Tasse heißen Tee in der Hand lasse ich den Blick in die Weite schweifen, ich sehe die Berge und einen typischen weißblauen „Bayernhimmel". Muss ich wirklich bald aus dieser wunderschönen Welt gehen und das alles für immer hinter mir lassen?

Das ganze Idyll erinnert mich an die Geschichte vom „Brandner Kaspar", die bei uns fast jeder kennt. Die Erzählung handelt von einem Mann, der vom Tod abgeholt werden soll, ihn aber zu einem Kartenspiel überredet, bei dem er betrügt. Durch diese List gelingt es ihm, dem Tod das Versprechen abzuringen, noch eine Zeit lang auf Erden bleiben zu dürfen. Mürrisch muss ihm der „Boandlkramer", so heißt der Tod, diese Abmachung gewähren. Weil er dafür aber großen Ärger mit seiner himmlischen Behörde bekommt, überzeugt er den „Schummler", wenigstens einmal auf Probe einen Blick in den Himmel zu werfen. Am Ende ist der Kaspar von der Begegnung mit seinen Angehörigen so überwältigt, dass er freiwillig im Himmel bleibt.

Die Vorstellung, im Jenseits in einer wunderbaren Umgebung alle Liebsten und Freunde wiederzutreffen und ein nie endendes Fest zu feiern, prägt hierzulande viele Menschen mehr als alle Predigten und religiösen Bücher. Mein Bild vom Jenseits sieht anders aus: Für mich ist es etwas nicht Denkbares, in unserer Fantasie nicht erwartbar, über unsere Vorstellungskraft hinausgehend. Kein ewiges Fest unter blauem Himmel mit Blasmusik, Weißwürsten und Bier würde dem gerecht. Mein Jenseits ist die große Überraschung Gottes, das ganz Andere, das unsere üblichen Denkmodelle völlig sprengt.

„Herr, gib ihm die ewige Ruhe", habe ich auf so vielen Beerdigungen gebetet. Ja, auch mit dieser ewigen Ruhe könnte ich gut leben. Auch sie wäre ein Angekommensein bei Gott. Aufgehoben in ewiger Stille, Harmonie und Frieden.

Ich schmunzele, als ich an diesem fast kitschigen Sommermorgen an den Brandner Kaspar mit seinem Kartentrick denke, an den armen Boandlkramer in Nöten und an den in Darstellungen oft barocken Himmel mit einem beleibten Petrus.

Mal sehen, wie es sein wird, wenn ich irgendwann – wie der Brandner Kaspar – einen Blick ins „ewige Paradies" werfen darf!

Tatendrang in der Residenz

19. Juni

Behutsam stecke ich das mit dem Bayerischen Staatswappen verzierte Kuvert in mein Jackett. Der Chef der Staatskanzlei lädt zu einem Festabend in die Residenz. Anlass ist das zwanzigjährige Bestehen der „Stiftung Bayerische Gedenkstätten". Auch wenn die Einladung ausdrücklich nur für mich persönlich gilt, kann mich Heike, nach Rücksprache mit der Protokollabteilung, begleiten. Alleine hätte ich mir den Empfang noch nicht zugetraut.

„Dass die mich einladen, wo ich ja bisher eher den Eindruck hatte, von den Verantwortlichen der Erinnerungsarbeit bewusst ignoriert zu werden", raune ich Heike zu, als wir bei herrlichem Wetter in den Max-Joseph-Saal der Münchener Residenz hinaufsteigen. „Jetzt sind wir schon wieder in den heiligen Hallen der einstigen Könige zu Gast", lacht sie zurück.

Während wir bei einem Willkommensgetränk den Reigen der Ehrengäste beobachten, wird ein lang vermisstes Gefühl in mir wach: die Lust, den Verantwortlichen mal zu sagen, wie heuchlerisch ihre Reden auf mich wirken.

Auch an diesem festlichen Abend werden sie wieder betonen, wie unverzichtbar es ist, die Erinnerung an den Holocaust wachzuhalten. Sechs Filme habe ich über einstige Häftlinge des KZ Dachau gemacht. Abgesehen von einer eher symbolischen Unterstützung für den *Todesmarsch*, wurde mir bei allen Anfragen immer nur mitgeteilt, man sei nicht zuständig. Ob Zentralrat der Juden, „Stiftung Bayerische Gedenkstätten" oder Antisemitismusbeauftragter, keiner hielt es für nötig, einen Film zu fördern, in dem Holocaustüberlebende ihre Geschichte erzählen. Und jetzt werde ich mir wieder einen Abend lang anhören, wie kostbar es sei, die letzten Zeitzeugen noch zu Wort kommen zu lassen.

Zum Glück ist auch Aba Naor als Redner eingeplant. Der mittlerweile 95-jährige Überlebende der Shoa ist mir mit seinem trockenen Humor und seinem Vermögen, gekonnt Seitenhiebe auszuteilen, ans Herz gewachsen. Mehrmals habe ich ihn besucht und interviewt. Er belebt die langatmigen Vorträge mit seinem pointierten, persönlichen Bericht über das dunkelste Kapitel seines Lebens.

Als ich nach dem offiziellen Teil neben Staatsminister Florian Herrmann durch die Prunksäle zum Büfett gehe, erzähle ich ihm von meinen frustrierenden Anfragen. Mein alter Kampfgeist ist geweckt. Ich bin vorbereitet und ziehe zwei DVDs aus der Tasche, *Todesmarsch* und *Das Leben des Peter Gardosch*. Aufmerksam hört der Minister mir zu, während ich versuche, meine alte Überzeugungskraft und starke Argumente einzusetzen. Aber ich spüre, dass ich zu langsam bin und nach Worten suche. Was mag er denken? Er nimmt die Filme an sich und verspricht, sie anzusehen. Vielleicht habe ich ja eine Etage höher mehr Glück als bei den Verwaltern der Erinnerungskultur. Ich bin gespannt.

Später treffe ich Aba Naor am Büfett. Als ich ihn nach seinem Gesundheitszustand frage, meint er verschmitzt: „Ich kann noch nicht sterben, man darf es nicht den Politikern überlassen, über die Shoa zu sprechen."

Inmitten des herrlichen Prunksaales zu stehen und einfach wieder als Filmemacher behandelt zu werden, lässt mich den Tumor gänzlich vergessen. Die Aussicht, vielleicht doch noch eine Öffentlichkeit für einen meiner letzten Filme zu finden, hat mich belebt.

Erst auf dem Weg nach Hause merke ich meine Erschöpfung. Ich schlafe fast im Gehen ein. Am Morgen habe ich den vorletzten Chemozyklus begonnen und mich wahrscheinlich wieder mal überstrapaziert. Trotzdem muss ich leise lächeln: „Wer weiß, vielleicht habe ich ja doch heute einen Minister bewegen können, sich einen meiner Filme anzusehen."

Glückskinder
20. Juni

Scherben. Eben habe ich wieder eine Tasse runtergeworfen. Mit einem Tuch versuche ich, die Flecken vom Boden aufzuwischen. Es ist immer dasselbe. Weil die rechte Hälfte meines Gesichtsfeldes blind ist, versucht mein Gehirn, das Fehlende zu ersetzen, und es entsteht ein Fakebild. Immer wieder fallen Gegenstände diesem Trugbild zum Opfer. Vielleicht sollte ich künftig nur noch die Tassen nehmen, die mir ohnehin noch nie gefallen haben und nicht meine kostbaren Ikarus-Becher.

Scherben bringen Glück, hoffentlich! Heute Abend ist das Sommerkonzert in der Schule. Unsere Mädchen spielen Klavier in der Big Band. Es ist immer spannend, die Kinder auf der Bühne zu erleben. Wie so oft fahren wir auf den letzten Drücker zu Hause los. Die Mädchen laufen sofort zu ihren Freunden, Heike sucht noch nach einem Parkplatz, ich soll Sitzplätze auswählen. Leise Panik überkommt mich, als ich mich in dem großen, unübersichtlichen Raum zwischen all den herumrennenden Kindern und Eltern entscheiden soll, wo wir sitzen. Ich nehme einfach die erstbesten Plätze und setze mich hin. Heike wird mich schon finden. Kaum hat sie neben mir Platz genommen, geht es schon los. Marie betritt die Bühne, begrüßt das Auditorium und moderiert den ersten Beitrag an. Wir schauen uns erstaunt an, davon hatte sie überhaupt nichts gesagt. Im Nachhinein erfahren wir, dass die Musiklehrerin sie erst vor fünf Stunden gebeten hatte, die Moderation zu übernehmen. Wie intensiv muss sie sich vorbereitet haben, um jetzt mit Witz und Charme durch das Programm zu führen! Lächelnd sitze ich in der Zuschauerreihe, um stolz jede Pointe ihrer Überleitungen mitzubekommen. Beschämt erkenne ich, wie sehr wir mit unseren vielen Aufgaben beschäftigt sind, dass wir das heute Nachmittag gar nicht mitbekommen haben.

Umso mehr genieße ich es, an diesem Abend meinen Kindern zuzusehen und zuzuhören. Jetzt ist Lucia dran und spielt Klavier. Heute bin ich unter meinen Kindern das Glückskind.

Tosender Applaus, das Konzert ist zu Ende. Marie drückt uns nur schnell die Noten in die Hand, Lucia ihre Tasche, dann sind sie schon weg zum Pizza essen mit ihren Freunden.

Ich bin so froh, dass die Kinder erleben dürfen, dass gemeinsam mit anderen Musik zu machen, so viel Freude bereiten kann. Ich bin so froh, dass wir den Kindern mitgeben konnten, dass es neben der Schule viele andere spannende Dinge zu erleben gibt, wenn man engagiert und kreativ ist. Ich bin so froh, dass sie Freunde haben. Das alles macht es mir leichter zu hoffen, dass sie ihren Weg gehen werden. Dass sie auch mit Trauer und Schmerz umgehen können, ohne daran zu zerbrechen.

Fahrerlaubnis
21. Juni

Nervös schaue ich auf meine Armbanduhr. Warum melden die sich nicht? Es hieß doch, um 9.30 Uhr ist alles vorbei? Dann endlich der ersehnte Klingeltonund die Nachricht: „Papa, ich hab's geschafft!" Meine Tochter hat ihren Führerschein. Wieder ein Stück Selbstständigkeit und ein Stück mehr Verantwortung für unser Mädchen.

Als sie stolz das erste Mal hinter dem Steuer nach Hause kommt, springe ich gleich zu ihr ins Auto und wir machen die erste Spritztour. Wo sind die Tage geblieben?, denke ich. Es war doch erst gestern, dass ich sie auf dem Kindersitz angeschnallt habe, um sie in den Kindergarten zu chauffieren. Und jetzt fährt sie ihren kranken Vater durch die Gegend, weil sein Sehvermögen nicht mehr für den Straßenverkehr ausreicht. Erster Rollentausch, Kinder und Eltern wechseln die Aufgaben. Heute vorweggenommen für das Autofahren – wird er noch für viele weitere Bereiche des Lebens kommen?

Noch am Morgen habe ich Marie eine Plakette von Christophorus, dem Patron der Autofahrer, in die Tasche gesteckt. Sein Bild unter dem Armaturenbrett erinnert daran, dass jede Fahrt auch Leben gefährden kann. Christophorus, pass gut auf unser Mädchen auf!

Liebeserklärung
24. Juni

Mit allen möglichen Problemen hatte ich gerechnet, als ich mir in den Kopf gesetzt habe, die Zeit seit meiner Erkrankung in einem Buch festzuhalten. Dass meine Geschichten fehl am Platze wären, dass ich keinen Verleger finden würde, dass mein Sehvermögen nicht ausreichen würde, um Texte zu verfassen, und so weiter. Aber dass dieses Vorhaben regelmäßig Grundsatzdiskussionen in der Familie provozieren könnte, habe ich nicht erwartet. Jetzt bin ich mittendrin. Heike hat mir eben gestanden, wie traurig sie manche Sätze von mir machen.

„Dieses Buchprojekt hält mich am Leben", habe immer wieder formuliert.

„Für dich gibt es nur noch dieses Projekt, was links und rechts von dir passiert, bekommst du gar nicht mit, auch nicht, was mit deinen Kindern los ist", sagt sie mir schonungslos ins Gesicht. Sie hat recht. Es muss sie kränken, wenn sie liest, dass mir das Schreiben von Geschichten zum wichtigsten Lebensanker geworden ist.

Es stimmt, ich habe meinen eigenen Zielen und Projekten immer sehr viel Raum gegeben und ihnen manches untergeordnet: die Familie, die Freizeit, die Hobbys. Und das gilt auch jetzt für dieses letzte Projekt, das war mir bis jetzt gar nicht bewusst. Erschwerend kommt bei diesem noch dazu, dass ich unter Zeitdruck stehe: Wie lange werde ich noch schreiben können?

Dabei fühle ich etwas ganz anderes: Meine Familie ist viel mehr als nur „Beiwerk". Vielleicht habe ich noch nie so intensiv gespürt, wie sehr ich von Heike und von meinen Kindern getragen werde. Natürlich haben ein Student und zwei Teenager, die alle mit ihren eigenen Pflichten und Problemen beschäftigt sind, nicht immer die Muße, ihren kranken Papa zu verhätscheln. Dennoch spüre ich durch den Stress der Kinder hindurch unsere liebevolle Verbindung und ihr Bemühen, mir beizustehen, wo und wann immer es geht.

Als ob der Tumor einen Angriff auf uns alle gestartet hätte, versuchen sie, eine gemeinsame Front gegen ihn zu bilden. Und wenn meine Familie dann lesen muss, dass ich es im Moment hauptsächlich Buchstaben verdanke zu überleben, dann muss sie natürlich irritiert sein, vielleicht sogar verärgert oder traurig.

Es gelingt mir offensichtlich nicht, meiner Familie mitzuteilen, was wirklich in mir vorgeht. Dafür gibt es in der Vergangenheit viele Blaupausen. Deshalb versuche ich es jetzt einmal auf einem anderen Weg, schwarz auf weiß niedergeschrieben, für immer:

Liebe Heike, meine lieben Kinder,

auch wenn dieses Buch mir derzeit so viel bedeutet, die wirkliche Kraftquelle in meinem Leben, das, wofür ich noch weiterleben möchte, seid ihr.

Ohne euch gäbe es für mich keinen Grund, die Chemopillen zu schlucken.

Ohne euch hätte ich nicht die Kraft, mich für die mühsamen Schreibübungen aufzuraffen.

Ohne euch könnte ich mich nicht täglich aus dem Bett quälen, damit ich euch noch sehe, bevor ihr zum Schulbus müsst.

Ohne euch macht dieses Buch keinen Sinn. Ich schreibe es, um euch in meine Welt zu holen, damit ihr versteht, wie es in mir gerade aussieht. Ich schreibe es, damit ihr auch in vielen Jahren noch nachlesen könnt, was jetzt gerade passiert. Und damit ihr mich nicht vergesst.

Ihr seid unendlich wichtig und der einzige wirkliche Antrieb für mich, zu überleben.

Sammeln macht mich glücklich

26. Juni

Ich durchsuche mein Regal nach Kostbarkeiten, die ich gerne an ausgewählte Menschen verschenken möchte. Ein Taschenmesser, eine Uhr, ein kunstvoll gestalteter Brieföffner. Doch während ich das Taschenmesser durch meine Hände gleiten lasse, regt sich etwas in mir, das Stopp sagt. Nein, gib es nicht weg, vielleicht brauchst du es noch. So ein Quatsch, wozu soll ich es brauchen, es liegt es doch nun schon seit Jahrzehnten hier und wartet darauf, vererbt zu werden; was also hindert mich?

Eigentlich müsste ich mich seit meiner Diagnose leichter von den Dingen trennen können. Aber das gelingt mir nicht. Sammeln und „Schatzkästchen" füllen, daran hatte ich immer eine große Freude. Dabei spielt der materielle Wert gar keine so große Rolle, der Erlös für ein 50 Jahre altes Taschenmesser dürfte ja überschaubar sein. Warum fällt es mir so schwer, mich von Dingen zu trennen? Was es auch ist: Wenn ich es in den Händen halte, erweckt es in mir Erinnerungen, lässt Bilder erwachen. Da ist der Häuptlingsstab, den mir ein Ältester in Tansania überreicht hat, da ist der vom Papst gesegnete Rosenkranz, da ist eine Skulptur von Abt Odilo, die er mir beim Auszug aus seinem Büro vermacht hat, ein Brieföffner, in den ein Mangyane extra für mich ein Liebesgedicht eingeritzt hat. Jedes Ding enthält eine Geschichte und so auch ein Stück von mir. Und was wäre, wenn ich all meine Erinnerungsstücke weggebe und sich mein Tumor einfach verflüchtigt? Ist dann auch ein Großteil meiner Erinnerungen verloren?

In jeder einzelnen meiner vielen selbst gemachten Tonskulpturen steckt ein Teil von mir. Auch wenn sie zersprungen oder nicht perfekt gelungen sind, bin ich unfähig, mich von ihnen zu trennen.

Bilder, Szenen und Einstellungen – ein Leben lang war ich auf der Suche danach. Wenn ich beim BR vom Kameramann gefragt wurde: „Brauchst du diese Szene wirklich?“, konnte ich nie Nein sagen. Ich habe die Bilder gebraucht, um sie zu haben. Vielleicht kann ich sie ja irgendwann nutzen, wenn mir einfällt, einen ganz anderen Film daraus zu machen, dachte ich oft. Und nichts hat mich mehr gequält als der Endschnitt einer Doku, bei dem ich den Film auf 45 oder 30 Minuten zusammenkürzen musste. Selbstverständlich habe ich das überflüssige Material immer aufgehoben und eingelagert.

Vor unserem Haus liegt eine wunderbar verrostete Blechtonne. Ich habe sie aus einem Fluss geborgen und nach Hause geschleppt, weil ich das Kunstwerk, das sie enthält, schon sehen konnte, als ich sie im Schlamm liegen sah. Noch immer wartet das Blech auf seine Verwandlung in ein Ausstellungsstück, aber allein es vor meinem Haus zu haben und jederzeit damit beginnen zu können, beglückt mich.

Ich denke zurück: Als ich ein Kind war, gab es immer wieder Momente, in denen ich mich mutterseelenallein und von allen verlassen fühlte. Dann habe ich aus dem Schrank meine kleine Schatzkiste hervorgeholt – damals waren darin hauptsächlich Anstecker von Wandervereinen, alte Münzen oder nicht mehr funktionsfähige Armbanduhren – und mich an meiner Sammlung gefreut.

Das hat mich getröstet. Ich muss still lächeln. Bis zum heutigen Tag ist das anscheinend so geblieben: Meine Schätze geben mir Trost und Sicherheit. Das Sammeln ist wohl ganz tief in mir verankert.

Dieses System hat natürlich nur einen Sinn, wenn ich irgendwann Zeit habe, mich all den Kostbarkeiten zu widmen. „Wenn ich mal in Rente bin, dann habe ich noch locker 25 Jahre, um mein ganzes angesammeltes Material auszuwerten und meine Ideen umzusetzen", so dachte und lebte ich bis vor sechs Monaten. Jetzt ist die Rente schneller da, als mir lieb ist, und die wahrscheinliche Restzeitspanne brutal zusammengeschrumpft.

Und trotzdem hat sich wenig geändert, ich sammele weiter und freue mich an meinen Schätzen. Die Tonne liegt herrlich verrostet im Garten und wartet auf ihre Umwandlung in ein Kunstwerk.

Reifeprüfung
30. Juni

„Nicht ins Wohnzimmer gehen!", hatte David seiner Schwester Marie gestern Abend noch einmal eingeschärft, bevor wir uns ans Werk gemacht haben. Mit einer Girlande aus Achtzehner-Schildern dekorieren wir das Wohnzimmer für ihren Geburtstag. Sie wird nicht nur volljährig, sondern bekommt heute auch ihr Abiturzeugnis.

Nach dem Auspacken der ersten Geschenke wird sie mit „Hallo" durch die von David gebastelte „Abi-Tür" geschickt, dann fahren wir zur Zeugnisverleihung.

Die Aula des Gymnasiums ist voll. All die jungen Damen und Herren waren doch gerade noch kleine Mädchen und Buben, die bei uns Kindergeburtstage gefeiert haben. Jetzt strahlen sie in die Runde, in Erwartung des Dokumentes, das ihnen die Welt öffnet. Viele Ehrungen und Reden.

Dann kommt endlich Marie dran, anstelle einer Abiturrede trägt sie zusammen mit einem Kurskollegen einen witzigen und ironischen Dialog vor. Vor genau 41 Jahren stand ich vor meiner „Schulfamilie", um die Abiturrede zu halten. Marie ist in meine Fußstapfen getreten, freue ich mich gerührt. Was ist aus diesem kleinen Mädchen Marie geworden?

Plötzlich merke ich, dass dies auch ein Tag für meine Bilanz ist. Viele Bilder werden in mir wach, wenn ich an meine Kinder denke. Offenbar ist es uns gelungen, zu einer Familie zu werden, in der man Gemeinsamkeit spürt, aufeinander achtet und getragen ist. Oft habe ich die Kraft dieser Familie in den letzten Monaten gespürt. Mit Heike als sicherem Fundament war es stets leicht für mich, mein berufliches Leben zu organisieren. Ich habe verdammt viel geschenkt bekommen. Mit meinen Kindern, mit meiner Frau, mit meinem Beruf.

Vor fünf Jahren haben wir David beklatscht, heute ist es Marie und ich wünsche mir so sehr, dass wir hier in drei Jahren gemeinsam Lucia feiern.

Sterben mal positiv

Warum bedauern mich eigentlich alle, die von meinem Krebs erfahren? Könnte nicht ein früher Tod auch etwas Positives sein? Vielleicht erspart mir ein verkürztes Leben ja vieles. Wer weiß, was in den nächsten 20 bis 30 Jahren passiert. Eine Atomkatastrophe, die Klimakrise, eine neue Volksseuche, Krieg? Nach 80 Jahren im Frieden sind wir verwöhnt und ziehen nicht in Betracht, dass eine Armee über uns herfallen könnte. Aber auch die Ukrainer haben lange gedacht, der Friede sei dauerhaft. Oder welche schrecklichen Dinge wären in meiner Familie denkbar, die mir so erspart bleiben? Krankheiten, Unfälle … Und wenn ich erst an ein Pflege- oder Altersheim denke, dann wird mein Wunsch, die durchschnittlichen 80 Lebensjahre voll auszukosten schnell relativiert.

All das bleibt dem erspart, dessen Leben auf eine kurze Spanne zusammenschrumpft. Um die langfristigen Probleme muss ich mich nicht mehr sorgen.

Vielleicht sind diese abschreckenden Szenarien nur der verzweifelte Versuch, mir meine Situation schönzureden. Aber es funktioniert. Gedanken wie diese machen es mir leichter zu akzeptieren, dass meine Lebenserwartung eigentlich unakzeptabel bleibt. So kann ich mich über jeden einzelnen Tag freuen.

Schock im Theater

2. Juli

„Papa, willst du auch mit?“, fragt Marie, „Verena und Max sind auch mit dabei.“ Meine Töchter wollen Karten für das Volkstheater besorgen. Das Stück: *Über Menschen* von Juli Zeh. Die Mädchen und Heike haben das Buch schon vor Jahren gelesen und sind neugierig, was Christian Stückl daraus gemacht hat, um es auf die Bühne zu bringen. Seit vielen Monaten ist der Theaterbesuch geplant, immer kam etwas dazwischen. Jetzt gibt es noch verfügbare Karten. Warum denn nicht?, denke ich mutig. Probieren kann ich es ja mal, vielleicht sehe ich nicht alles, aber ich werde schon verstehen, um was es geht.

Erst auf der Hinfahrt fällt mir mein Behindertenausweis ein, vielleicht gibt es ja einen Sonderpreis? Es dauert nicht lang, dann hat Lucia recherchiert und verkündet selbst überrascht: „Ja, Papa, da kommst du umsonst rein!“

„Dann gehen wir jetzt jede Woche ins Theater“, rufe ich Heike beschwingt zu. Ich kann es irgendwie nicht glauben, dass ich eine Art Freikarte für Theater und Museen in Händen halte. Doch bereits auf dem Weg zum Platz mischen sich andere Gedanken in meine erst so euphorische Stimmung. Du bist jetzt ein Behinderter, wie ein Blinder, ein Rollstuhlfahrer, ein Gelähmter. Stopp, jetzt ist Theater angesagt und allein die guten Plätze, die die Kinder ergattert hatten, sind Grund genug zur Freude.

Die talentierten Schauspielerinnen und Schauspieler führen uns in die Welt von Dora, die auf dem Land unter Neonazis und Loosern ein neues Leben beginnen möchte. Für mich ist es gewöhnungsbedürftig, zum ersten Mal mit einem halben Gesichtsfeld ein Theaterstück zu verfolgen, aber ich bekomme erstaunlich viel mit. Warum der vermeintliche Nazi ständig von Kopfschmerzen geplagt wird, die er vor allem durch Alkohol abzutöten versucht, wird bald klar. Er hat Krebs. Wie ein Hammer trifft es mich, als die junge Schauspielerin auf der Bühne schreit: „Glioblastom ist das Ober-Scheißwort unter den Scheißwörtern. Ein dunkler Warlord in Buchstabenform. Er wird stets begleitet von seinen Adjutanten namens Inoperabel, Unheilbar und Palliativ." (Zitat Juli Zeh, *Über Menschen*, S. 281) Auch wenn Heike schon einen Moment davor meine Hand genommen hat und ich ihr Entsetzen bemerke, zucke ich zusammen. Sie hat das Buch gelesen, aber ihr war nicht mehr klar, mit welcher Wucht die Diagnose, die auch meine ist, in die Zuschauerreihen geworfen wird. Trotz Theater sind wir wieder in der Realität angekommen. Fest hält Heike meine Hand. Sie weiß, welche Gedanken das auf der Bühne geschmetterte „Glioblastom" bei mir auslöst. „Scheiße, es war mir nicht mehr klar, dass der Tumor so thematisiert wird", stammelt sie leise. Nach einigen Schocksekunden habe ich mich wieder gefangen. Ich drehe mich zu ihr. „Alles in Ordnung", flüstere ich ihr zu. Es ist nicht gelogen. Wieso sollte mich ein Wort, das ohnehin seit sechs Monaten durch meine Gehirnwindungen geistert, nun besonders durcheinanderbringen? Nichts Neues, denke ich, und versuche, mich wieder in das Spiel der Akteure zu vertiefen.

Der Neonazi entgeht dem Endstadium seiner Erkrankung: Er steuert sein Auto ungebremst an einen Baum. Unweigerlich muss ich an Wolfgang Herrndorf denken, dessen Buch ich mir nach meiner Operation habe vorlesen lassen. Auch er war dem Tumortod durch Suizid zuvorgekommen. Nein, das ist kein Weg für mich. Das Stück ist aus, die Schauspieler ernten großen Applaus. Beim Hinausgehen versichere ich mehrmals, dass der Tumor der Hauptfigur mir nichts ausgemacht hat. Stimmt das? Ein bisschen sitzt mir der Schock noch in den Gliedern.

Auf der Heimfahrt sitzt Lucia stumm auf ihrem Platz und starrt aus dem Fenster. Ob ihr das Stück, in dem der Krebstote auch eine Tochter zurücklässt, zu nahe gegangen ist? Ich wage es nicht, sie darauf anzusprechen. Zu Hause angekommen, geht sie gleich ins Bett. Als ich Gute Nacht sage, liest sie noch. Ich umarme sie und schaue sie an. „Hab keine Angst, alles ist in Ordnung, mir geht es sehr gut und ich werde noch lange leben", will ihr mein Blick sagen. Sie lächelt mich an. „Schlaf gut, Papa." „Das tue ich", verspreche ich.

Tödliche Kokosnuss
11. Juli

„Wenn mir einer mit der Machete den Schädel einschlägt, dann bin ich vielleicht sogar schneller im Himmel als du", witzelt Helmar. Kurz vor seiner Reise nach Afrika ruft er mich noch einmal an. Die vielen Warnungen, der Kongo sei voller krimineller Energien und das Equipment werde allzu leicht Opfer der Straßenräuber, haben ihn verunsichert. Da ich ebenfalls vor zwei Jahren bei den Straßenkindern in Kinshasa gedreht habe, haben wir uns schon öfter über sein dortiges Sternsinger-Projekt unterhalten. Während ich ihm noch Tipps für die Ausrüstung gebe, erinnere ich mich an die vielen Vorbereitungen von früheren Drehreisen.

Bei aller Faszination für exotische Länder, war auch immer die Angst mit im Gepäck. Angst vor Malaria, davor, ausgeraubt zu werden oder gar in einen Hinterhalt gelockt und bedroht zu werden. Bei jeder Abreise, bei jedem Adieu an die Familie, war der Gedanke präsent, es könnte keine gesunde Wiederkehr geben. Immer bin ich heil nach Hause gekommen. Jetzt bedroht etwas hier zu Hause, im sicheren Bayern mein Leben viel stärker als an allen exotischen Orten dieser Welt. Wie oft ängstigen wir uns vor Gefahren und übersehen dabei, dass die wirkliche Bedrohung aus einer ganz anderen Richtung kommt. „Stimmt es, dass mehr Menschen durch herabfallende Kokosnüsse sterben als durch Haiangriffe?" Als ich Helmar diese Frage stelle, lacht er. Es gibt wenige Menschen, mit denen ich so lange und so lustig telefonieren kann wie mit ihm. „Helmar, mach dir keine Sorgen. Die Hoffnung, dass du mich auf dem Weg ins Paradies überholst, kannst du aufgeben. Gute Reise!"

Zu viele Papiere
21. Juli

Ich wälze mich im Bett. Meine Steuererklärung, besser gesagt: deren noch nicht Vorhandensein quält mich. Die Damen und Herren des Finanzamtes waren lange recht geduldig mit mir, doch jetzt reicht der Hinweis auf meinen Gesundheitszustand nicht mehr aus. Ich muss liefern, die beiden letzten Jahre.

Der einzige Gedanke, der mich beruhigt: Ursula. Ohne sie wäre ich wahrscheinlich längst im Gefängnis, weil ich Fristen verpasst, Vorschriften missachtet oder die ständigen Neuerungen des Fiskus übersehen hätte. Zum Glück habe ich für nächste Woche einen Termin mit ihr vereinbart. Ihr den Wust dreier prallvoller Schubladen unsortierter Unterlagen mitgeben, das will ich aber unter keinen Umständen.

Also mache ich mich nach dem Frühstück an die Arbeit: Wie sonst auch, lege ich erst mal alles in meinem großen Büro auf dem Teppich aus und versuche, sinnvolle Häufchen daraus zu machen. Das gelingt gar nicht. Kein Überblick! Jedes kleine Papier lenkt mich sofort ab. Bis ich entziffert habe, um was es geht, weiß ich nicht mehr, welcher Stapel wofür dient. Ich renne von einer Ecke in die andere und werde immer unkonzentrierter.

Wie soll ich das ordnen? Ich bitte Marie um Hilfe. Auch wenn es Neuland für die frischgebackene Abiturientin ist, hat sie sich schnell in die Materie vertieft. Schon bald entsteht eine sinnvolle Ordnung und eine Übersicht, die Ursula sicher entzücken wird.

Ursula ist viel mehr als eine versierte Steuergehilfin. Sie ist über all die Jahre, in denen sie die finanziellen Angelegenheiten meiner Firma, aber auch meine privaten betreut, zu einer vertrauensvollen Freundin geworden. Immer mal wieder habe ich mir in der Vergangenheit überlegt: Was ist eigentlich, wenn ich bei einem Verkehrsunfall oder Flugzeugabsturz sterbe? Diese beunruhigende Vorstellung war immer mit der Überzeugung gekoppelt: Dann wird sich Ursula um alles kümmern, sie wird Heike und den Kindern helfen, alles zu durchblicken.

Nun ist der Tag X gekommen. Zwar lebe ich noch, aber mein beeinträchtigtes Denken raubt mir den Durchblick. Ursula hat ihn und wird meiner Familie an meiner Stelle zur Seite stehen, sie wird erklären, was 30 Jahre lang ausschließlich ihr und mein Ding war. Und sie wird dabei immer eine stets gut gelaunte Lehrmeisterin sein.

Rollentausch
23. Juli

Wie ein Engel gleitet sie fast schwerelos durch den Raum. Sanftes Licht betont ihr duftiges Kostüm, dann dreht sie sich lächelnd und breitet ihre Arme aus. Ich bin verzaubert von Lucia, die bei der jährlichen Aufführung ihrer Ballettschule tanzt. Und während ich so im dunklen Zuschauerraum sitze, stelle ich erstaunt fest, wir erwachsen meine kleine Lucia geworden ist. Ich sehe, wie sie ihre Flügel ausbreitet und in kleinen Schritten das elterliche Nest verlässt, wie ihre Geschwister vor ihr. Lucia ist die Jüngste, sie wird ihr Abitur erst in drei Jahren machen und hautnah erleben, wie sich mein Tumor entwickelt.

Auch wenn wir oft gekuschelt haben, als die Kinder noch klein waren, sind naturgemäß mit der Pubertät Umarmungen viel seltener geworden. Seit meiner Erkrankung ist es anders. Lucia oder Marie kommen manchmal einfach auf mich zu und drücken mich an sich. So wie damals als Kinder. Vielleicht vertauschen sich auch hier die Rollen ein wenig, nicht ich tröste und halte, sondern ich werde getröstet und gehalten. Sternstunden für einen sonst oft wenig präsenten Vater, die ich wohl ohne Tumor kaum erleben würde.

Erste Bergtour
26. Juli

Kann ich mir während der Chemotherapie eine Bergtour zutrauen? Johannes, ein Journalistenkollege und Freund, der schon vor über 25 Jahren bei unserer Hochzeit Orgel spielte, hat mich heute zu einer kleinen Bergwanderung eingeladen. In all den Jahren war mir Johannes fast wie ein Mentor. Wenn ich mich wegen böser Leserbriefe über meine Artikel geärgert habe, war seine coole Antwort: „Die Zeitung, über die sich der aufregt, wird morgen schon zum Trocknen von Bergschuhen verwendet.“ Sein trockener Humor machte vieles leichter.

Zum ersten Mal seit fast einem Jahr packe ich den Rucksack und hole die Wanderschuhe aus dem Keller. Die Vorstellung, wieder einmal auf einen Gipfel zu gehen, beflügelt mich.

Als Johannes vor dem Haus parkt, schüttet es wie aus Kübeln. „Sollen wir vielleicht eine kleine Wanderung um die Osterseen machen?", schlägt er vor. Aber ich will mir das jetzt nicht nehmen lassen, und wider alle Vernunft entgegne ich: „Das bisserl Regen verzieht sich schon." Wir brechen also auf, die Wetterprognose ist miserabel. Unser Ziel ist meiner Kondition angemessen bescheiden, der Blomberg, einer der Münchener Hausberge. Als wir den Parkplatz erreichen, hat der Regen aufgehört und wir marschieren los. Wir gehen langsam und haben uns viel zu erzählen, sodass ich kaum merke, wie kurzatmig ich doch noch bin. Als wir an einer Weggabelung kurz verschnaufen, frage ich ihn: „Gibt es einen Himmel?" Seine Antwort kommt leise, aber ohne den Hauch eines Zweifels: „Ja." Auf meine Entgegnung, dass ich schon mit der ewigen Ruhe zufrieden wäre, meint er entschieden: „Das wäre mir zu wenig." Er ist davon überzeugt, wer diese Schöpfung in Gang gebracht hat, der wird sie am Ende auch nicht fallen lassen. Eingebettet in einen großen Plan geht nichts verloren, auch wir nicht, darauf vertraut er.

Trockenen Fußes erreichen wir den Gipfel. Die Wolken lichten sich und kurz lässt sich die Ebene bis München überblicken. Auch wenn es nur der Gipfel eines kleinen Vorberges ist, freut er mich heute mehr als letztes Jahr die Zugspitze.

Vor dem Gipfelkreuz geben wir uns die Hand. Geschafft. Im Boden sind noch die Schrauben zu sehen, mit denen man hier vor 80 Jahren ein riesiges Hakenkreuz befestigt hatte, um den Führer beim Besuch von Bad Tölz zu beeindrucken. Der Gekreuzigte, den man nach der Sprengung des Nazisymbols wieder hier platziert hat, hält sich da schon länger.

Wir setzen uns auf eine Bank. Schweigen. Der Blick schweift über die Täler. Ob Johannes mich bemitleidet? Heute gibt es keinen Grund dafür, wieder auf einem Gipfel zu stehen, macht mir Mut.

Wir steigen ab, nicht ohne auf der Hütte ein anständiges Schnitzel bei einem Bier verzehrt zu haben. Als wir kurz vor dem Auto angekommen sind, bricht der Wolkenbruch los, den die App schon vor Stunden angekündigt hatte. Ein bisschen Zeitaufschub, den wir bestens genutzt haben. Zeitaufschub – wie schön wäre es, wenn das für meinen Tumor auch gelten würde.

Theo totgesagt
22. Juli

Der Chef des Hauses Wittelsbach wird 90. Dass wir bei diesem Event auch dabei sein dürfen, verdanke ich wahrscheinlich einem Interview, das ich mit dem Herzog führen konnte. Begleitet von den Blasmusikklängen ziehen die Geburtstagsgäste nach der feierlichen Messe durch die Münchner Fußgängerzone ins „Augustiner Stammhaus". Ob die vielen Menschen hier Platz finden?, überlege ich, als wir die schon recht gefüllten Räume betreten. Heike und ich entdecken einen fast freien Tisch und nehmen Platz. Ich sitze kaum, da werde ich von einem älteren Herrn gefragt, ob da noch etwas frei sei. Es ist Theo Waigel mit seiner Frau Irene Epple. Hab ich ein Glück, neben dem ehemaligen Finanzminister und „Erfinder" des Euro sitzen zu dürfen! Wie sich herausstellt, ist Waigel ein Meister im Erzählen von Anekdoten: Vor einiger Zeit habe er bei einer Bergwanderung auf dem Gipfel gerade seine Brotzeit ausgepackt, als ein anderer Wanderer kurz innegehalten und gefragt habe: „Sind Sie der Waigel?" Ohne die Antwort abzuwarten, habe er sich sofort selbst korrigiert: „Nein, das kann ja nicht sein, der ist ja längst tot." Alle am Tisch lachen ausgelassen. „Totgeglaubte leben länger", füge ich hinzu, dabei schiele ich zu Heike rüber, denn nur sie versteht, welcher verborgene heftige Wunsch in diesem lapidaren Satz mitschwingt.

Und dann gebe auch ich eine Geschichte zum Besten: „Wissen Sie", frage ich Waigel, „dass in unserem Nachbarort ein Künstler eine Skulptur von Ihnen gemacht hat, die ich mir fast gekauft hätte?" Waigel ist erstaunt, will mehr darüber erfahren, warum man am Starnberger See seiner in Bronze gedenkt. Ich erzähle ihm von Ernst Grünwald, einem befreundeten Künstler, der die Waigel-Figur vor Jahren für eine Ausschreibung geschaffen hat. Obwohl ich mich dann doch für eine andere

Skulptur entschied, ist mir der Waigel für spätere Anlässe im Hinterkopf geblieben. Vielleicht habe ich meinen Tischnachbarn damit neugierig gemacht, vielleicht nimmt er Kontakt mit Ernst auf?

Durchbruch oder Irrweg
3. August

Mit aller Kraft stemme ich mich gegen die angesägten Ziegel, die langsam nachgeben. Ein staunender Aufschrei von der anderen Seite, wo David, Marie und Lucia alles aus sicherer Entfernung beobachten. Die Wand stürzt mit einem lauten Knall zu Boden. Staub wirbelt auf. Wo jahrelang eine Mauer stand, haben wir nun einen Durchgang herausgeschnitten, der künftig das Leben meiner Eltern erleichtern soll. Eigentlich sollte diese kleine Umbaumaßnahme bereits im Winterurlaub stattfinden. Was der Tumor vereitelte, hole ich jetzt nach. Während David die Steinbrocken ins Freie schafft, machen sich die Mädchen daran, den aufgewirbelten Staub aufzusaugen. Aufgeschreckt von dem Donnergeräusch kommt mein Vater die Treppe herunter. Fachkundig betrachtet er die neu entstandene Türöffnung und ist offenbar zufrieden. Ich erkläre ihm, dass mir am nächsten Tag ein Nachbar dabei helfen wird, die neue Tür einzusetzen, die wir morgens im Baumarkt besorgt haben. Noch einmal durchschreitet Papa die neue Öffnung und lächelt zustimmend.

Früher war ich immer mit Begeisterung bei den vielen Baumaßnahmen dabei, die mein Vater initiierte, um den Laden zu erweitern oder neuen Wohnraum zu schaffen. Auch heute erwecke ich den Eindruck des enthusiastischen Umbauers, und doch ist alles ganz anders. Während ich mühsam das Werkzeug für den Einbau der Tür zusammensuche, schrillt in mir eine Warnmeldung: Spinnst du eigentlich? Vielleicht bist du bald tot, aber statt die letzte Zeit intensiv zu nutzen, baust du Türen in dein altes Elternhaus ein?

Nun kommt auch meine Mutter und ist begeistert von der neuen Tür. Das glückliche Lächeln der beiden zerstreut meine Gedanken. Was soll's, denke ich, dann habe ich wenigstens meinen Eltern eine Freude gemacht und mit den Kindern zusammen eine ungewöhnliche Geschichte erlebt: den „Kellberger Mauerfall".

Als wir danach zur Brotzeit in der Küche meiner Eltern zusammensitzen, ist alles wie immer. Papa bietet mir ein Bier an, Mama stellt Semmeln und Aufschnitt auf den Tisch. Wir plaudern fröhlich über das gelungene Projekt. Ob sie ahnen, was in mir vorgeht? Täglich fragt meine Mutter, ob es mir gut geht, und mit einem überzeugenden Lächeln lasse ich nicht den geringsten Zweifel daran aufkommen. Auch mein Vater geht davon aus, dass die Operation die Gefahr beseitigt hat. Ob das Sehen schon besser wird, fragt er immer wieder. Langsam wird es besser, beruhige ich die beiden.

Bin ich zu wenig aufrichtig? Im Geiste sehe ich, wie Maria mir zuzwinkert, sie hatte recht. Bei Papa und Mama ist es gar nicht so einfach, immer die nackte Wahrheit auszusprechen. Wirklich erstaunlich, wie perfekt ich die Rolle des Sohnes spiele, der dafür sorgt, dass Heim und Hof instand gehalten werden.

Eigentlich müsste ich mich zu meinem Vater setzen, auf die vielen gemeinsamen Projekte zurückblicken, um dann einzugestehen: „Papa, ich kann auch nicht mehr. Vielleicht habe ich noch mehr Kraft als du und kann noch besser laufen, aber schon bei der kleinsten Rechenaufgabe versagt mein Hirn, und im Vergleich zu mir siehst du wie ein Adler."

Doch ich bringe das nicht fertig. Es würde meine Eltern nur schmerzen, wenn ich meinen Kummer auf sie ablade. Ich werde weiter die Rolle des starken Sohnes spielen und für meine Eltern der verlässliche Verwalter sein. Mein Vater hebt sein Bierglas und prostet mir zu. Und so nehme ich einen weiteren Schluck von einem Bier, das für mich viel zu bitter ist.

Theo verewigt
7. August

„Hier ist der Waigel." Mit sonorer Stimme und leicht süddeutschem Akzent meldet sich der ehemalige Finanzminister telefonisch. Hat ihn nach unserem Zusammentreffen in München also die Neugier gepackt und ihn bewogen, sich auf die Suche nach der Skulptur zu begeben. Wir plaudern noch ein wenig über die herzogliche Geburtstagsfeier, dann gebe ich ihm die Nummer von Grünwald.

Dass Theo Waigel eine Skulptur von sich erwerben möchte, ist womöglich die Folge desselben Impulses, der mich antreibt, ein Buch zu schreiben: Wir möchten, dass etwas von uns überdauert. Etwas Beständigeres als Erinnerungen, die verblassen und sich verflüchtigen.

Wer in ferner Zukunft die Bronzefigur von Theo Waigel betrachtet und fragt, wer das ist, wird dann die Geschichten vom Namensgeber des Euro hören. Deshalb ist sie in seiner Familie vielleicht besser aufgehoben als bei mir. Nicht dass am Ende einer meiner Nachkommen auf die Idee kommt, der Herr mit den ausgeprägten Augenbrauen sei wohl mein Urahne.

NEUES LEBEN AUF ZEIT

Plan erfüllt

12. August

Blau schimmert sie in meiner Hand. Ich kann es kaum glauben, aber es ist tatsächlich die letzte Pille meiner Chemotherapie, die gleich in meinem Magen verschwinden wird. Fast ein dreiviertel Jahr lang haben die chemischen Keulen versucht, alles Bedrohliche in meinem Körper zu zerstören, und bisher ist ihnen das wohl gelungen.

Eigentlich ging es ganz gut. Die Chemowochen waren in der Familie kein großes Thema, für mich eine aufgetragene Pflicht. Außer der Geschmacksveränderung und der immer präsenten Müdigkeit habe ich körperlich gar nicht so viel gemerkt. Die Ergebnisse der wöchentlichen Blutentnahmen waren nie besorgniserregend, schon fast langweilige Routine. Dass viele Patienten aufgrund von Nebenwirkungen dieses hochdosierte, toxische Schema abbrechen müssen, habe ich erst im Nachhinein erfahren.

Als mich der Arzt Ende Dezember letzten Jahres informierte, dass die Chemotherapie zunächst bis September dauern würde, überkam mich ein eiskalter Schrecken. So viel Zeit muss ich für die Therapie aufwenden? Jetzt ist der Endpunkt erreicht, und ich müsste eigentlich erleichtert sein. Stattdessen frage ich mich, wo die Tage geblieben sind. Wenn diese mir zunächst so lang erscheinende Phase so schnell vergangen ist, werden dann auch die kommenden Monate so weiterrasen? Bleibt mir noch genug Zeit? Nie hätte ich in den Tagen nach der Diagnose gedacht, dass mich der Alltag so schnell wieder einholen würde. Ich wollte mithilfe von Hörbüchern endlich all das „lesen", was schon so lange auf meiner Liste steht. Ich wollte Musik hören, endlose Spaziergänge machen, mit Heike reisen. Zumindest wollte ich mich mit all den Menschen treffen, die sich in den letzten Monaten gemeldet haben und mich besuchen wollten. Stattdessen habe ich – immer mit meinen Einschränkungen kämpfend – die volle Energie und meiste Zeit in dieses Buch gesteckt. Und alle übrige Kraft darauf verwendet, die dringendsten Dinge meines Betriebes zu regeln. Habe ich in den letzten Monaten alles falsch gemacht, die Prioritäten verkehrt gesetzt?

Auch wenn ich wenig Pausen hatte und viele erholsame Dinge auf später verschoben habe, bin ich sicher, die Zeit genau richtig investiert zu haben. Gedanken werden tiefer, wenn sie nach einer Formulierung suchen, wie es ein Brief oder auch dieses Buch erfordert. Gedankenfetzen werden zu Sätzen, bleibend, greifbar, auch für andere. Und so bin ich sehr froh, dass diese zurückliegenden Monate nicht flüchtig vergangen sind, sondern etwas zurücklassen: eben dieses Buch. In sechs Wochen, wenn offiziell die Therapie beendet sein wird, weil die Hauptwirkung der Medikamente abgeklungen ist, wird dieses Buch seinen Abschluss finden. Eine neue Zeit liegt dann vor mir. Ich nehme mir vor, ab dann die Pflichten in den Hintergrund treten zu lassen und das neue „Genießerleben" zu beginnen. Und vielleicht kommen neue, spannende Projekte auf mich zu! Alles steht und fällt mit der Zeit, die mir noch bleibt. Also gebe ich der letzten blauen Pille die Aufgabe mit: Tu deine Arbeit richtig und lösche auch die allerletzte Tumorzelle aus.

Mehr als in ein Leben passt

Besuch von Helmar. Er ist vor einigen Tagen aus dem Kongo zurückgekehrt und erzählt mir von seiner abenteuerlichen Drehreise für den Sternsinger-Film. Irgendwie landen wir bei der Frage, was ein Mensch wert ist. Erschüttert beschreibt er, wie Kinder in Kinshasa aufwachsen und wie wenig es bräuchte, um ihnen eine bessere Zukunft zu ermöglichen. Mit wenigen Dollars kann man Leben retten. Welch ein Kontrast! Wie viel Geld und Mühen wurden in den letzten neun Monaten in mein Leben investiert, obwohl die Erfolgsaussichten fraglich sind?

Bevor wir in trübe Gedanken verfallen, überrascht Helmar mich mit einem Gedanken, der noch lange nachklingt: „Max, wir beide haben schon so viel erlebt, das schaffen die meisten in 150 Jahren nicht." Er hat recht. Allein die vielen Drehorte in der Welt, die ich besuchen durfte. Was soll ich mich also beklagen, wenn mein Besichtigungsprogramm mit Mitte 60 ein Ende nehmen sollte? Vielleicht habe ich wirklich schon viel mehr erlebt, als für ein normales Leben vorgesehen ist.

Höllenangst
13. August

„Papa, gibt es die Hölle?" Wir sitzen nach dem Abendessen zusammen, und Lucia erzählt von einem seltsamen Erlebnis heute. Sie war zur Taufe einer Bekannten eingeladen, die einer uns bisher unbekannten evangelikalen Gruppierung angehört. Die Taufe fand nicht in einer Kirche, sondern in der Loisach statt. Lucia war beeindruckt von dem biblisch anmutenden Ritual. Der Gottesdienst im Vorfeld, bei dem gleich mehrere Prediger auftraten, weckte bei ihr viele Fragen.

Gibt es eine Hölle? Daran war offenbar bei der Gemeinde ihrer Freundin kein Zweifel gelassen worden: Die Hölle als grausame ewige Verdammnis, die all denen blüht, die sich nicht bedingungslos Gott ergeben und sich mit Sünden schuldig machen.

Statt auf Lucias Frage direkt zu antworten, erinnere ich an die Gleichnisse Jesu, die auch meiner Tochter vertraut sind. Immer geht es in diesen um einen Gott, der liebt, verzeiht und rettet. Auch hier zu Hause haben wir immer dieses Bild eines barmherzigen Gottes vermittelt. Für Höllenängste war da kein Platz.

„Ja, aber was passiert dann mit denen, die rücksichtslos und gemein zu den anderen sind, die andere umbringen? Kommen die auch einfach so in den Himmel? Was ist mit Vergeltung und Strafe?"

„Auch ich wünsche mir“, erkläre ich Lucia, „dass Menschen für ihre Untaten zur Rechenschaft gezogen werden und dass die, die gequält wurden, Genugtuung erhalten. Und für mich ist Gott der Garant dafür, dass es am Ende gerecht zugeht. Aber die ewige Verdammnis passt für mich nicht zur Botschaft Jesu von bedingungsloser Liebe und Vergebung. Vorstellen könnte ich mir deshalb eine Art ‚Fegefeuer‘: Nach dem Tod erfährt jeder am eigenen Leib, wie er andere behandelt hat.“

„Gibt es dann überhaupt keine Hölle?“, hakt meine Tochter noch mal nach.

Ich erzähle ein Beispiel, das ich immer verwendet habe, als ich noch Religionslehrer an der Europäischen Schule war: „Stell dir vor, du bist in Seenot, jemand wirft dir einen Rettungsring zu, du willst ihn aber nicht und lässt ihn an dir vorbeiziehen. Gott zwingt keinen. Rettung ist kein Automatismus, aber für jeden möglich, der erkennt, bereut und umkehrt. Für mich ist es schwer vorstellbar, dass sich jemand diesen ausgebreiteten Armen Gottes versagt.“

Noch lange reden wir. Lucia ist erleichtert, aber auch traurig, weil die biblische Botschaft in der Gemeinde ihrer Freundin verwendet wird, um Angst zu machen und ein bestimmtes Verhalten zu erzwingen.

Während wir zusammensitzen, bricht ein mächtiges Gewitter los. Donner, Blitze und Hagel – als göttliche Warnung an mich, die Vorstellung von der Hölle nicht zu verwässern? Wir rennen auf die Terrasse, bringen die Stühle und Polster in Sicherheit und beobachten das Spektakel hinter der sicheren Glastür. Der Donner verhallt, vor uns liegt ein Haufen Hagelkörner, die den Rasen in ein winterliches Kleid hüllen. Wie beim ersten Schnee bewerfen wir uns lachend mit den Eiskügelchen.

Mein Glaube schürt nicht Ängste, sondern er macht frei. Furcht vor der Hölle habe ich keine.

Hochgekämpft
14. und 15. August

Luftschlangen fliegen über meinen Kopf. Lucia, Marie und David stehen Spalier, während ich das Auto besteige. Das Seitenfach ist mit Getränken gefüllt und kleine Süßigkeiten liegen auch bereit. Jetzt geht es los – eine ganz besondere Fahrt: Meine Kinder lösen heute ihr Geburtstagsgeschenk für mich ein, wir besuchen eine Alphornmesse in den Allgäuer Alpen. Im Nachmittagslicht fahren wir durch das malerische Voralpenland, machen ein Picknick an einem See und übernachten in Sonthofen. Dann ein herrlicher Morgen, nach einem reichhaltigen Frühstück brechen wir auf zur Kanzelwandbahn.

An den Tagen der Chemowoche fühle ich mich immer sehr schlapp, seit vorgestern besonders müde und erschöpft. Zu Fuß bis zur Bergstation aufzusteigen, wäre mir in dem Zustand völlig unmöglich, und so lassen wir uns ganz gemütlich mit Trachtlern und Kinderwägen nach oben fahren. Vor der Bergstation ist bereits der Altar aufgebaut, die Musikkapelle packt ihre Instrumente aus, fünf Alphornspieler ziehen ihre Hörner aus den langen Säcken.

Dass meine Kinder für mich eine Alphornmesse ausgesucht haben, hat seinen Grund. Zu meinem 50. Geburtstag hat mir Heike einen lang gehegten Wunsch erfüllt und mir ein Alphorn geschenkt. Es steht seither in voller Länge in meinem Büro. Immer wieder mal blase ich hinein und schicke Melodien in Richtung Zugspitze.

Nicht nur der weiche Klang hat mich schon immer an einem Alphorn fasziniert. Jahrhundertelang wurde es in Bergregionen als ein Kommunikationsmittel verwendet, mit dem sich Menschen über Täler und Schluchten hinweg Botschaften zukommen ließen – wie ein steinzeitliches Handy.

Als die Fünferformation der Alphörner den Gottesdienst eröffnet, geht mir das Herz auf. Geschlossen sitzen wir auf unserer Bank, die Kinder zwischen mir und Heike, aufgereiht und eng verbunden. Ich schaue in ihre Gesichter. Alle lächeln mich an, voller Freude, dass sie mit ihrem

Geschenk so ins Schwarze getroffen haben. Schon wieder wollen Tränen kommen. So dünnhäutig bin ich geworden!

Die Blaskapelle stimmt *Lobe den Herren* an. Ich kenne den Text auswendig und kann mitsingen. „Der dir Gesundheit verliehen, dich freundlich geleitet." Was? Ich stocke. Wo ist sie geblieben, die mir verliehene Gesundheit, die mich noch vor einem Jahr wie eine Gämse die Berge erklimmen ließ? Zum ersten Mal wird mir bewusst, dass Kirchenlieder auch ausgrenzen können. Aber nein, heute ist kein Tag für das theologische Sezieren von volkstümlichen Kirchenliedern.

Nach der Messe wollen wir wenigstens einen kleinen Gipfel erklimmen und machen uns auf zum Kanzelwandkreuz. Wir gehen langsam, immer wieder muss ich stehen bleiben oder mich setzen. Es kostet mich viel. Ich fühle mich wie bei einem Mexikourlaub, bei dem ich mit Heike versucht habe, einen Fünftausender zu erklimmen. Aber dass ich auf halber Strecke sitzen bleibe und warte, bis die anderen zurückkommen, wird von meiner Familie kategorisch abgelehnt. Was ist aus mir geworden? Die letzten Monate haben mich fast in die Knie gezwungen. Bei den letzten Schritten zum Gipfelkreuz ist Trittsicherheit nötig, und ich nehme gerne Heikes Hand. Dann ist es geschafft. Wir sitzen alle oben und schauen über die Grate und Felsen, die grünen Wiesen und die Täler des Allgäus. Die Kuhglocken bimmeln ihr altes Lied und durch die aufziehenden Wolken spielt die Sonne. Hier mit meiner Familie zu sein, entschädigt für die Strapaze.

Zurück auf der Hütte und allen vernünftigen Einwänden zum Trotz bestelle ich ein Bier. Auch wenn ich nur die Hälfte davon schaffe, reiht sich der herbe Geschmack in die Reihe so vieler Gipfelbiere ein, die mir jetzt alle in Erinnerung kommen. Wehmut und Bitternis erfüllen mich – wenn ich nur wieder wie früher in die Berge gehen könnte. Aber mehr noch Freude und Dankbarkeit, dass ich heute mit meinen Liebsten hier sein kann.

Traum
18. August

Ich sitze im Auto auf dem Beifahrersitz. Ein älterer Mann steuert den Wagen. Heike, Marie und Lucia sitzen auf der Rückbank. Wir fahren schnell, immer schneller. Ich bekomme Angst, schaue zum Fahrer und erkenne voller Schrecken, dass er die Augen geschlossen hat. Ich löse den Sicherheitsgurt, erst meinen, dann den des Fahrers und versuche, ihn wegzudrücken. Es gelingt mir, Steuer und Gaspedal zu übernehmen. Der Wagen ist nun unter meiner Kontrolle. Ich drossle die Geschwindigkeit. Ich will auf die rechte Seite fahren, um endlich anzuhalten, doch das ist meine blinde Hälfte. Ich kann nicht sehen, wohin ich fahre. Von hinten werde ich angeblinkt, einer hupt laut. Aber ich muss doch rüber! Auch meine Familie auf dem Rücksitz hat Panik. „Du darfst nicht mehr fahren!", schreit meine Tochter, und dann ... schrecke ich hoch. Schweißgebadet richte ich mich auf – der Alptraum ist vorbei.

Fundament
20. August

Auch wenn gestern der Besuch lange geblieben ist, stehe ich heute Morgen pflichtbewusst auf. Lucia muss ministrieren und selbstverständlich werde ich sie zum Gottesdienst begleiten. All meinen Kindern habe ich versprochen, dass sie sich nie allein zum Ministrantendienst aufmachen müssen.

Lucia zieht an der Glocke, die Orgel beginnt zu spielen. Zum Glück hat der Pfarrer ein Predigtthema gewählt, das mich aufhorchen lässt. „Woran glaubst du?", fragt er in den Raum. Ja, was glaube ich eigentlich? Die Frage stelle ich mir auch immer wieder neu.

Der Priester ist beim Credo angekommen, laut bete ich das Glaubensbekenntnis mit. Seit meinem Studium würde ich gerne bei jeder Zeile eine Fußnote anbringen. „Ich glaube an Gott, den Allmächtigen." – Wie viele sind allein an diesem ersten Satz gescheitert? Hätte Gott in seiner Allmacht nicht die Gasöfen von Auschwitz, die Atombombe von Hiroshima oder eine todbringende Krankheit verhindern können? Für mich steht das nicht im Widerspruch zu Gottes Allmacht. Er hat die Welt in ein Eigenleben entlassen, in dem Leid und sogar die eigene Vernichtung möglich sind.

Müsste ich meinen Glauben auf den Punkt bringen, würde ich es mit dem Satz aus dem Petrusbrief tun, mit dem auch Papst Benedikt seine erste Enzyklika überschrieben hat: Deus caritas est – Gott ist die Liebe. Wenn die Welt nicht zufällig entstanden ist, sondern gewollt erschaffen wurde, dann nach einem Prinzip, das alles umfasst und übergreift. Dieses Urprinzip, das alle Menschen wie eine Art DNA in sich tragen, ist für mich die Liebe. Sie führt alles zum Guten, sie ermöglicht, den anderen zur Vollendung zu bringen, zum Maximalen seiner Möglichkeiten zu führen, alles Hindernde auszuräumen. Liebe ist stärker als der Tod, sie überdauert ihn.

Peter Gardosch war überzeugt, sein erfolgreiches Leben seiner ermordeten Mutter zu verdanken, die er immer an seiner Seite fühlte, die ihn beschützte und begleitete. Gott hat zwar nicht dafür gesorgt, dass seine Familie in Ausschwitz überlebte, aber er hat dem damals dreizehnjährigen Buben so viel mütterliche Liebe ins Herz gegeben, dass der ein Leben lang davon zehren konnte.

An diese Liebe, die göttlich ist, glaube ich. Und ich spüre sie täglich bei meiner Familie, meinen Angehörigen und Freunden. „Die Liebe hört niemals auf", diesen Satz aus dem Korintherbrief hatten wir uns als Lesung für unsere Hochzeit vor 28 Jahren überlegt, dann aber doch einen anderen gewählt und über unser Leben geschrieben: „Alles hat seine Stunde. […] Es gibt eine Zeit zum Gebären und eine Zeit zum Sterben, eine Zeit, sich zu umarmen, und eine Zeit, die Umarmung zu lösen." Poetischen Sätzen, die wir vor so langer Zeit ausgesucht haben, gelingt es plötzlich, mein Leben auf den Punkt zu bringen. Geborgenheit in uralten Weisheiten.

Zeitdruck
21. August

Lauter Schlagabtausch, Tränen. Heike schimpft genervt wegen meines ständigen Drängelns, die Textentwürfe zu korrigieren. Sie ist am Anschlag mit ihrem Arbeitspensum und sitzt oft bis tief in die Nacht, um meinen Kapiteln eine lesbare Form zu geben und alles zusammenzufügen. Immer wieder wird sie durch andere Aufgaben abgezogen: Anliegen der Kinder, Verpflichtungen in der Klinik. Auch wenn sie all ihre übrige Zeit in unser Projekt steckt, reicht es nicht aus, damit wir so vorwärtskommen, wie ich es mir vorstelle. Mir geht es viel zu langsam und ich befürchte, nicht alles rechtzeitig und gut fertig zu bekommen. Von meinem Vorschlag, noch andere – Freunde oder Kollegen – zur Korrektur mit ins Boot zu holen, will sie nichts hören. Das Buch sei zu intim, die Dinge zu persönlich, als dass sie ein Außenstehender beurteilen könne. Vielleicht hat sie recht? Ich will sie nicht noch mehr belasten, muss aber das Buch immer wieder in den Vordergrund rücken. Das Manuskript muss diese Woche fertig werden. Heute liegen die Nerven blank. Anstatt die Stunde zu nutzen, um gemeinsam am Buch zu arbeiten, streiten wir wegen des Zeitdruckes. Nach der heftigen Auseinandersetzung sind wir beide traurig und erschöpft. Entschuldigungen. Es tut mir so leid. Wir raufen uns wieder zusammen und arbeiten weiter.

Bierkrüge und Grabmale in Andechs
22. August

Mit äußerster Konzentration heben die beiden Männer den Schmelztiegel hoch. Rot schimmert das geschmolzene Metall. Langsam läuft die glühende Masse in die Form. Gebannt verfolge ich das seltene Schauspiel. Hier entsteht ein weiteres Kunstwerk für den Klosterberg von Andechs. Jedes Jahr laden die Mönche drei Künstler ein, um vor Ort ein Werk zum Thema „Kunst und Bier“ zu gestalten. Es freut mich besonders, dass dieses Mal einer der Künstler Alfred Seidel ist, mein ehemaliger Kunsterzieher am Gymnasium in Niederbayern. Für das Museum meines Vaters hat er vor Jahren eine kleine Kirchturmspitze gegossen.

Schon vorgestern habe ich den Künstlern mit Abt Johannes beim Arbeiten zugeschaut. Seidel hat mir dabei erzählt, dass er noch eine weitere, sehr persönliche Figur für sein eigenes Grabmal gießen möchte. Das elektrisiert mich! Das Thema, wie mein Grab einmal aussehen soll, ist durch meinen Krebs ganz nach vorne gerückt. Schon seit Langem frage ich mich verwundert, warum sich die meisten Menschen so wenige Gedanken über die Gestaltung ihrer letzten Ruhestätte machen. Für die Auswahl eines Autos, das sie maximal einige Jahre fahren, zeigen sie oft wesentlich mehr Interesse. Ich sehe auf vielen Friedhöfen Grabsteine wie von der Stange, die unpersönlich sind und wenig über die Verstorbenen verraten. Seidel will einmal unter seiner eigenen Skulptur, die gestern hier entstanden ist, bestattet werden. Als er das glühende Metall in der Gussform verteilt hat, führt er mich zu einem in Tücher gewickelten Gegenstand. Zufrieden entblättert er vor meinen Augen das gestern gegossene Werk. Seine Handschrift ist unverkennbar: zwei stilisierte Menschen, auf einer Treppe stehend.

Auch der Bildhauer Hubertus von Pilgrim, dessen Mahnmale vom Todesmarsch in unserer Gegend allgegenwärtig sind und den ich letztes Jahr mehrfach mit der Kamera begleitet habe, arbeitet an einer eigenen Grabstele für sich und seine bereits verstorbene Frau. In seinem Atelier konnte ich gerührt miterleben, wie er – immer wieder in einen Spiegel schauend – die eigenen Gesichtszüge modellierte. Beim Blick auf das Bild seiner Frau daneben rannen ihm immer wieder Tränen die Wangen herunter. Für den 93-Jährigen war die Beschäftigung mit seinem Grabmal Trauerarbeit, Meditation und gleichzeitig eine kreative Erfüllung angesichts der Leere, die der Tod der Frau gerissen hatte.

Auch wenn ich kein Bildhauer bin: Eine meiner selbst modellierten Figuren soll an meiner letzten Ruhestätte stehen. So wird nicht nur mein Name an mich erinnern, sondern auch ein aus Ton geformtes Paar, das einander stützend hält und dessen Blick in die Weite geht.

Heute hämmert Seidel zwei Stunden später mit schweren Schlägen die gemauerte Ummantelung vom Guss. Langsam schält sich das metallene Gebilde heraus und wie bei einer Metamorphose wird aus der plumpen Gussform ein fragiles Kunstwerk dreier wackelig übereinander gestapelten Bierkrüge. Fortan wird es mich auf dem Heiligen Berg daran erinnern, dass Lebensfreude, Biergenuss und das Sinnieren über ein angemessenes Grabmal sich recht gut vertragen.

Die neue Uhr

Heike und ich betreten das Juweliergeschäft in Wolfratshausen. „Wird mein heutiger Besuch erfolgreich sein?“, frage ich mich, als ich die bimmelnde Ladentür öffne. Voller Erleichterung hat mir die Besitzerin am Telefon berichtet, dass sie nun endlich neue Modelle bekommen habe, um eine Alternative für meine Weihnachtsuhr anbieten zu können. Seit der Rückgabe sind schon einige Monate vergangen, weshalb ich gar nicht mehr damit gerechnet habe. Die Juwelierin legt eine silberne Taucheruhr vor mich hin. Es ist Liebe auf den ersten Blick. Ich streife die Uhr über den Arm und habe sofort das Gefühl: Die passt. Ungefähr zwei Jahre, selten etwas länger, haben meine bisherigen Modelle in der Regel funktioniert. Wird das neue länger durchhalten? Womöglich länger als ich?

Flink passt die Ladeninhaberin das Uhrenarmband für mich an, wünscht mir viel Freude mit dem neuen Schmuckstück und wir verlassen beschwingt das Geschäft.

Warum ich überhaupt noch eine Uhr trage und mir das Smartphone – wie ihnen – nicht reicht, werde ich immer wieder von meinen Kindern gefragt. Ein Grund ist, dass ich so die Uhrzeit einfach mit einem Blick auf mein Handgelenk einfangen kann, ohne zusätzlich Tasten drücken zu müssen. Ein weiterer Grund ist, dass ich der Zeit so einen besonderen Stellenwert gebe. Sie ist dann nicht das elektronische Zusatzprodukt eines komplexen digitalen Gerätes, sondern hat einen Platz auf der extra dafür entworfenen Uhr.

Heute sticht mir der Sekundenzeiger besonders ins Auge. Der hat eine neue Wichtigkeit bekommen, seitdem nicht mehr nur *die Zeit*, sondern *meine Zeit* läuft. Wie schnell er seine Runden dreht!

Italien mit Hindernissen
27. August

Bei strömendem Regen fährt Heike den Wagen die Einfahrt hoch. Unser alter Familienvan ist schwer beladen, denn wir fahren zusammen in die Ferien. Allen drei Kindern war der gemeinsame Sommerurlaub – vielleicht der letzte – ein großer Wunsch. Aus welchen Gründen auch immer es der letzte sein könnte: Weil die beiden Älteren nächsten Sommer nicht mehr an die Ferien gebunden und irgendwo in der Welt sind, oder weil ich fehle.

Lange war unsicher, ob und wohin ich überhaupt eine zweiwöchige Tour wagen kann. Erst seit zwei Tagen steht unser Ziel fest, Heike konnte auf Elba noch ein kleines Häuschen in Strandnähe mieten. Glücklich steuern wir in Richtung Brenner. Kurz vor Trient freut sich Heike auf den ersten Espresso, da bimmelt mein Handy.

Oje, ein Sturm hat heute Nacht mein Elternhaus im Bayerischen Wald übel erwischt. Das Blechdach des Nachbarn wurde über 100 Meter durch die Luft geschleudert, um auf dem Haus meiner Eltern zu landen. Wasser dringt in den oberen Stock. Wie durch ein Wunder ist niemand zu Schaden gekommen. Zum Glück haben Verwandte vor Ort sofort einen Zimmerer verständigt, der das beschädigte Dach bereits provisorisch verschließt.

Müssen wir sofort umkehren und hinfahren? Vor einem Jahr hätte ich, ohne zu überlegen, die Rückfahrt angetreten. Jetzt ist alles anders. Soll unser vielleicht letzter gemeinsamer Urlaub auf einer Baustelle stattfinden? Nein. Über das Telefon versuchen wir das Nötigste zu regeln, lassen uns Fotos schicken und melden den Schaden bei der Versicherung. Das muss erst mal reichen. Alles Weitere verschieben wir auf nach dem Urlaub.

Aber die Urlaubslaune hat gelitten, ein endloser Stau auf der Brennerautobahn tut das Seine, die Stimmung kippt. Und als ob sich alles gegen uns verschworen hätte, erfahren wir in Piombino, dass der gesamte Fährbetrieb wegen des Sturmes eingestellt wurde. Wie lange? Heute, vielleicht morgen auch. Also suchen wir ein Hotel und hoffen, dass es morgen klappt. Es ist wie verhext, als würden lauter Widerhaken uns festhalten und nicht in den Urlaub fahren lassen. Immer wieder kommt der Gedanke auf, zurück nach Hause zu fahren. Aber es ist doch wahrscheinlich die letzte Möglichkeit, noch mal als Familie gemeinsam am Meer zu sein und an die vielen vergangenen Jahre anzuknüpfen! Als müsste noch ein Schlusspunkt gesetzt werden, damit in Zukunft etwas Neues begonnen werden kann.

Am nächsten Morgen lacht die Sonne, die Schiffe fahren, drei Stunden später stehen wir an der Reling der riesigen Fähre. Jetzt hält uns nichts mehr. Alles ist richtig – wir sind zusammen unterwegs nach Elba.

Taucherblick trifft Krebs

Unsere Ferienunterkunft, ein gemütliches, ehemaliges Fischerhaus direkt am Strand eines kleinen Dorfes, liegt an der eher wilden Westküste der Insel. Es gibt eine kleine Bucht mit großen Kieseln, eingerahmt von vom Wasser glatt geschliffenen Felsen, und Wanderpfade durch die Hügel der Küste. Ganz nah vor der Küste liegt ein altes Schiffswrack. Wir mieten ein Tretboot und strampeln mit Schnorcheln ausgerüstet los. Zum ersten Mal in diesem Urlaub ziehe ich meine alte Taucherbrille über und tauche ab. Wunderschön glitzern die Sonnenreflexe, ein Fischschwarm tanzt Ballett – ein faszinierender Unterwasserspaziergang. Euphorisiert begreife ich, was mein Glückgefühl befeuert: Ich habe das Gefühl, wieder so zu sehen wie früher, denn der Bildausschnitt meiner Taucherbrille entspricht ungefähr meinem eingeschränkten Gesichtsfeld. Manisch sauge ich die wunderbaren Bilder auf.

Als ich ziemlich ausgekühlt aus dem Wasser steige und mich auf einem Felsen wärme, entdecke ich einen kleinen Krebs, der geschickt über die Steine huscht und sich immer wieder von den Wellen umspülen lässt. Warum, so frage ich mich zum ersten Mal überhaupt, steht dieses ästhetische Tier eigentlich Pate für eine schreckliche Krankheit? Sind es seine beängstigenden Greifwerkzeuge, mit denen er sich verbeißen kann wie die todbringenden Wucherungen im Körper? Ich werde der Frage mal nachgehen, wenn ich wieder zu Hause bin. Kleiner Krebs, bist du wirklich so gefährlich? Du siehst gar nicht so furchterregend aus.

Hochzeitstag
2. September

Seit Jahren habe ich am Vortag des 2. September ein Problem. Wie organisiere ich auf einer Insel, in einem abgelegenen Ferienhaus oder in einem Strandhäuschen einen Strauß Rosen, ohne dass Heike es merkt? Da wir seit Jahren in den beiden letzten Sommerferienwochen Urlaub machen, muss ich bei der Vorbereitung unseres Hochzeitstages immer improvisieren. Es ist mir stets gelungen, und viele lustige Geschichten gäbe es darüber zu erzählen.

In diesem Jahr kommt noch eine weitere Hürde hinzu: Ich darf nicht Auto fahren. Marie ist die Lösung. Unter vollem Einsatz besorgt sie auf dem Festland ein Dutzend roter Rosen und hätte dafür um ein Haar die Fähre verpasst. Und so kann ich wirklich die Tradition meines Hochzeitsstraußes auch als Behinderter aufrechterhalten.

Unser Hochzeitstag ist uns immer heilig geblieben. Heute spazieren wir zusammen zu einer Anhöhe über dem Meer. Auch wenn Krisen nicht ausgeblieben sind, unser Versprechen „in guten und in bösen Tagen, in Gesundheit und Krankheit" haben wir als Schwur betrachtet, den wir halten wollen. Die Formel, die wir uns vor 28 Jahren gegenseitig vorgesprochen haben, dringt wie ein Mantra in mein Gedächtnis: „bis dass der Tod uns scheidet" – wuchtig trifft der drohende Verlust. Wir halten uns fest und trösten uns gegenseitig. Nie habe ich stärker als in den letzten Monaten gespürt, welche Geborgenheit diese Ehe schenkt. Getragen von Heikes Liebe wird alles ganz leicht. Dankbarkeit breitet sich in mir aus, für die drei Kinder, für die vielen kostbaren Momente und dafür, dass wir uns gefunden und gegenseitig bewahrt haben: wahrlich eine Hoch-Zeit.

Im Schlepptau der Kinder
7. September

Knapp vor dem Ferienende haben mich heute meine Kinder tatsächlich gefragt, ob wir nicht eine Wanderung auf den nahe gelegenen Berg machen wollen. Jahrelang waren meine Vorschläge, in den Ferien zu wandern, auf ablehnendes Gemurre gestoßen. Meist nur mühsam konnte ich die widerwillige Truppe dazu bewegen, mit mir die mediterranen Landschaften zu durchstreifen, um den herrlichen Kontrast von Bergen und Meer, den ich so liebe, zu erleben.

Dieses Jahr mache ich gar keine Vorschläge, denn meine Wanderlust ist ohnehin gebremst. Die Nachwirkungen der Chemo sorgen dafür, dass mich der morgendliche Gang zum Bäcker schon erschöpft. In diesem konditionell so schlechten Zustand rufen mich die Kinder auf zu wandern! Ob sie mir einen Gefallen tun wollen oder einfach etwas vermissen, das sonst dazugehörte, ist unwichtig. Ich freue mich sehr darüber. Die Zweifel, ob ich es wirklich raufschaffe, gestehe ich mir noch nicht einmal selber ein. Also marschieren wir los.

Vor Jahren habe ich sie in der Kraxe auf die Gipfel geschleppt und ihnen ein schattiges Plätzchen für die wohlverdiente Brotzeit gesucht. Heute tragen sie mir das Wasser, stützen mich an kritischen Stellen und warnen mich vor Ästen, die mir ins Gesicht schlagen könnten, weil ich sie übersehe. Auch wieder ein Rollentausch, merke ich gerührt.

Immer wieder brauche ich eine kleine Rast, aber ich halte durch. Schwitzend und erschöpft erreichen wir den kleinen Gipfel über unserem Dorf. Die herrliche Sicht auf den Westen der Insel und über das weite Meer lässt mich vergessen, dass ich mich körperlich verausgabt habe. Glücklich sitzen wir beieinander, wie in einem Adlerhorst, ein erhabenes Gefühl. Mehr als über den Gipfelsieg, freue ich mich, meinen Kindern die Begeisterung für die Berge mitgegeben zu haben, und dankbar spüre ich die wundervolle Verbindung mit meinen Lieben.

Ewiges Meer
8. September

Die Wellen peitschen gegen die riesigen Felsen. Lucia und ich finden eine geeignete Stelle, um ins Meer zu kommen. Dann schwimmen wir einfach los. Ja, für dieses Gefühl lohnt es sich, 800 Kilometer zu fahren: sich hinaustragen lassen in die Endlosigkeit des Meeres. Die ersten Strahlen der Morgensonne wärmen uns, als wir uns auf einer Felsplatte in die Handtücher hüllen. An der Seite meiner Tochter ist es wunderbar, hier zu sein. Lucia, das Kleinkind vergangener Urlaube, das ich doch gestern erst mit ihren Schwimmflügeln in den Fluten geschaukelt habe. Schweigend sitzen wir da, mein Blick verliert sich über dem weiten Meer. In den ersten Tagen war ich bestürzt und traurig, weil gerade dieser Blick aufs Meer, den ich immer so genossen hatte, mir so verkrüppelt vorkam, und die ruhige Freude darüber verloren schien. Langsam gewöhne ich mich daran, versuche, mich damit zu versöhnen und die alte Zufriedenheit wiederzufinden.

Am Horizont ein lang gezogener Streifen. Es ist die Silhouette von Korsika. Glückliche Tage haben wir dort als Paar und später mit den Kindern verbracht. Ich muss an eine Bergtour denken, bei der wir schweißtriefend am Gipfel angekommen merkten, dass das Gipfelkreuz fehlte, und wir mit abgestorbenen Ästen und viel Hansaplast ein der alpenländischen Seele würdiges Kreuz errichteten.

Da kommt er wieder, der Gedanke, der seit Monaten immer wieder durchbricht. Ist wirklich wahr, dass ich diese schöne Welt schon bald verlassen muss? An welchem Ort möchte ich mich verabschieden? Lange dachte ich, die Wüste wäre dieser Ort. Aber hier glaube ich jetzt, es müsste am Meer sein.

Nirgendwo spüre ich die Vergänglichkeit von uns Menschen stärker als am Meer. Schroffen Stein hat es hier zu glatten Kieseln geschliffen, in unvorstellbar langer Zeit, und doch nur in einem Wimpernschlag der Ewigkeit. Wie viele Tote hat dieses Meer wohl begraben? Stolze römische Galeeren und U-Boot-Flotten hat es zu Gräbern gemacht, die Toten weggespült und das Blut der Gemordeten zu homöopathischen Dosen verdünnt. Ob Flüchtlinge zahllos ertrinken oder ob sich Liebende unter dem Sternenhimmel ewige Treue schwören – das Meer kümmert es nicht. Sind wir wirklich mehr als ein Kiesel, der bald als Sand durch die Lüfte getragen wird?

Ich lausche der Melodie der Wellen. Als Kind hat mich eine Muschel meines Opas fasziniert. Wenn ich danach fragte, nahm er sie vom Wohnzimmerschrank, um sie dicht an mein Ohr zu halten. Für mich bestand kein Zweifel, dass in dem gedrehten, perlmuttartigen Kunstwerk tatsächlich der Klang des Meeres eingefangen war. Erst als ich als Jugendlicher denselben Effekt mit einem Joghurtbecher erlebte, bröckelte die Illusion.

Aber das Rauschen des Meeres bleibt für mich eine Musik, die mich an den Urgrund meines Seins führt, friedvoll und beständig. Auf und ab, Melodie der Ewigkeit, die mein Großvater erstmals in mir angestimmt hat. Das Meer erinnert mich daran, wie klein wir Menschen sind. Dieses ewige Rauschen wird nicht nur mich überdauern, sondern womöglich auch die gesamte Menschheit. Beständigkeit, in einem Leben voller Unsicherheiten.

Morgen fahren wir wieder nach Hause. Innerlich im Frieden bin ich glücklich, dass mich Heike trotz aller Widrigkeiten hierhergebracht hat, um das Meer zu besuchen.

Gedicht

Ein Fragment. Ich habe es in meinen Dateien gefunden, geschrieben irgendwann im Februar. Es gefällt mir.

Er
will dir das Lachen nehmen,
will dir einreden, dass deine Zeit vorbei ist.
Er
will dir die Haare rauben,
dich ergrauen lassen.

Er
will dir deinen Geschmack nehmen,
deine Zunge mit einer bleiernen Tinktur überziehen.
Er
will dich kaputt machen,
längst
bevor dein Körper aufgeben muss.
Lass
es nicht geschehen.
Setze alles!
entgegen, was du findest.
Manchmal
wird es ihm dann zu dumm und er verschwindet wieder.

Neuer Beginn
12. September

„Wie schön, dass du geboren bist!" Wieder das Geburtstagslied, diesmal für David. Schlank und hochgewachsen kommt er lachend durch die Wohnzimmertür, genauso beglückt wie die vielen Jahre davor. Und wieder sehe ich ihn vor mir, diesen kleinen, verwundbaren Neugeborenen, der gerade beginnt, seine Spuren in diese Welt zu zeichnen. Dieses Jahr ist der 12. September nicht nur wegen Davids Geburtstag ein besonderer Tag. Sondern auch, weil sich exakt heute vor neun Monaten mein Leben mit einem Schlag völlig verändert hat. Vor genau dieser Zeitspanne, die ein Mensch braucht, um lebensfähig zu werden, bin ich zur Operation in die Klinik gefahren. Auch wenn ich das damals, am 12. Dezember, noch nicht wusste, habe ich mich mit diesem Weg von meinem alten Leben verabschiedet und ein neues begonnen. Die lange Narbe, verborgen unter den mittlerweile komplett nachgewachsenen Haaren, erinnert mich wie eine Blindenschrift daran, wenn ich darüber taste.

Seitdem liegt eine Art Schleier über meinem Bewusstsein. Seitdem fühlt sich mein Hinterkopf an, als wäre er mit einer Eisenplatte verschlossen. Taub wie ein Stein. Seitdem habe ich das Gefühl, nicht mehr vollständig zu sein, seitdem sind meine Bilder gestört, ist mein Blick ein anderer. Aber ich lebe und ich lebe nicht schlecht.

Jetzt nach neun Monaten Therapie ist die Behandlung komplett abgeschlossen. Ein erster Abschnitt ist geschafft, ab heute muss ich nur dreimonatlich zur Kontrolle. Im Hinblick auf die Statistik halte ich mich offenbar recht wacker. Und solange ich tumorfrei bleibe, habe ich auch „frei"! Für mich beginnt nun eine neue Zeit. Ein neues Leben in Dreimonatsabschnitten. Keiner weiß, wie lange. Eine Zeit ohne Chemo und Bestrahlung, ohne regelmäßige Blutabnahmen. Eine Zeit, in der vielleicht die bleierne Müdigkeit langsam abnimmt und meine körperliche Fitness und der Geschmack sich wieder normalisieren. Eine Zeit, in der – so hoffe ich stark – mein Gedächtnis stabiler wird, damit ich wieder klarer denken kann. Vielleicht lernt auch mein Gehirn wieder besser zu lesen, wenn es nicht ständig mit starken Zellgiften bombardiert wird.

Und am Beginn dieser neuen Zeit will ich nun mein Buch beenden. Über neun Monate hinweg war es mir ein inspirierendes Gegenüber, das mir täglich Halt gegeben hat. An schlimmen Tagen habe ich mich darin vertieft und fand mit dem Schreiben neuen Lebensmut. All die Texte, die ich täglich verfasst habe, haben mir gezeigt, dass mein Leben viel mehr ausmacht als der erbitterte Kampf gegen den Tumor. Zwar hat es nur Teil der Niederschriften ins Buch geschafft, aber die übrigen liegen wohlverwahrt und konservieren meine Gedanken und Stimmungen dieser Zeit. Außerdem ist mir durch das Buch etwas gelungen, was ich so gar nicht erwartet hatte: Je mehr ich über meinen Krebs schrieb und ihn dadurch zu einem Objekt externalisierte, desto mehr konnte ich meine Angst vor ihm kontrollieren. Der Tumor, der – unbeherrschbar wie ein wildes Tier – alle Winkel meines Bewusstseins attackierte, der zum ersten Gedanken am Morgen und zum letzten am Abend geworden war, ließ sich zähmen. Durch das Schreiben, das Betrachten und Schildern der vielen Erlebnisse konnte ich meine Situation wie durch den Kamerasucher betrachten, und das Gefühl der Bedrohung nahm ab. Die Krankheit wurde zu einem dominanten, aber nicht völlig mein

Leben bestimmenden Begleiter, dem man auch mal sagen konnte: „Die nächsten Stunden will ich dich nicht sehen." Mit dem Buch hatte ich die ständige Gefahr zwischen zwei Buchdeckeln literarisch eingelagert, mit der Möglichkeit, sie auch gelegentlich außer Sichtweite abzulegen.

Trotz dieser vielen positiven Erfahrungen wurde das Schreiben manchmal zur Bürde. Die Unfähigkeit, die eigenen Texte zu lesen und zu korrigieren, die Abhängigkeit von der Hilfe anderer, all das hat mein Vorhaben mühsam, anstrengend und zeitraubend gemacht. Immer wieder wurde es zur Zerreißprobe für unseren Familienfrieden.

Dennoch habe ich nie grundsätzlich daran gezweifelt, dass dieses Buch entstehen muss. Geschafft habe ich es nur, weil Heike mir unermüdlich dabei geholfen hat. Neun Monate habe ich mich bemüht, mit meiner neuen Lebenssituation zurechtzukommen, neun Monate war ich getrieben von meinem Projekt. Das ist jetzt abgeschlossen. Ich bin froh und erleichtert darüber, es geschafft zu haben. Wir werden jetzt all die aufgeschobenen Dinge tun, reisen, mehr Zeit für uns haben.

Eine besondere Zeit geht zu Ende und eine andere besondere Zeit beginnt.

Und wir warten auf das Wunder, das große, das mich wieder ganz gesund macht, aber auch auf die vielen kleinen, die sich täglich um uns herum ereignen.

DANK

Es ist vollbracht. Meine Idee, ein Buch zu verfassen, ohne richtig lesen zu können, erschien unrealistisch, fast verrückt. Ermuntert durch die Zusage des Verlages, begann ich mit Hochdruck daran zu arbeiten. Und entgegen allen Zweifeln ist das Buch fertig geworden. Viele Leser mögen sich fragen, wie es trotz meiner Leseschwierigkeit praktisch entstanden ist. Ich tippte die Kapitel, denn das kann ich weiterhin, auch wenn ich das Geschriebene dann nur äußerst mühsam lesen kann. Also korrigierte und ergänzte danach meine Frau die Texte. Sie gab ihnen inhaltliche und stilistische Impulse und manchmal eine eigene Note. Trotz Zuhilfenahme der elektronischen Vorlesefunktionen war ich aber dennoch nicht in der Lage, die Texte weiter abzuändern. Also las Heike mir wieder und wieder alles vor. Viele Stunden verbrachten wir damit, die Kapitel gemeinsam zu überarbeiten und eine Auswahl zu treffen, damit sich alles zu einem großen Ganzen zusammenfügte. Gerne hätte ich noch viel mehr von meinen Filmreisen erzählt, aber das hätte den Umfang des Buches gesprengt.

Dass ich es überhaupt gedruckt in Händen halten darf, verdanke ich vor allem Simon Biallowons, dem Leiter des Verlags Herder, der meinem Projekt sofort ohne Wenn und Aber zugestimmt hat. Vielen Dank auch an Julia Ubbelohde, meine verständnisvolle und einfühlsame Lektorin, die mich angetrieben hat, das Beste herauszuholen.

Vergelt's Gott von Herzen an Andrea Kammhuber und Johannes Schießl, die das Manuskript als Erste gelesen und mich in meinem Tun bestärkt haben. Sie waren mir wertvolle Korrektive.

Dass ich trotz vieler Hindernisse zum Ziel gekommen bin, verdanke ich nicht zuletzt der stetigen Unterstützung von: Abt Johannes Eckert, Hermann Anetzberger, Barbara Christl, Erwin Bauer, Helmar Willi Weitzel, Hans-Peter Hillmeier, Markus Vogt und Thomas Beck.

Darüber hinaus gilt es allen Freunden und Bekannten zu danken, die mich in vielfältiger Weise immer wieder ermuntert und ermutigt haben: Pfarrer Alois Anetseder, Martin Anetseder, Katja Auer, Pater Norbert Cuypers SVD, Gunther Demal, Anton Deutschmann, Hans Dondl, Judith Einsiedel, Florian Ertl, Gunther Franke, Peter Gardosch jun., Ramona Gardosch, Ulrike und Ulrich Geigl, Roland Gruber, Ernst und Lutgarde Grünwald, Karin Hammermeier, Bruder Heinz Helf SVD, Agnes von Helmolt, Johannes Hitzelberger, Pater Matthias Huber SJ, Andrea Kalff, Christian Klenk, Herlinde Koelbl, Monika Kolec, Carolin Kronenburg, Wolfgang Küpper, Frank Landfermann, Maria und Günther Langer, Dorothea Lenz, Axel Mölkner-Kappl, Gregor Mayrhofer, Meinhard Miegel, Franzi und Thomas Möllmann, Elisabeth Möst, Viola Nitschke-Wodde, Hubertus von Pilgrim, Gabriele und Thomas Prügl, Volker Resing, Katrin Richthofen, Peter Roth, Andreas Schaller, Andreas Schneider, Andrea Schober, Brigitte Schreiner, Stephanie Schwaderer, Dieter Stein, Christoph Strack, Nicole Stroth, Gudrun Sowa, Professor Niklas Thon, Professor Jörg-Christian Tonn, Simone Voß, Stefanie Wahl, Ursula Wieland, Professor Josef Zihl. Viele weitere, die ich hier nicht namentlich nennen kann, waren mir eine große Hilfe.

Die Kraft, diese schwere Zeit durchzustehen, verdanke ich hauptsächlich meiner Großfamilie: meinen Eltern, meinen Schwestern Anna und Elisabeth, meinen Schwagern Erwin, Michael und Erich sowie deren Kindern Verena und Paul, Elias und Jonathan. Danke dafür, dass mich alle in den letzten Monaten, jeder auf seine Weise, unterstützt haben.

Der Hauptdank geht an meine Kinder und meine Frau: Sie mussten mit mir die Herausforderungen meines Lebens nach der Diagnose meistern und die größte Last dieses Buches schultern. Die Arbeit daran war nicht nur eine enorme zeitliche Beanspruchung des Familienalltags, sondern auch ein emotionaler Stressor, der uns stetig an das Damoklesschwert erinnerte, das über uns hängt. Im Gegenzug dafür gewannen wir mit dem Buch – zusätzlich zu den vielen Gesprächen – eine neue Kommunikationsform. Denn manches habe ich eher dem geschriebenen Wort anvertrauen können als dem gesprochenen. Von ganzem Herzen danke ich Lucia, Marie und David dafür, dass sie mich immer unterstützt haben, nicht nur mit dem Korrekturlesen, sondern auch mit vielen Gesprächen und unerschütterlichem Zuspruch. Ich hoffe sehr, dass dieses Buch nicht nur wertvolle Zeit verschlungen, sondern uns alle noch näher zusammengebracht hat. Mein größter Dank gilt meiner Frau Heike. Für mich hat sie diesem Buch die höchste Priorität vor allem anderen eingeräumt. Sie hat mir bedingungslos und beharrlich geholfen, mein erträumtes Projekt zu verwirklichen. Was mir diese unermüdliche Unterstützung bedeutet, kann ich mit Worten gar nicht ausdrücken. Für mich war und ist es ein Geschenk, ein tiefer Beweis unserer Liebe. Danke für alles!

Am Ende steht mein Wunsch, die vorliegenden Zeilen mögen alle Leser in die Erlebniswelt eines Filmemachers mitnehmen, der wie einst Ikarus aus seiner Bahn geworfen wurde.

Ikarus-Filme

Eine Übersicht meiner im Text erwähnten Filme findet sich auf der Homepage von Ikarus-Filmproduktion: **www.ikarus-film.de/filmographie/**

Der Reinerlös dieses Buches geht als Spende zu gleichen Teilen an das Projekt für die Müllkinder von Pater Heinz Kulüke (**https://ikarus-film.de/portfolio/unser-spendenprojekt/**) und die Multidisziplinäre Beratungsstelle für visuelle Wahrnehmung Bayern von Professor Zihl (**www.sbz.de/beratung/cvi-beratungsstelle**).

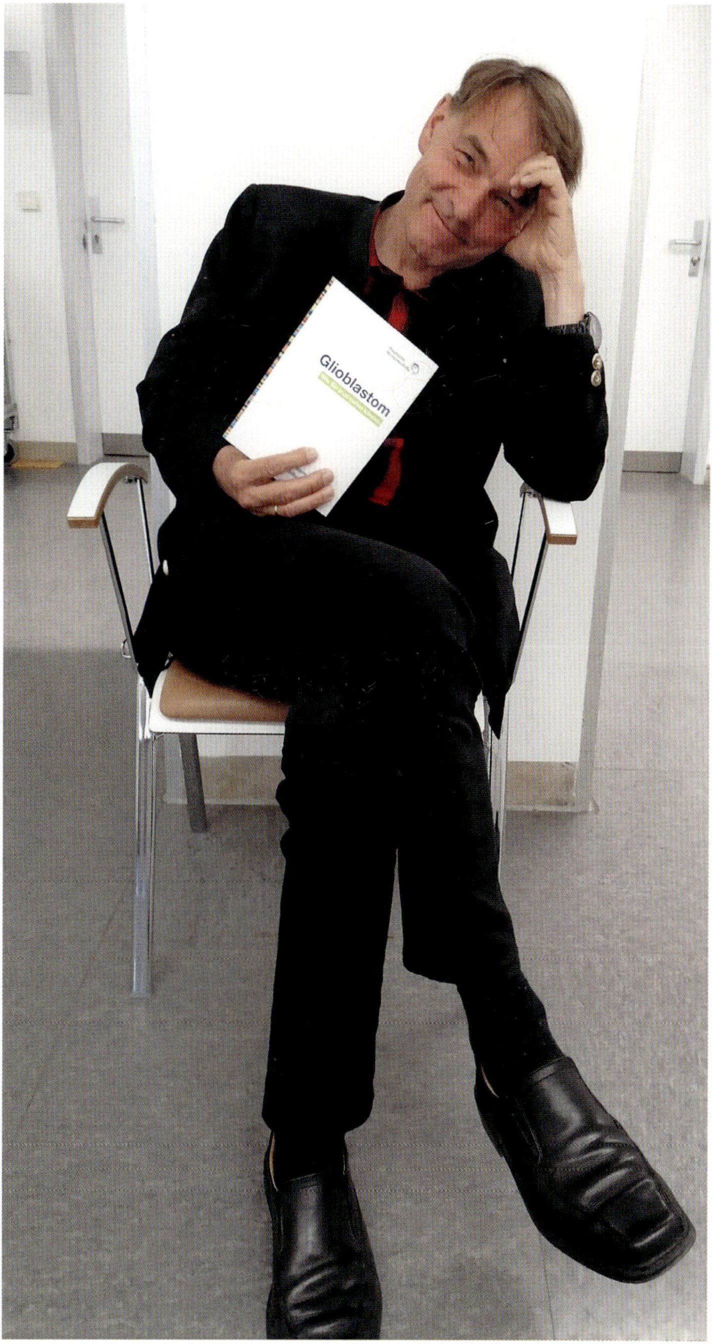

Im Wartebereich der Uniklinik: Eine Broschüre erklärt, wie gefährlich ein Glioblastom ist

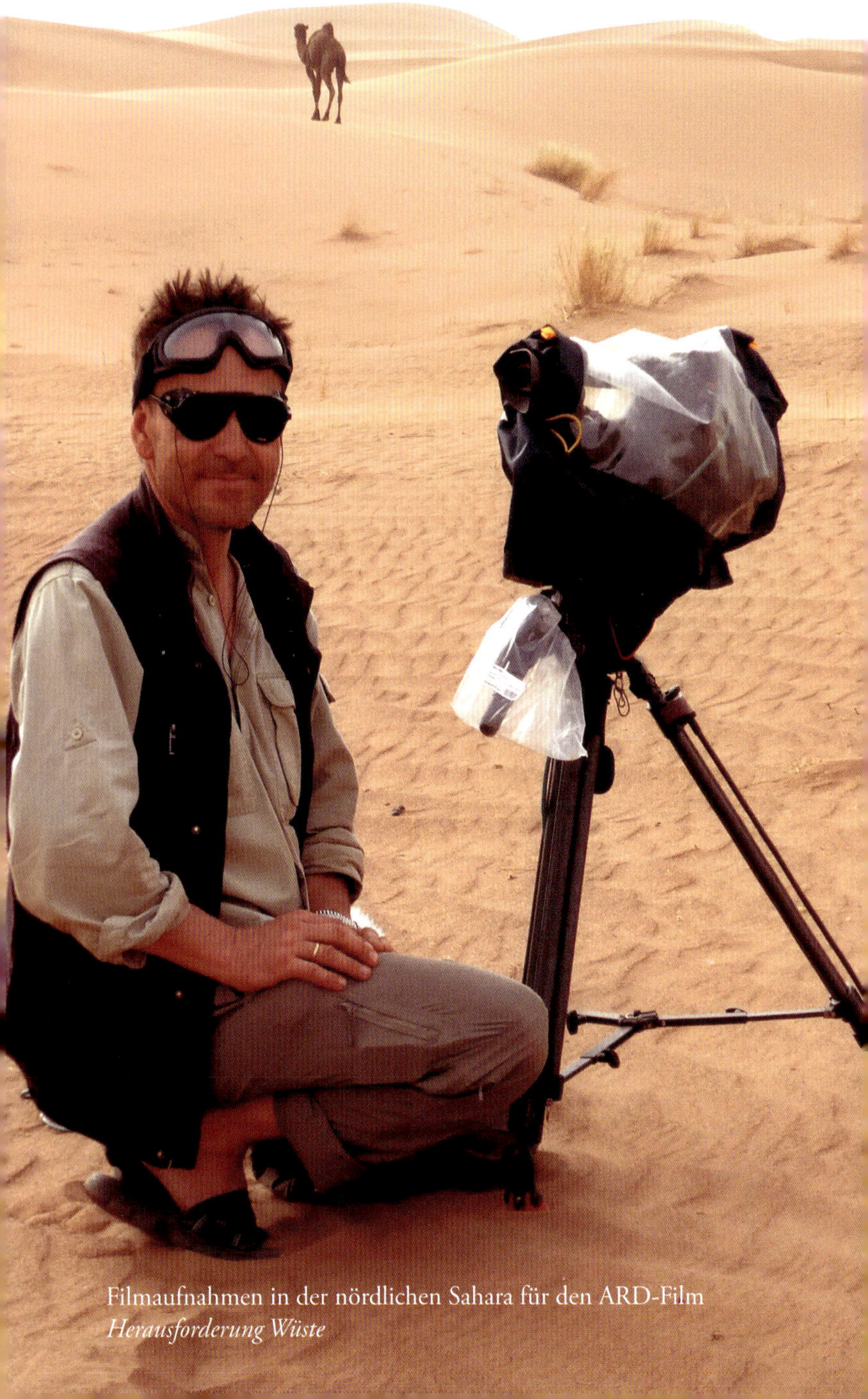

Filmaufnahmen in der nördlichen Sahara für den ARD-Film *Herausforderung Wüste*

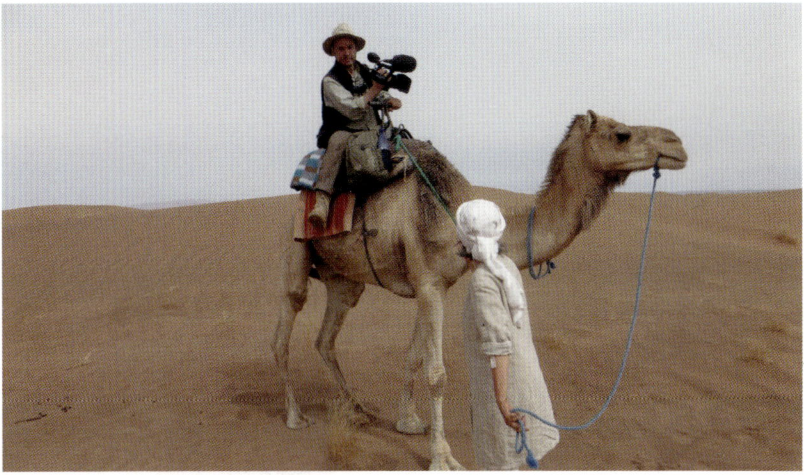

Ungewöhnliche Perspektive

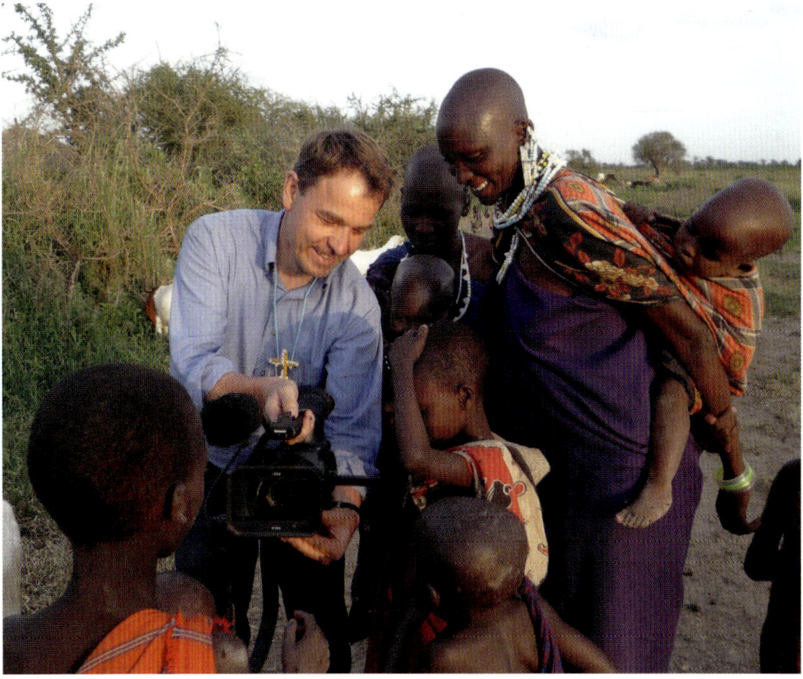

Bei den Massai in Tansania

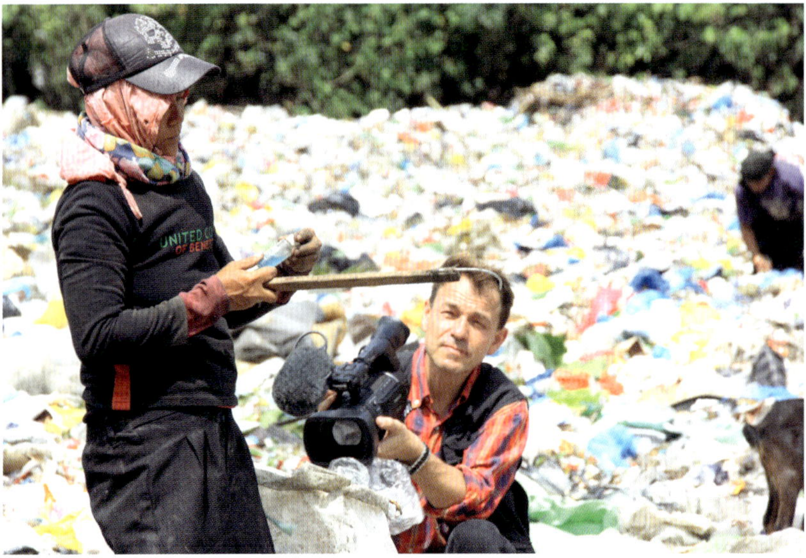

Dreharbeiten auf einer philippinischen Mülldeponie

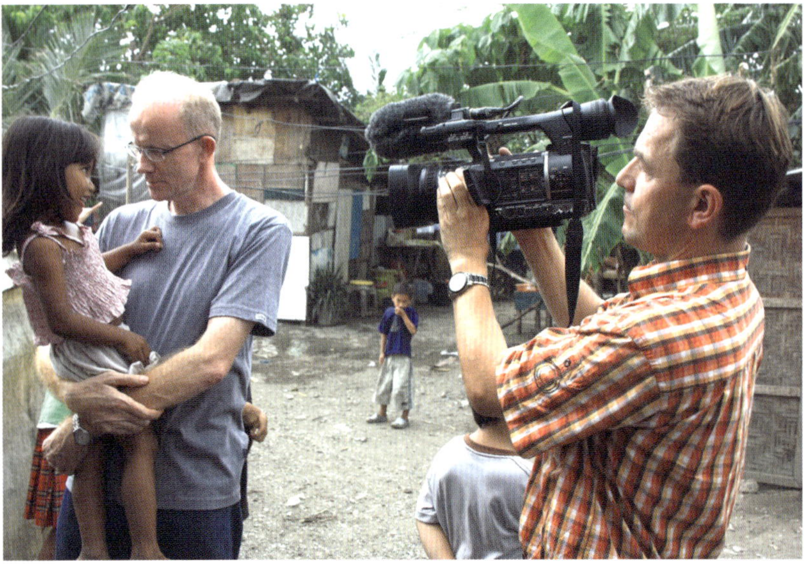

Der Pater auf dem Müll. Heinz Kulüke

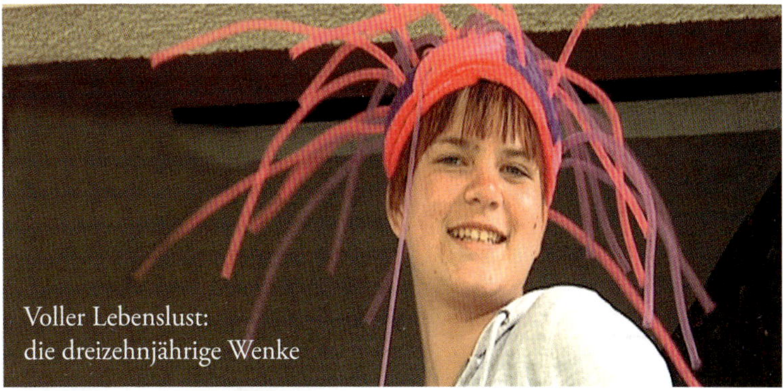

Voller Lebenslust:
die dreizehnjährige Wenke

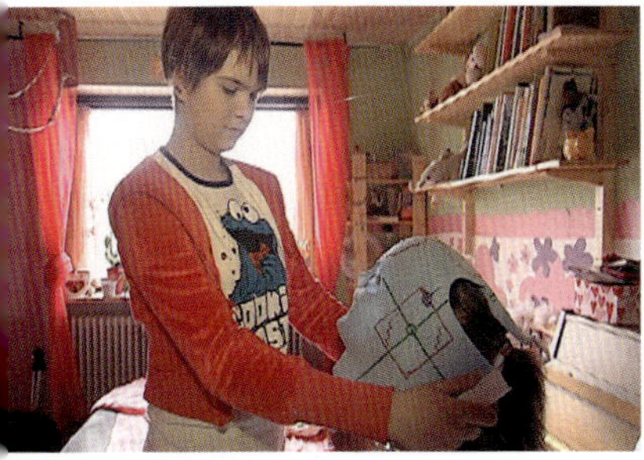

Wenke mit ihrer Bestrahlungsmaske

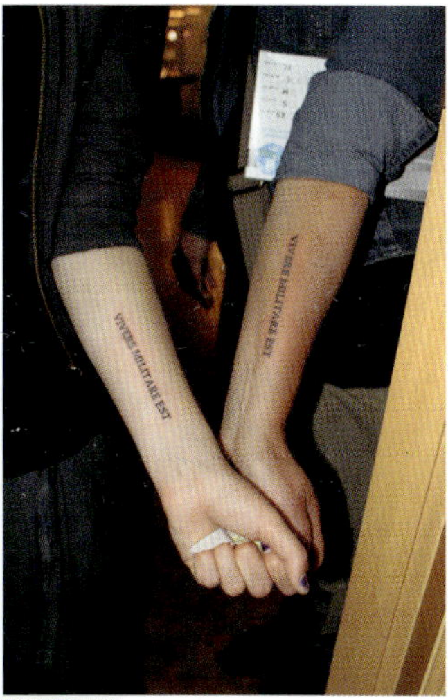

»Leben heißt kämpfen«: Wenkes und Simones Tattoos

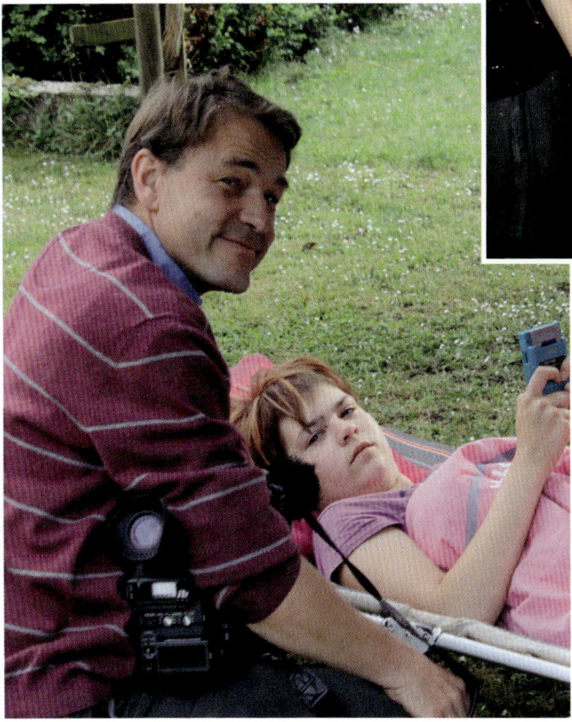

Wenke im Garten, wenige Wochen vor ihrem Tod

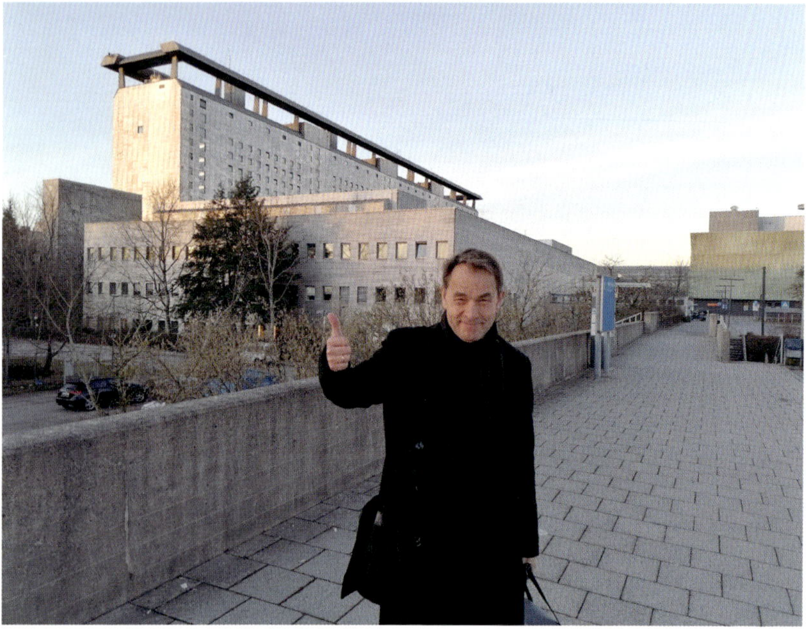

Es geht los: Tag der Aufnahme vor dem Klinikum Großhadern

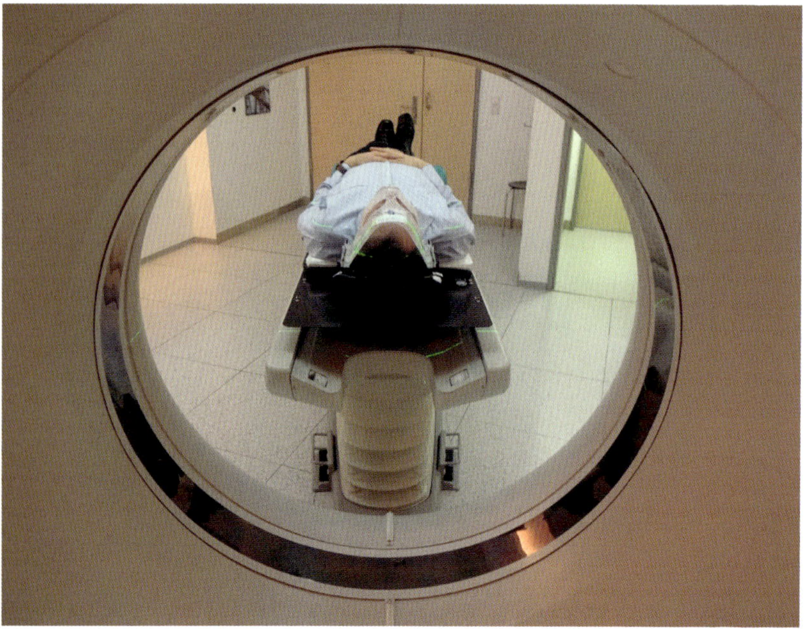

Untersuchung im Computertomografen

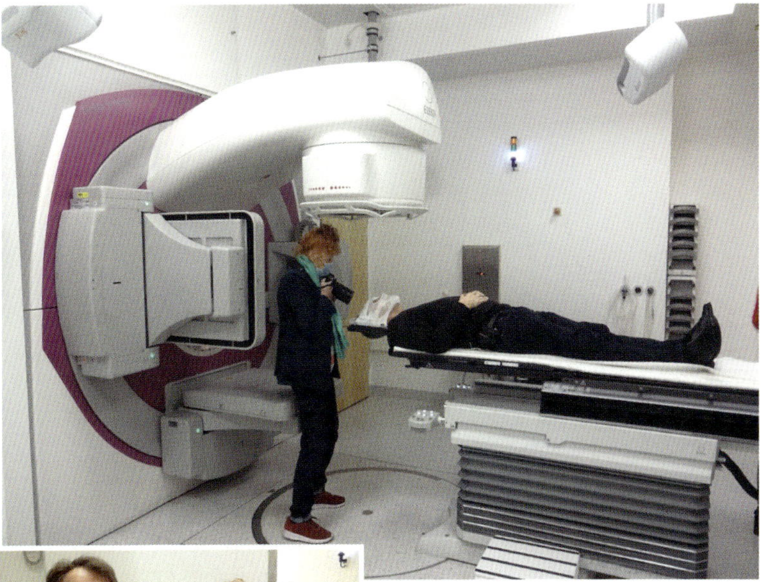

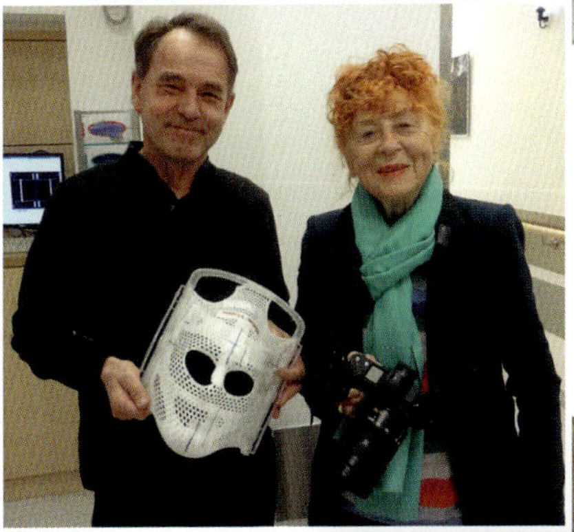

Fotoshooting für ein Kunstprojekt in der Bestrahlungseinheit in Großhadern

Mit der bekannten Fotografin
Herlinde Koelbl

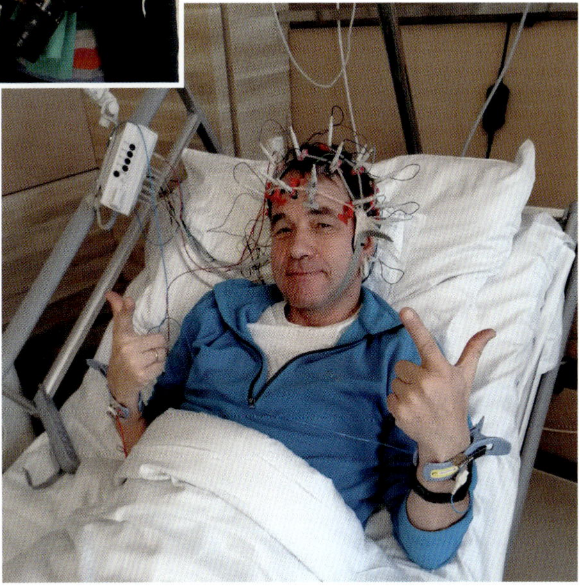

Untersuchung
der Gehirnströme

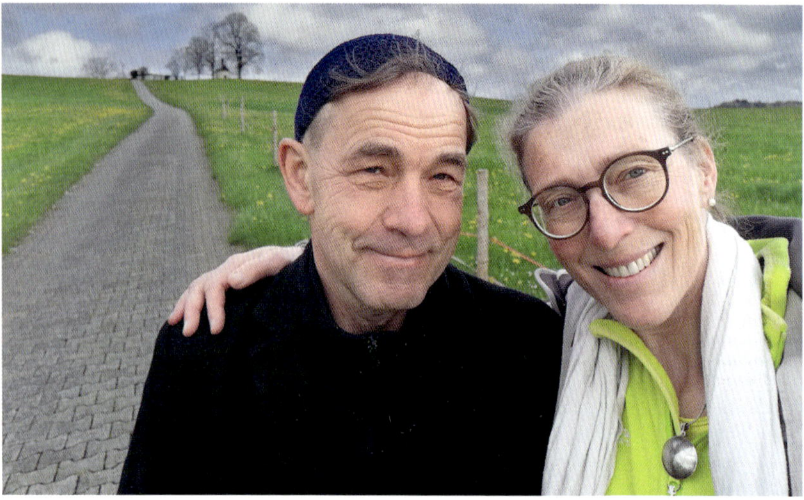

Heike hat mir eine Kappe gehäkelt

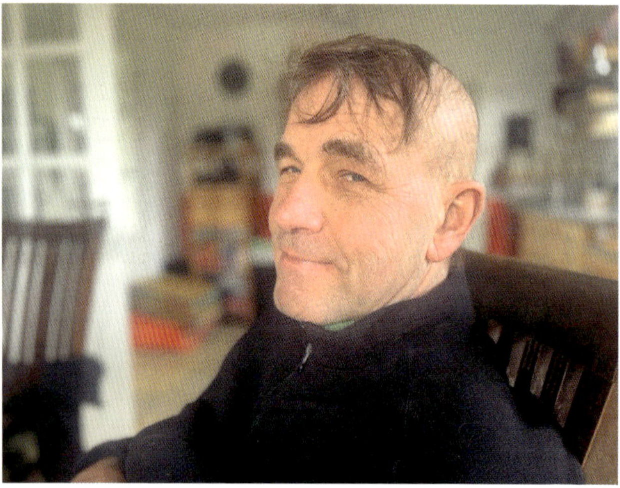

Die Bestrahlung zeigt Wirkung: Haarausfall im Februar 2023

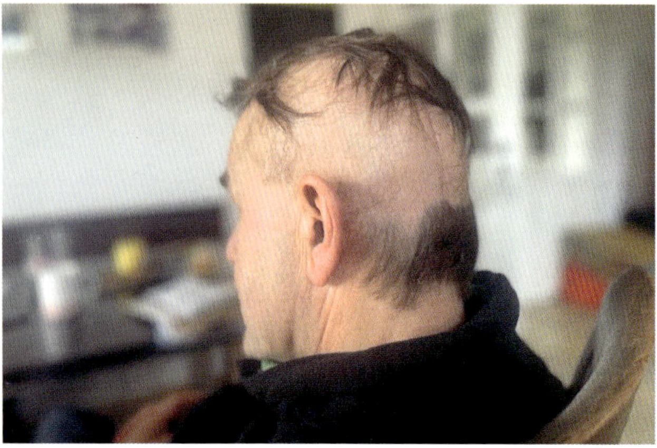

Deutlich sichtbar: Die Narbe der Tumoroperation am Kopf

Mit Willi Weitzel beim Bayerischen Filmpreis

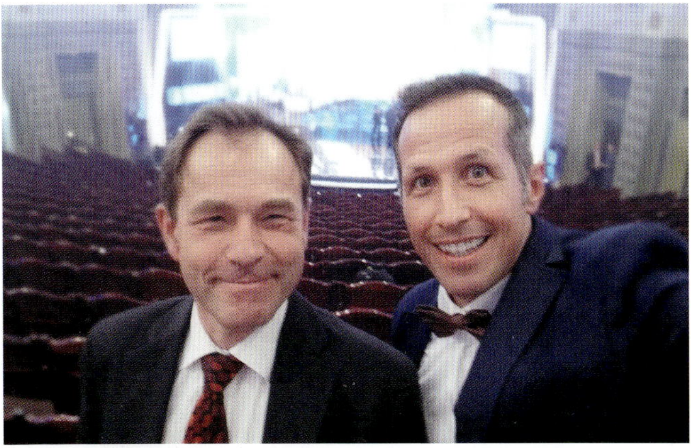

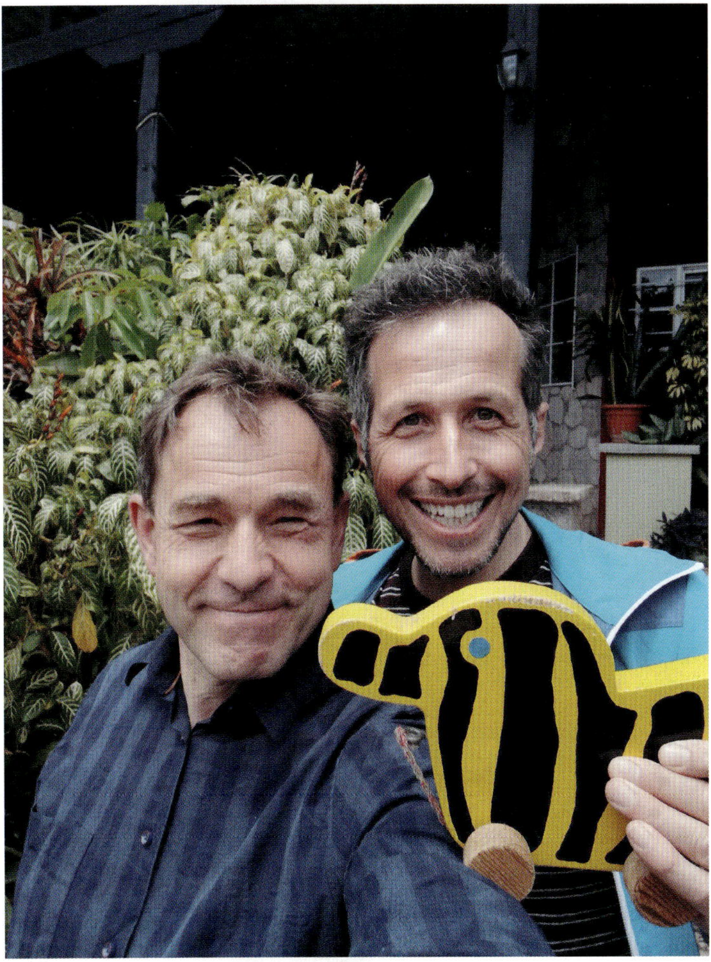

Zusammen bei Dreharbeiten in Panama

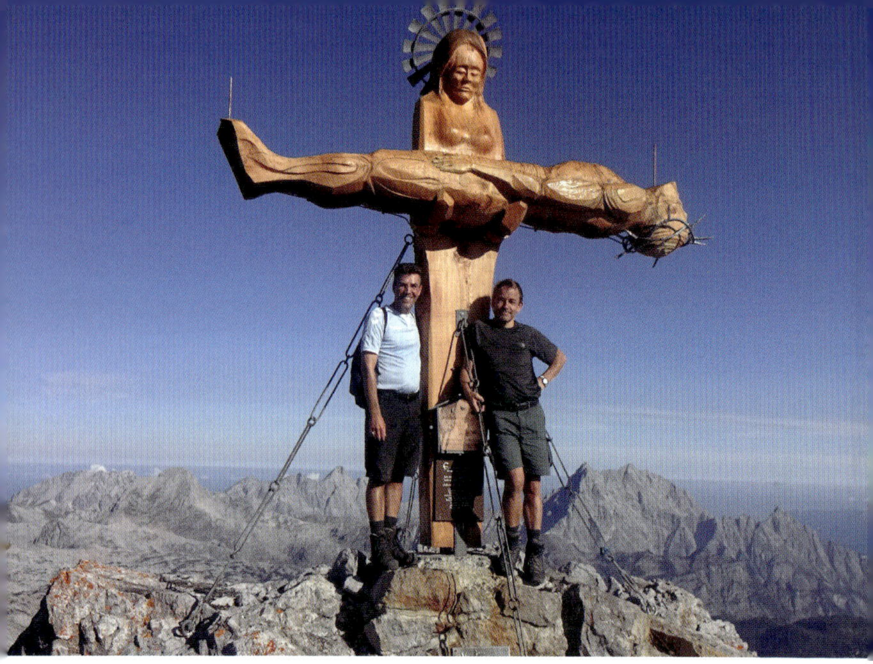

Da war noch alles in Ordnung: Auf der Schönfeldspitze mit Abt Johannes bei einer Dreitagestour durch das Steinerne Meer

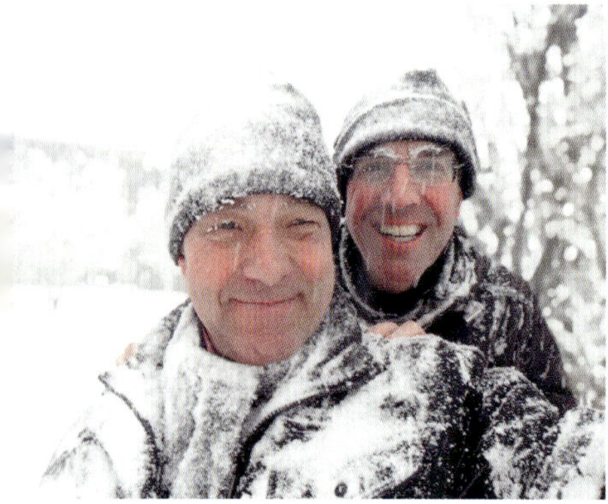

Bei Wind und Wetter: Spaziergang mit Abt Johannes im Februar 2023

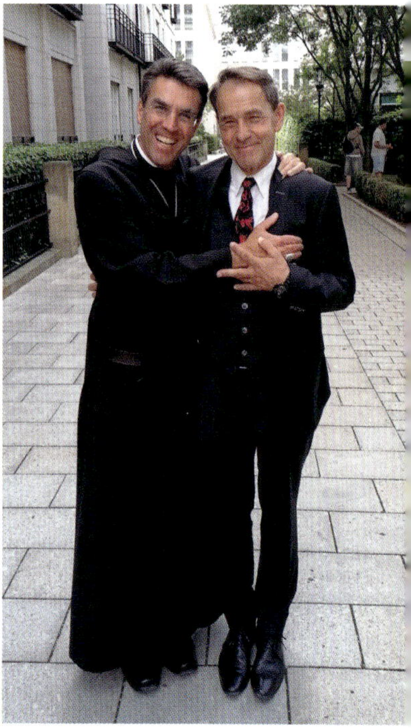

Freundschaft, die trägt

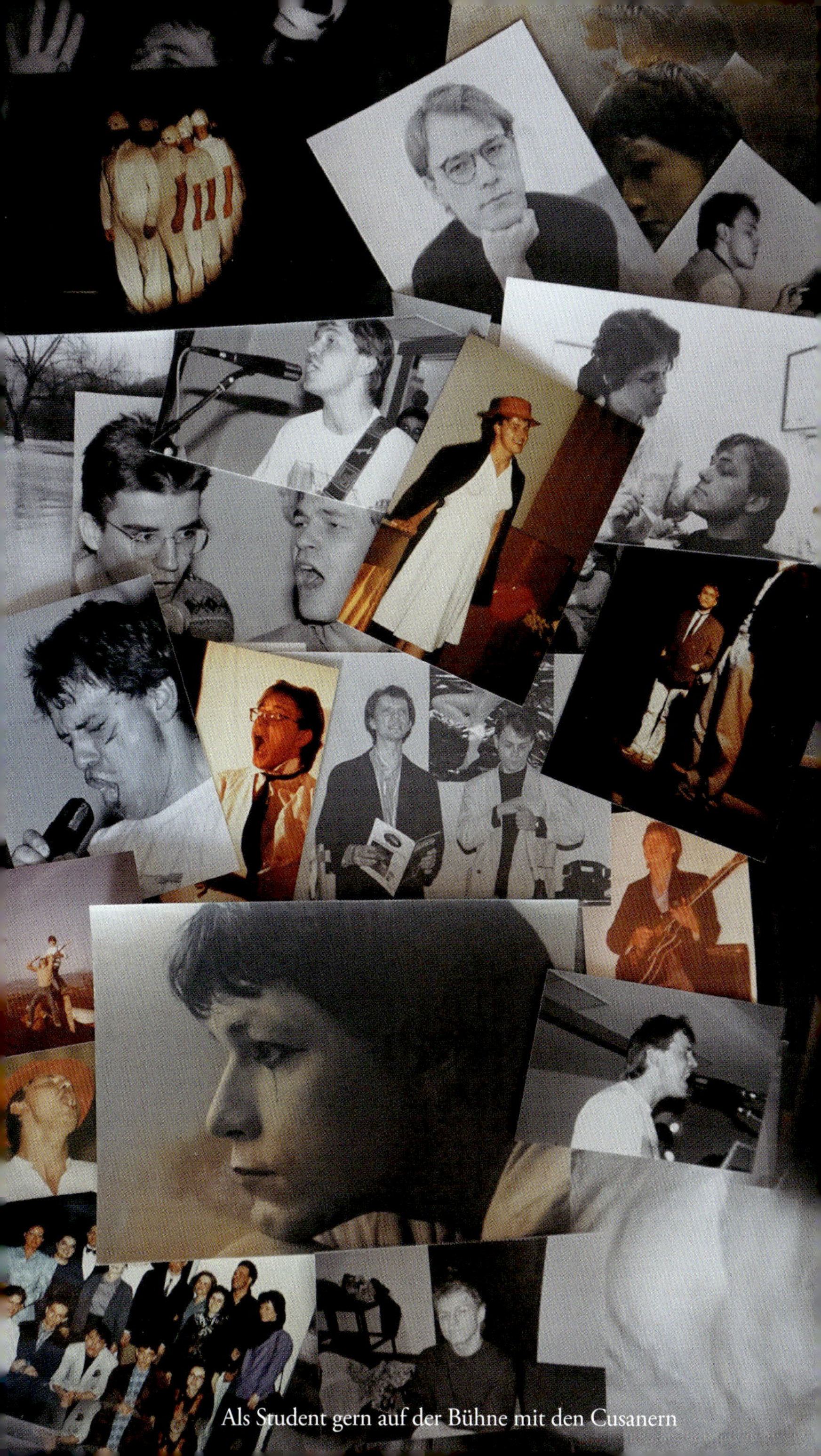

Als Student gern auf der Bühne mit den Cusanern

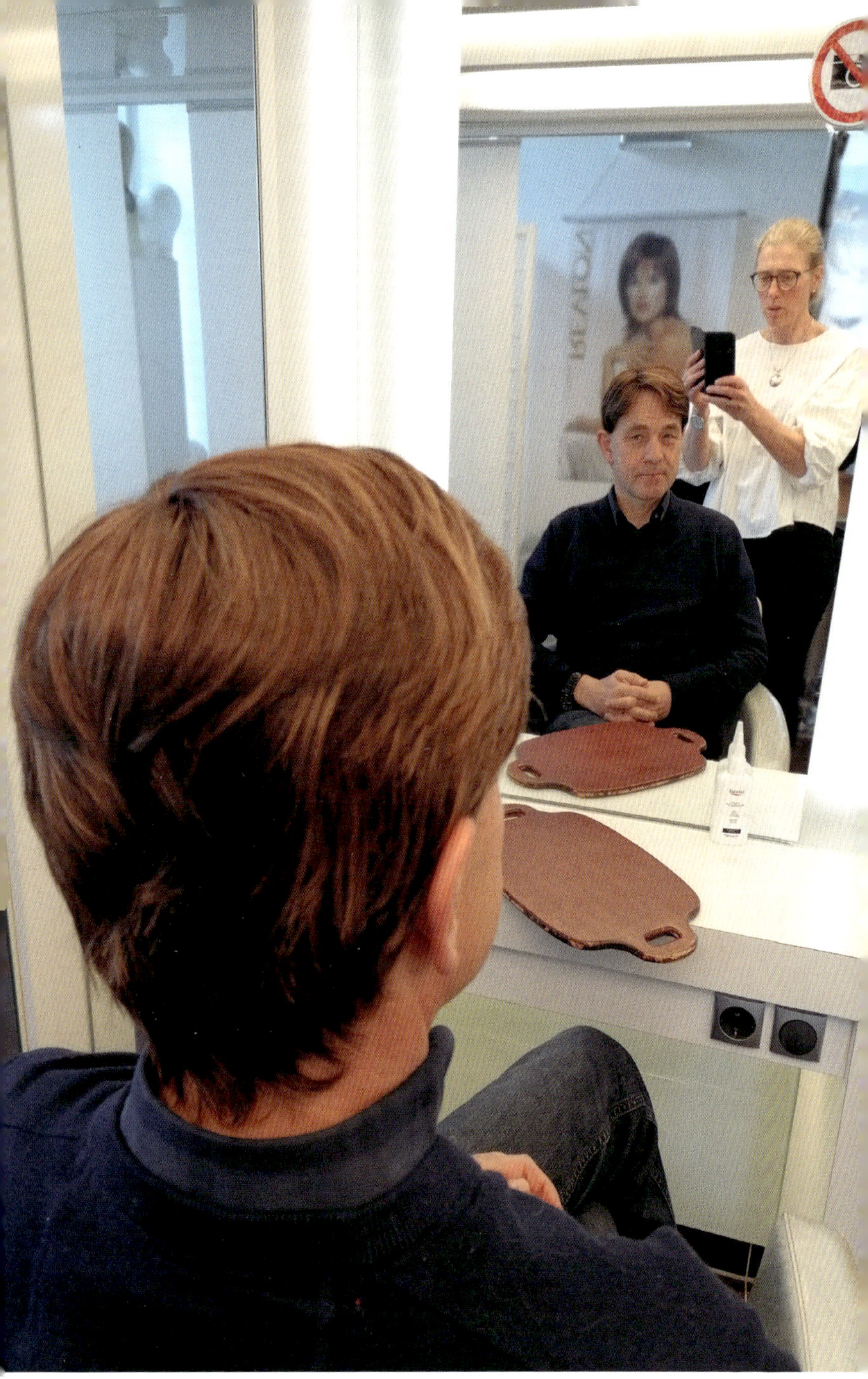

Perückenanprobe: Das bin nicht ich!

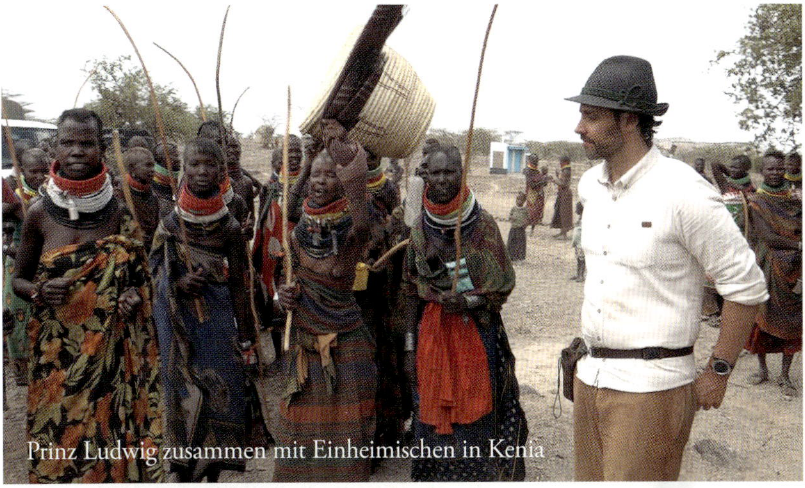
Prinz Ludwig zusammen mit Einheimischen in Kenia

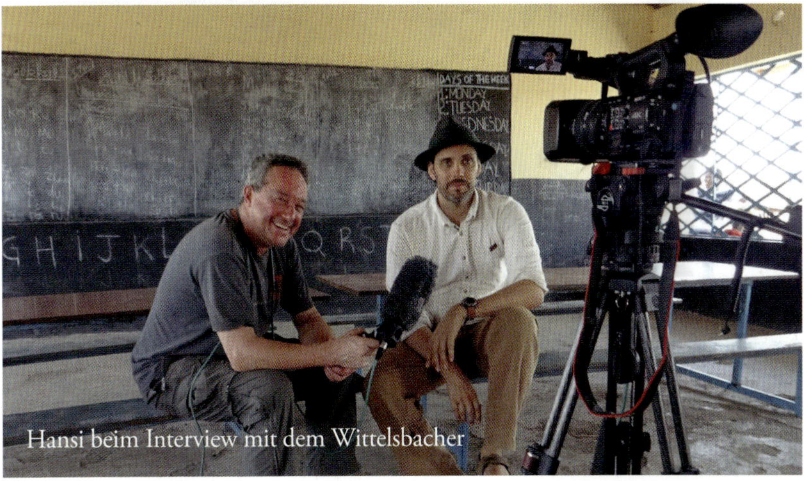

Hansi beim Interview mit dem Wittelsbacher

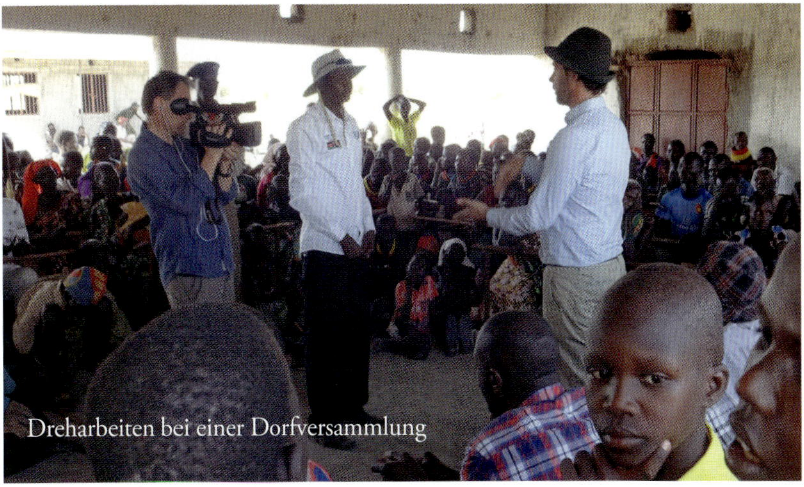
Dreharbeiten bei einer Dorfversammlung

Mit Kappe fühle ich mich wohler. Bei der Hochzeitsfeier von Prinz Ludwig im Schloss Nymphenburg

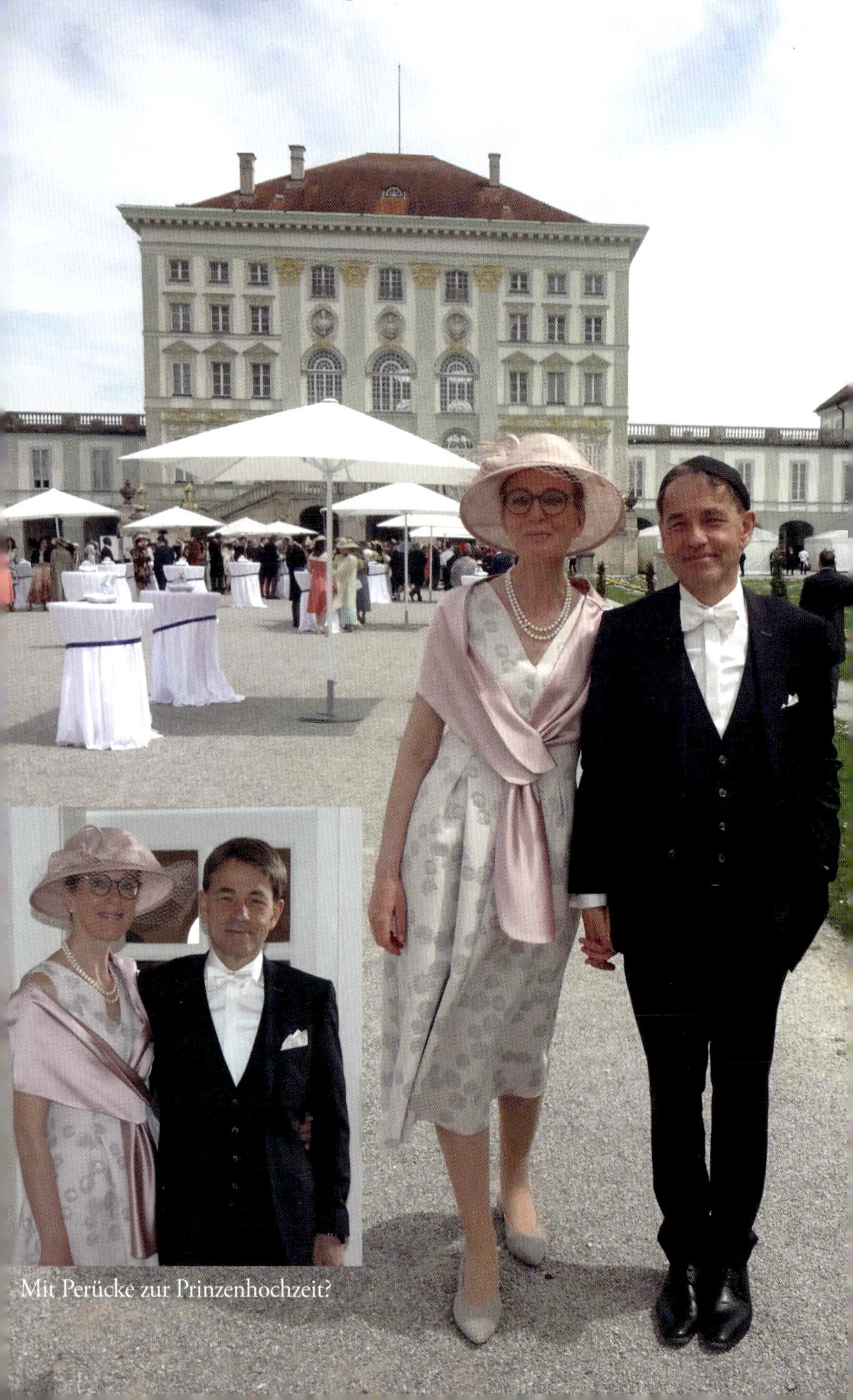

Mit Perücke zur Prinzenhochzeit?

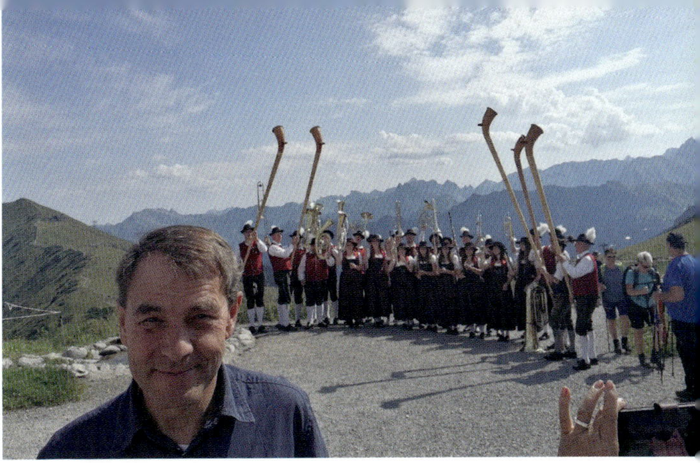

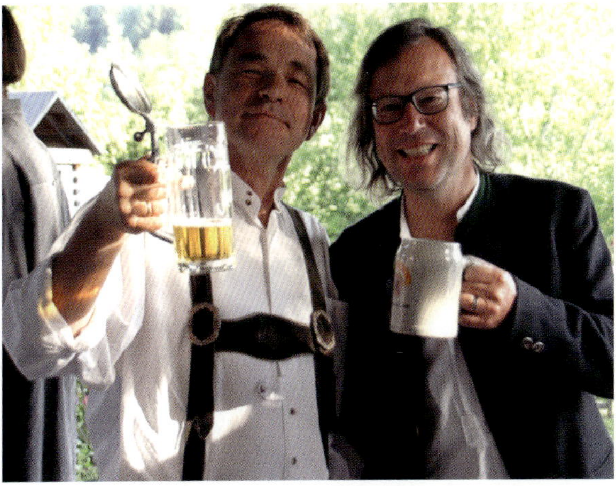

Geschenk der Kinder: Ein Alphornkonzert

Bewährte Zusammenarbeit: Sprecher Johannes Hitzelberger

Auf der Passionsbühne von Oberammergau. Interview mit Jesusdarsteller Frederik Mayet

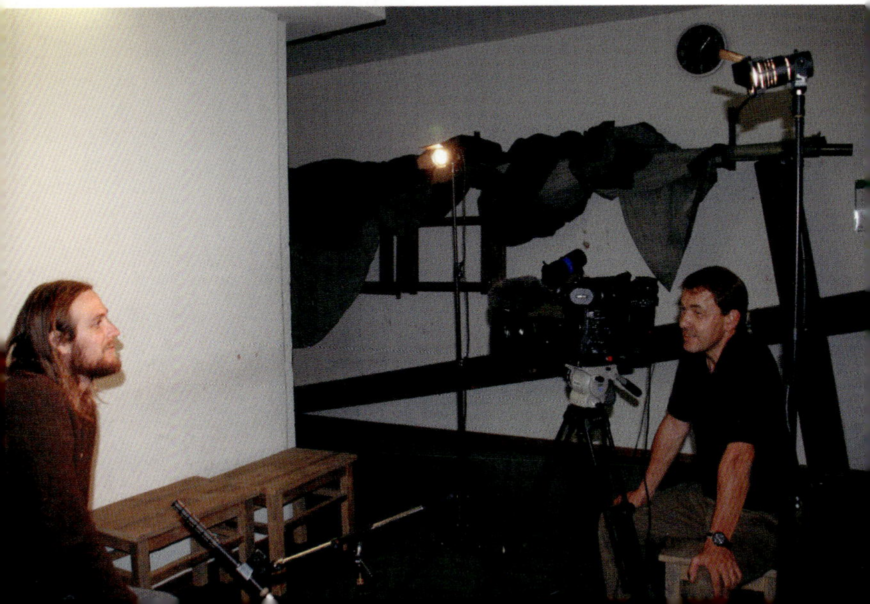

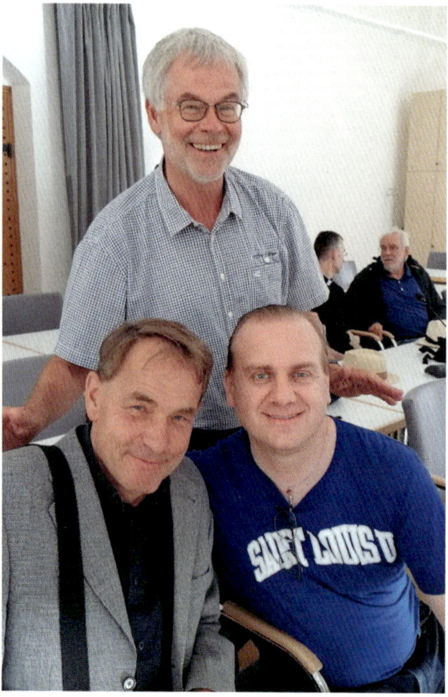

Kollegen aus der GKP: Johannes Schießl und Pater Christof Wolf

Auszeichnung mit Katja Auer bei der Jubiläumsfeier der GKP in Köln

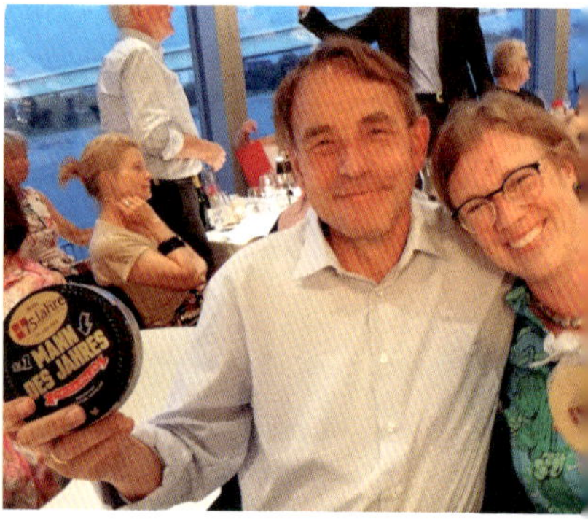

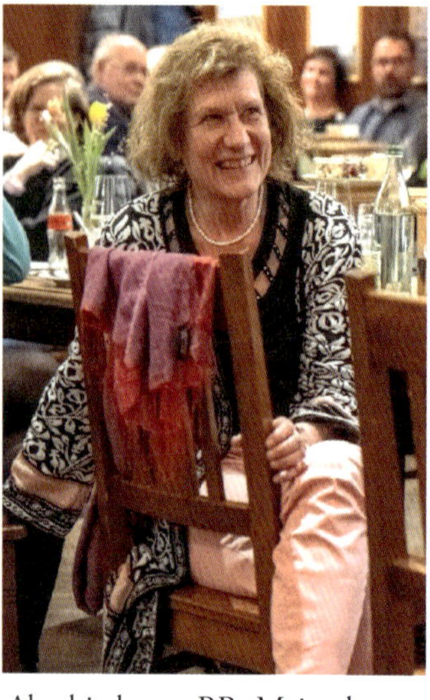

Abschied vom BR. Meine langjährige Redakteurin Andrea Kammhuber

Ein selbst modellierter Ikarus als Dankeschön

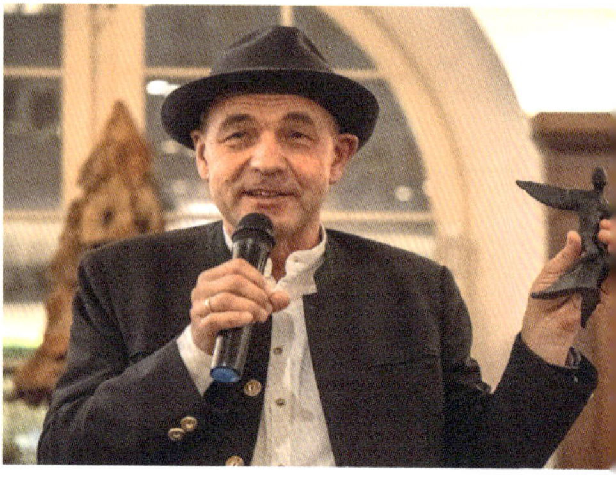

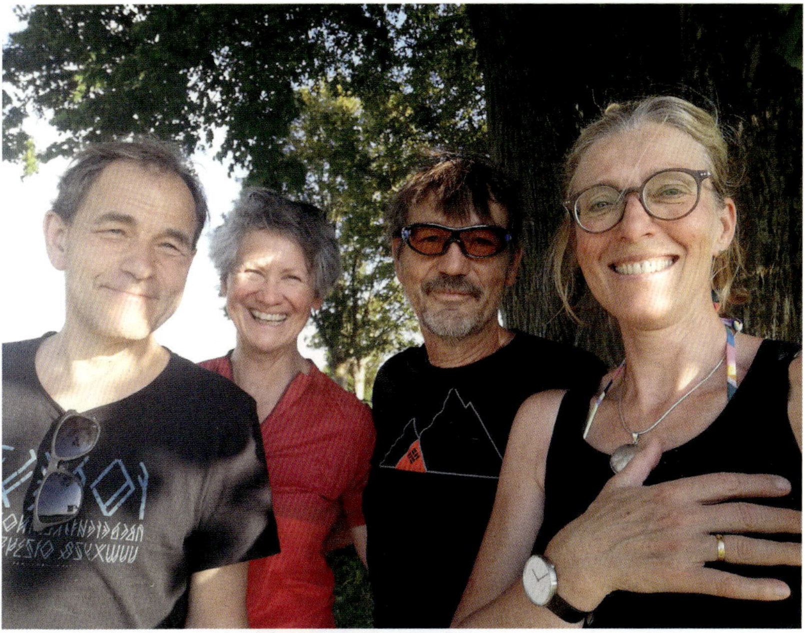

Bärbel und Erwin zu Besuch

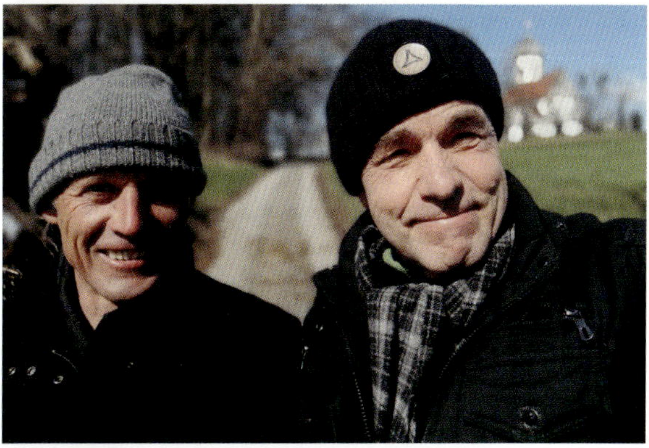

Treuer Freund Hermann

Mein langjähriger Sprecher Johannes Hitzelberger mit *Stationen*-Moderator Benedikt Schregle

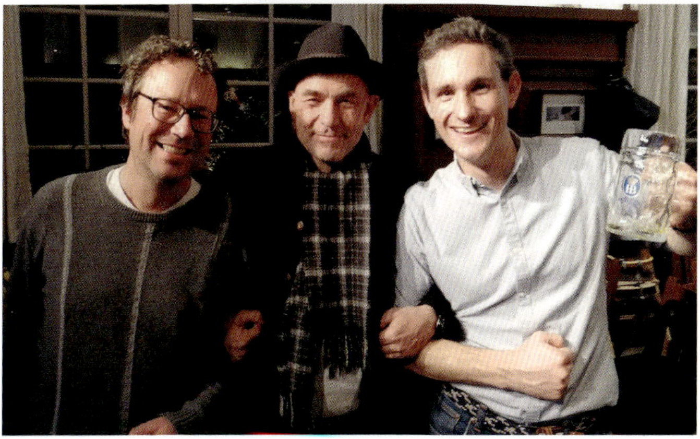

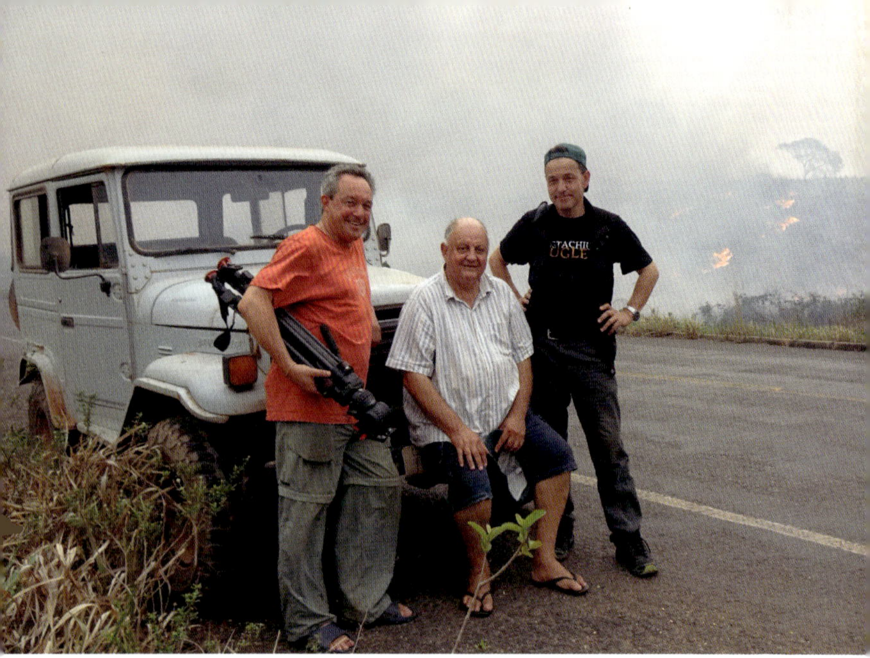

Brennende Bäume am Amazonas. Dreharbeiten mit dem Steyler Bruder Ludwig, begleitet von Hansi

Mit Erwin vor dem Kreml in Moskau

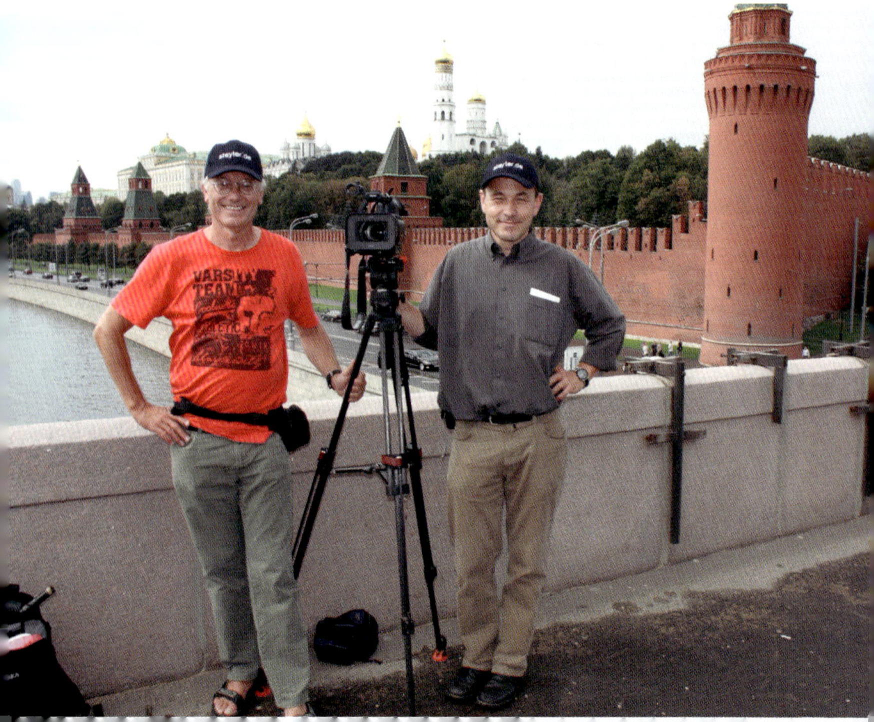

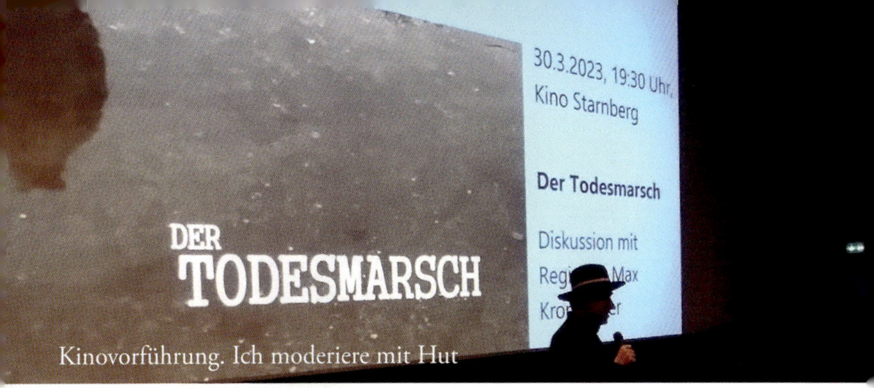

Kinovorführung. Ich moderiere mit Hut

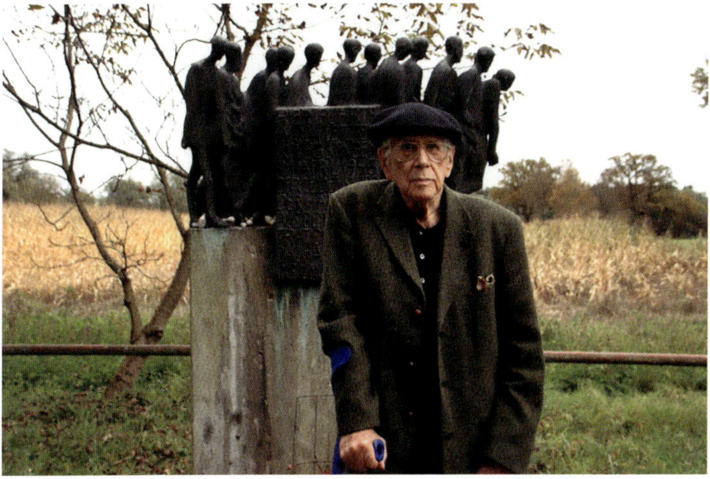
Auschwitz-Überlebender Peter Gardosch vor dem Todesmarsch-Mahnmal bei Eurasburg

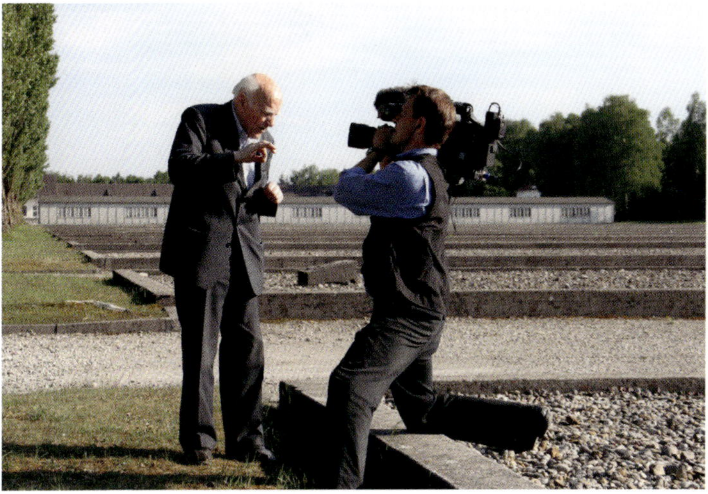
KZ-Gedenkstätte Dachau: Der ehemalige Häftling Hermann Scheipers

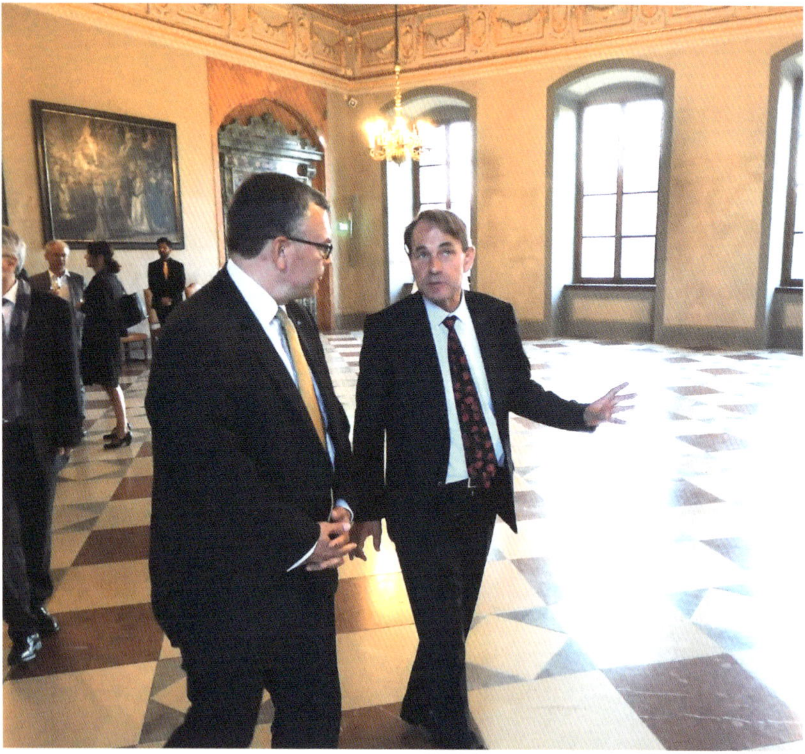

Mit Staatsminister Dr. Florian Hermann. Er will sich meinen Film ansehen

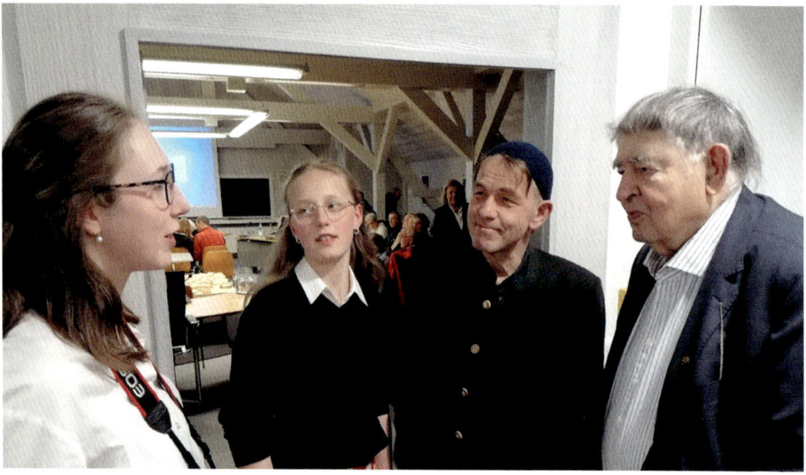

Töchter Marie und Lucia im Gespräch mit Prof. Hubertus von Pilgrim, der die Todesmarsch-Mahnmale geschaffen hat.

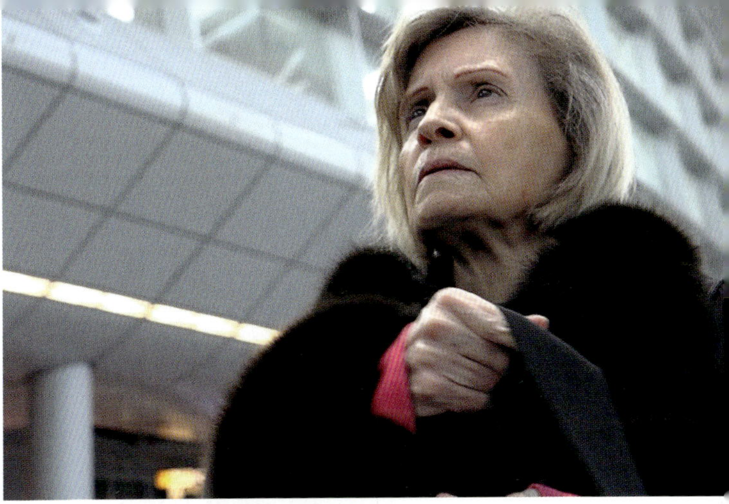

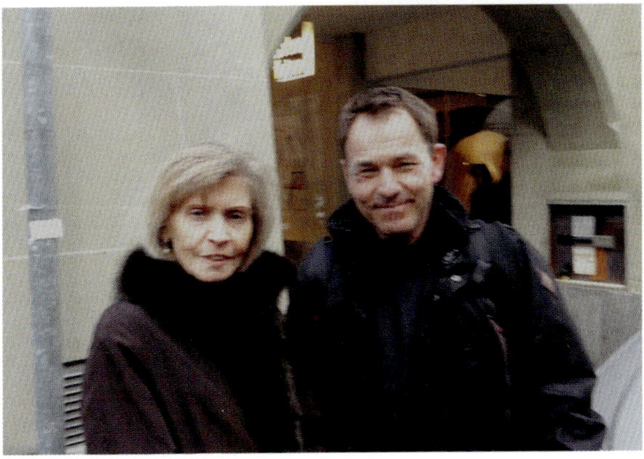

Hildegard auf dem Weg zum Suizid in der Schweiz

Letztes verzittertes Foto von Hildegard in Bern

Ikarus aus Ton in unserem Garten

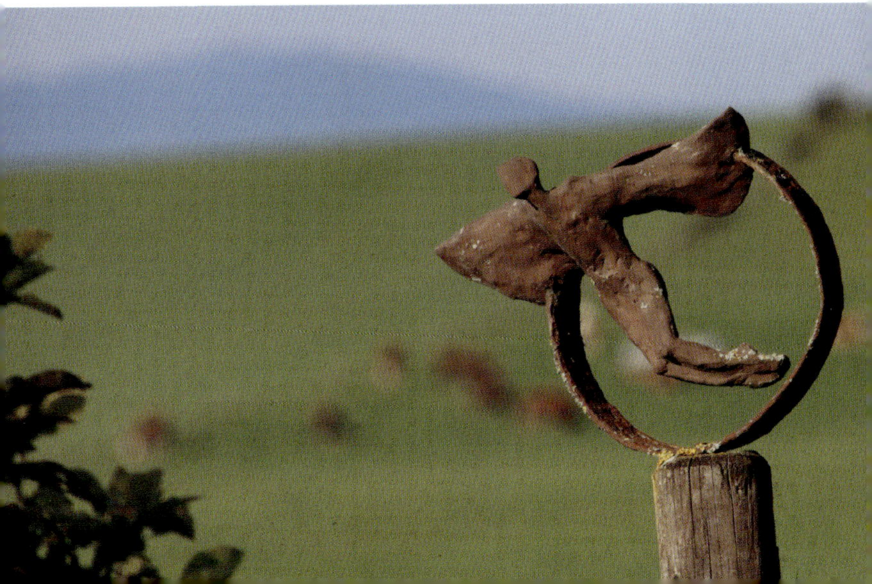

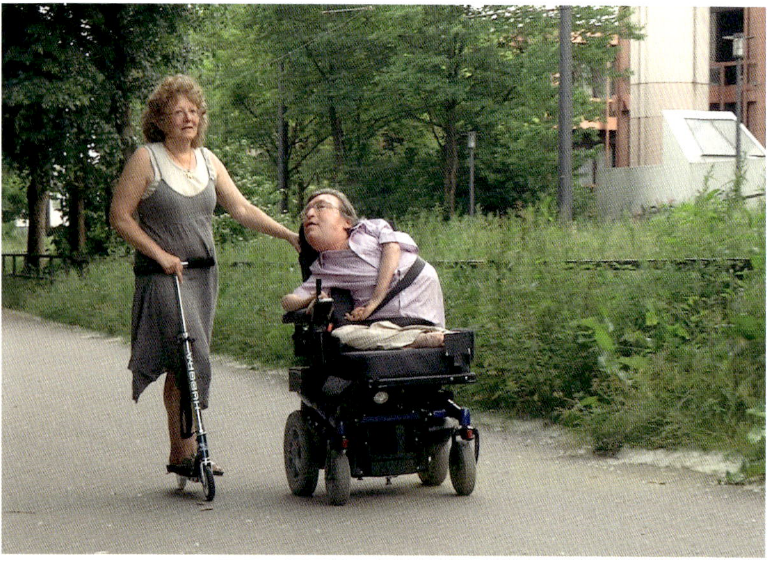

Ein faszinierendes Paar: Karin und Ferdi

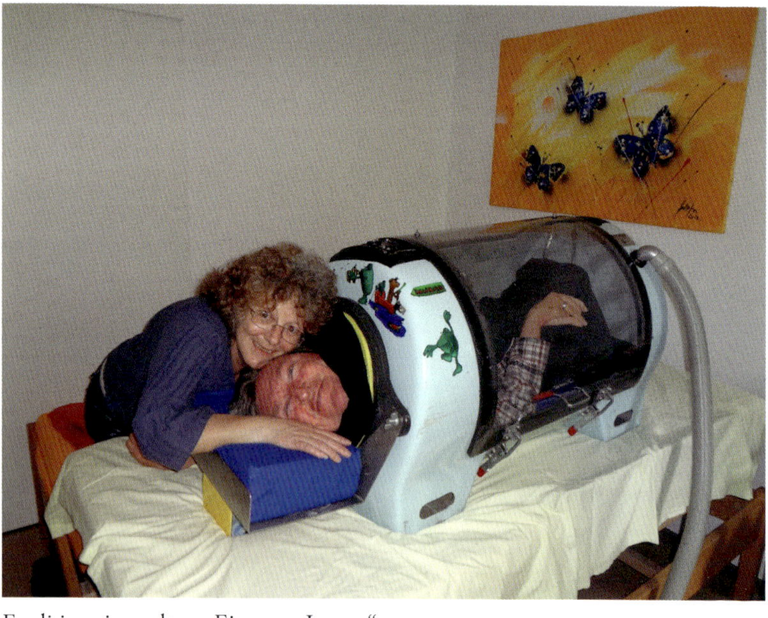

Ferdi in seiner alten „Eisernen Lunge“

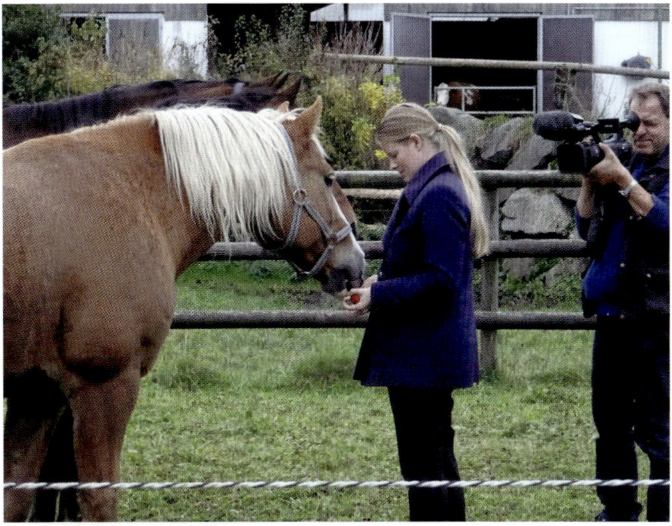

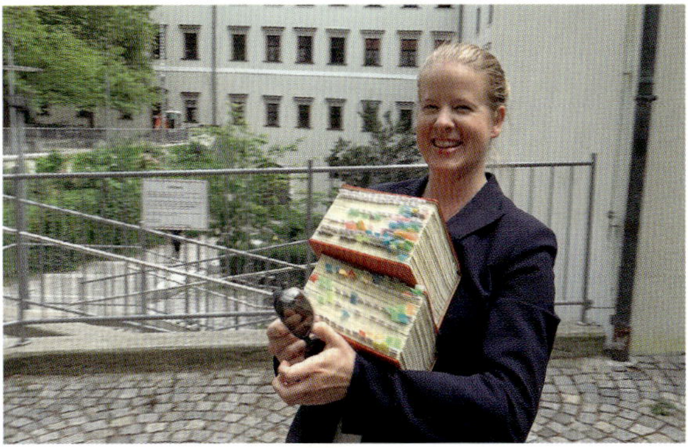

Sandra: Pferde halfen ihr beim Ausstieg aus der Prostitution

Filmszene aus: *Vom Bordell ins Jurastudium*

Mit Susanne nach dem Sprung aus 4 000 Metern Höhe

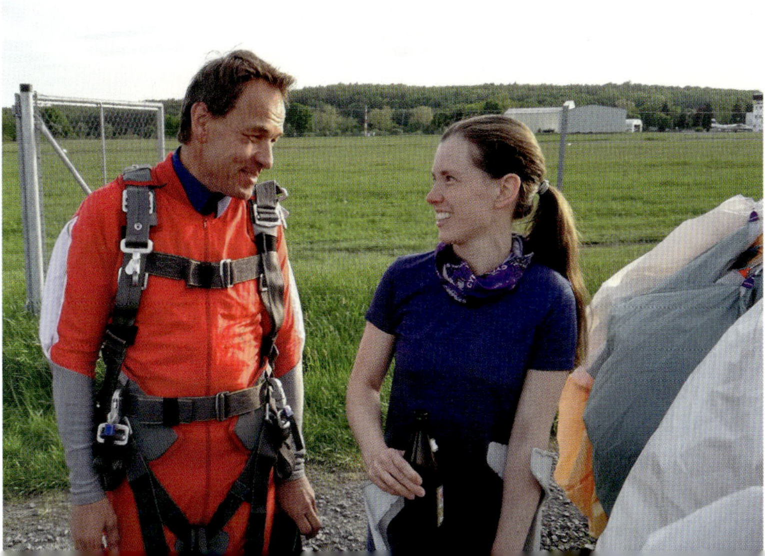

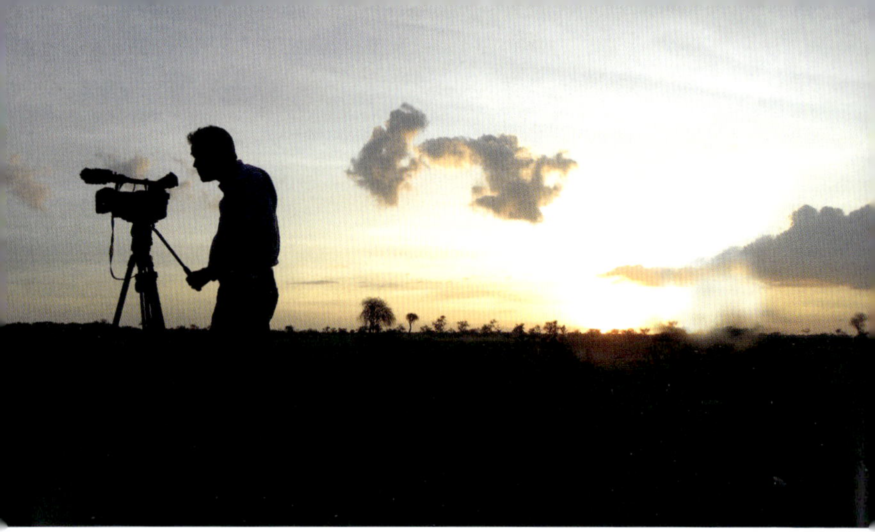

Filmen in Afrika

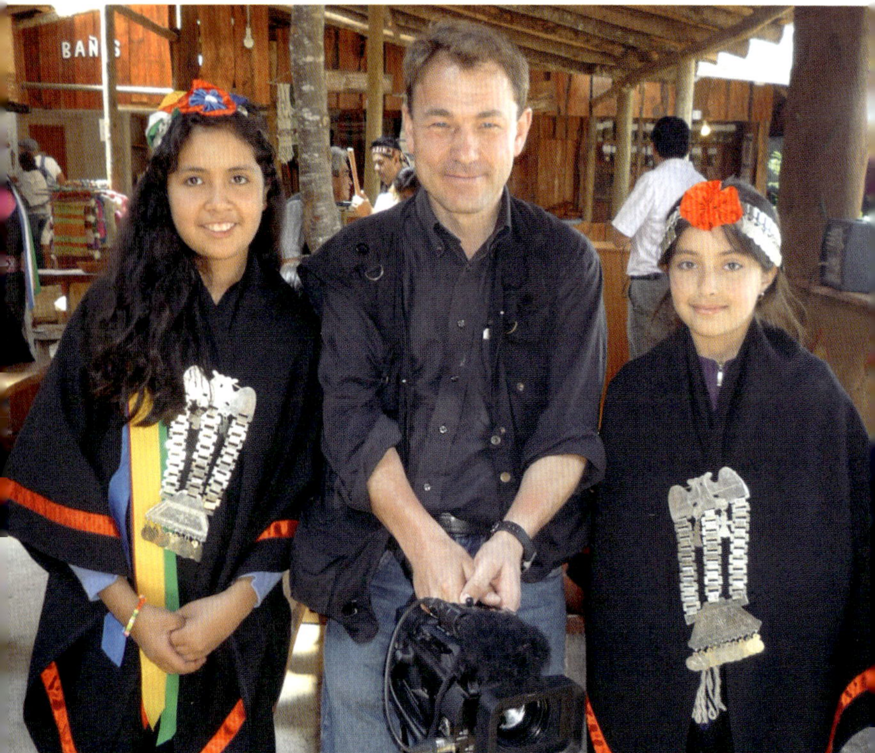

Dreharbeiten in Chile mit Mapuche-Kindern

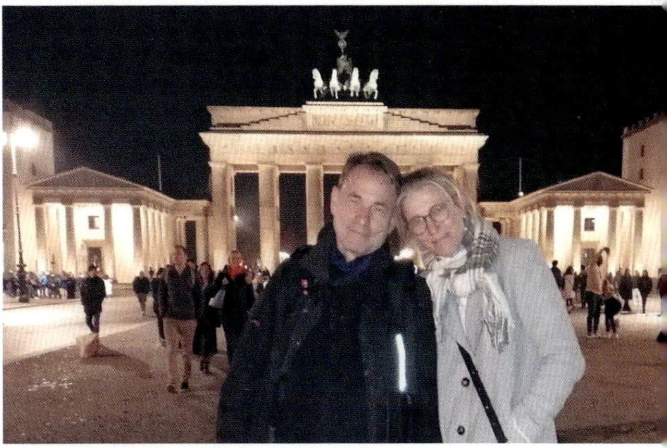

Nach der Hauptprobe von *Wir sind Erde* in Berlin

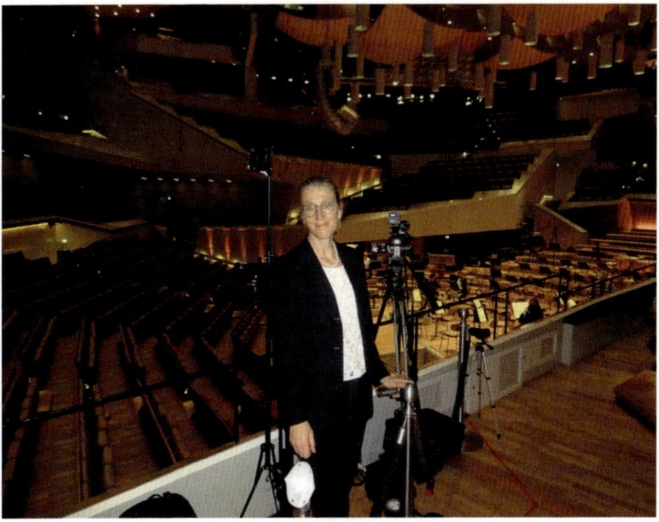

Vorbereitung für die Premiere in der Berliner Philharmonie

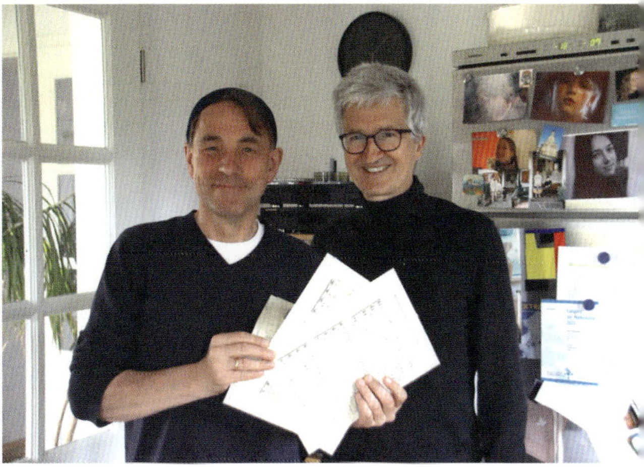

Markus Vogt übergibt das für mich komponierte Hornquartett

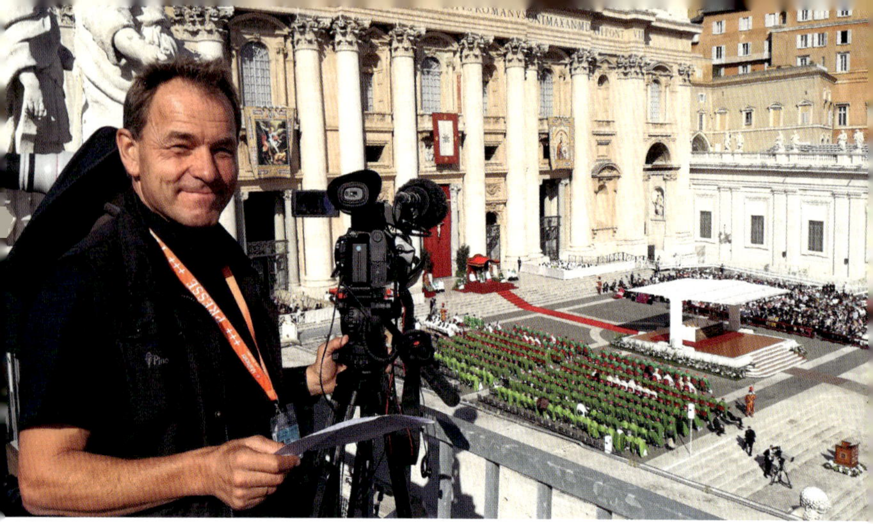

Traumhafte Bühne: Filmaufnahmen beim Bischofstreffen auf dem Petersplatz

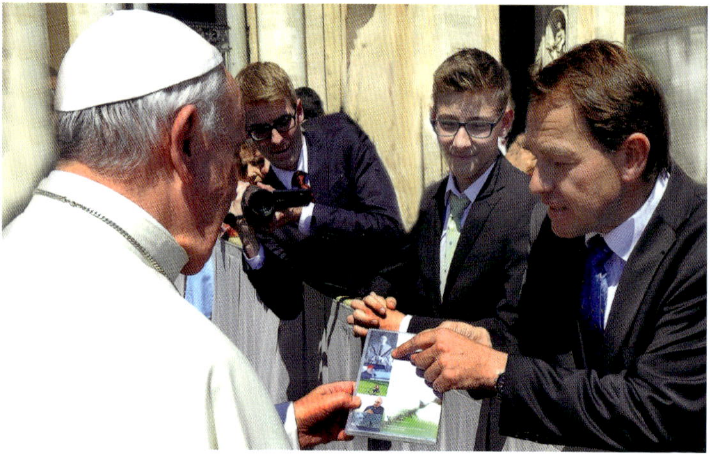

Interessierter Pontifex: Übergabe des Karl-Leisner-Filmes an Papst Franziskus, zusammen mit den beiden Darstellern Paul und David

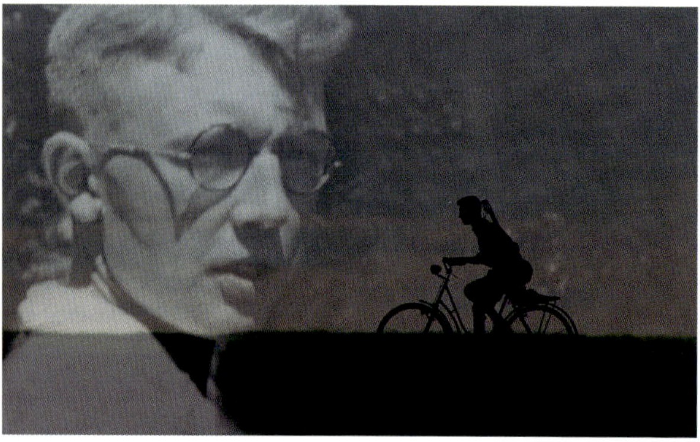

Original und Darsteller: Karl Leisner als Schüler und David auf dem Fahrrad

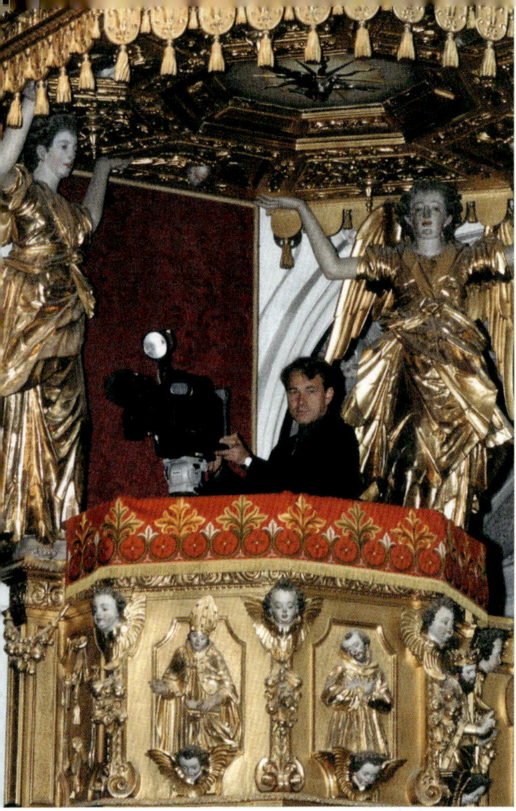

Ideale Kameraposition:
Aufnahmen bei der
Priesterweihe in Freising

Bilder von längst Toten:
Die ausgestorbenen Feuerlandindianer

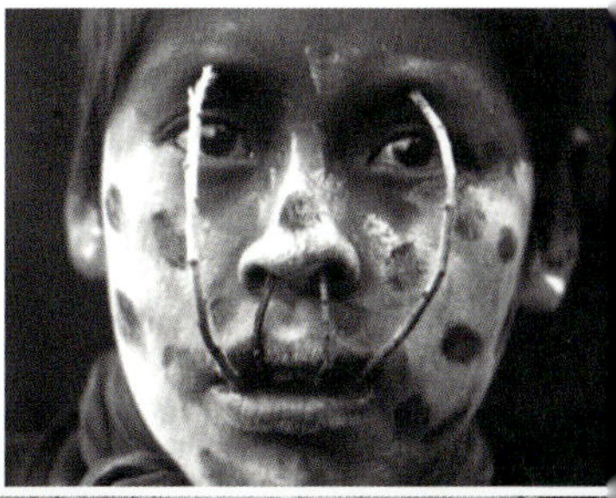

Im Eis: Gletscher auf der Fahrt nach Feuerland

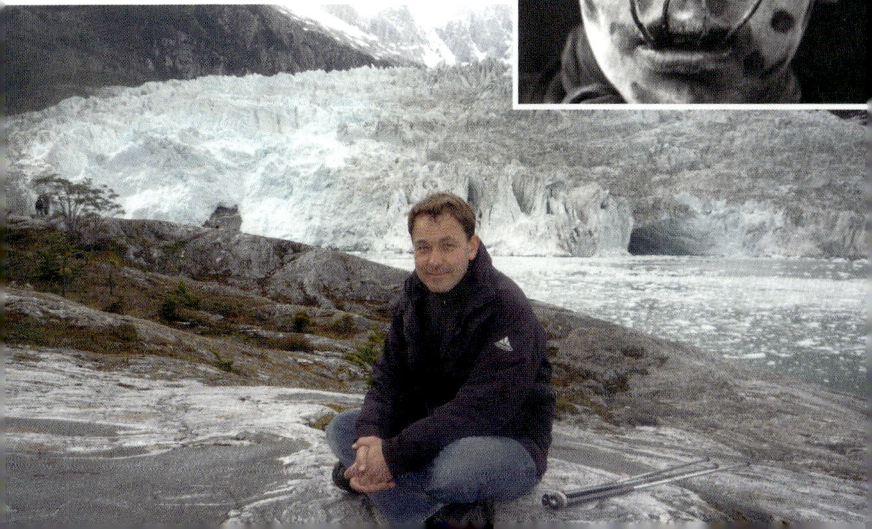

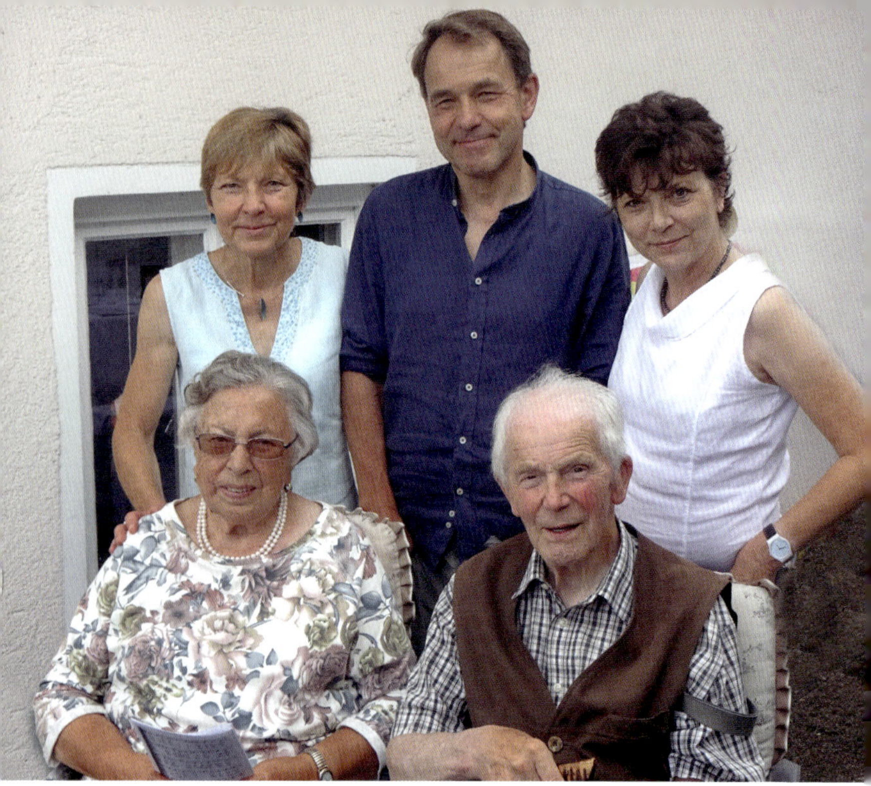

Familie 2022: Anna, ich und Elisabeth hinter Mama und Papa

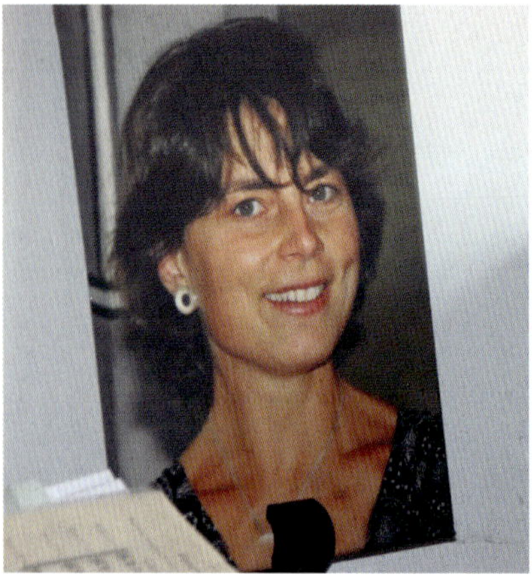

Schwester Maria kurz nach ihrer Erkrankung. Sie starb im Februar 2012 im Alter von 43 Jahren

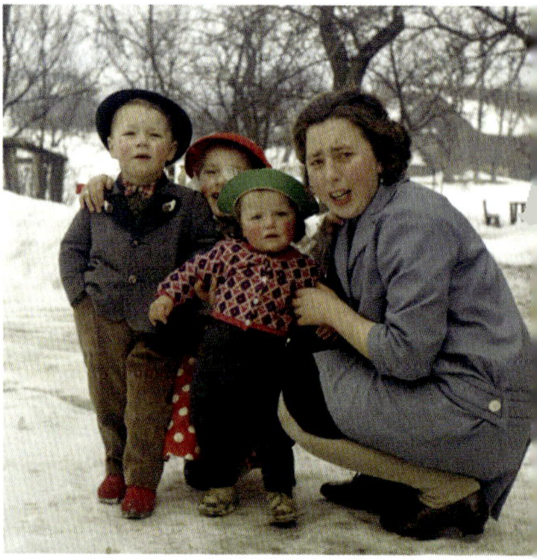

Familie 1964: Mama mit Anna, Elisabeth und mir

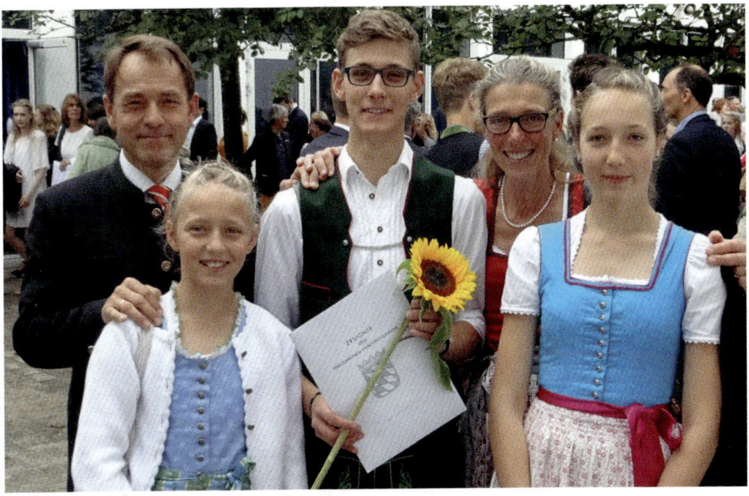

Abiturfeier von David 2018

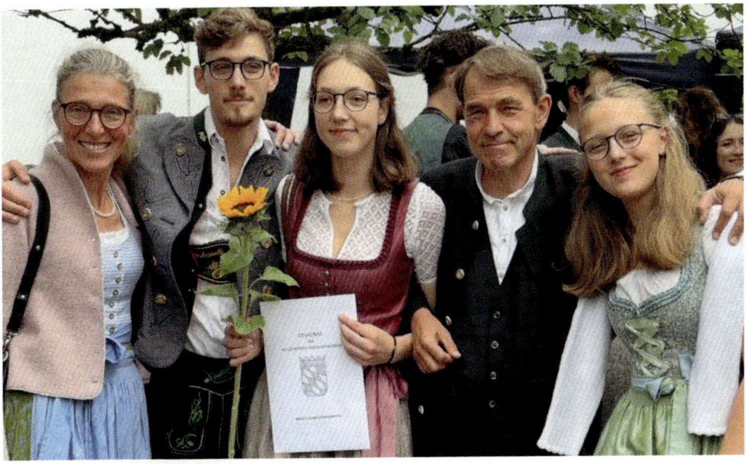

Abiturfeier von Marie 2023

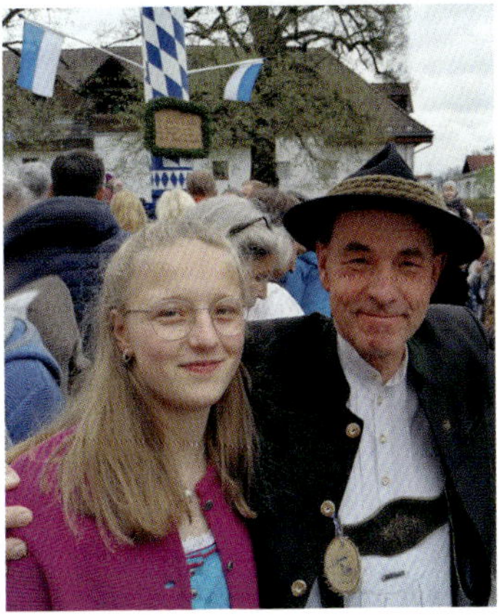

Anvisiert: Abiturfeier
von Lucia 2026

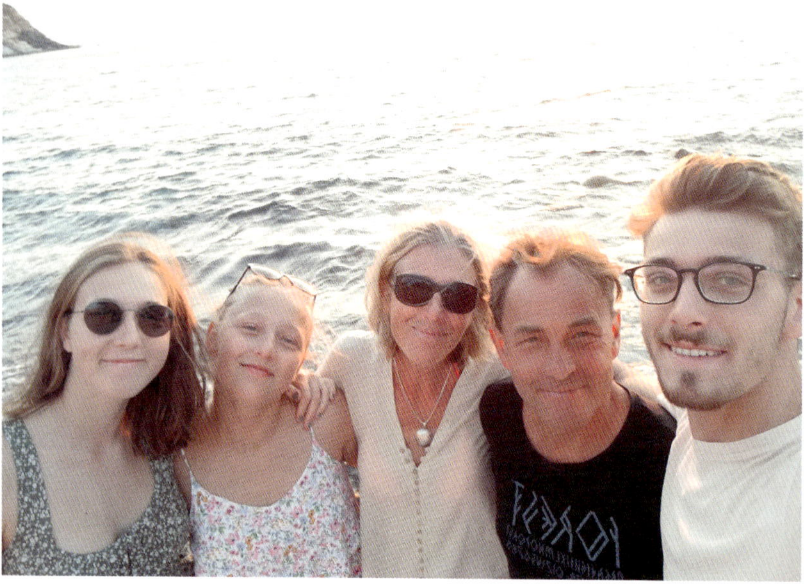

Am Meer auf Elba im Sommer 2023

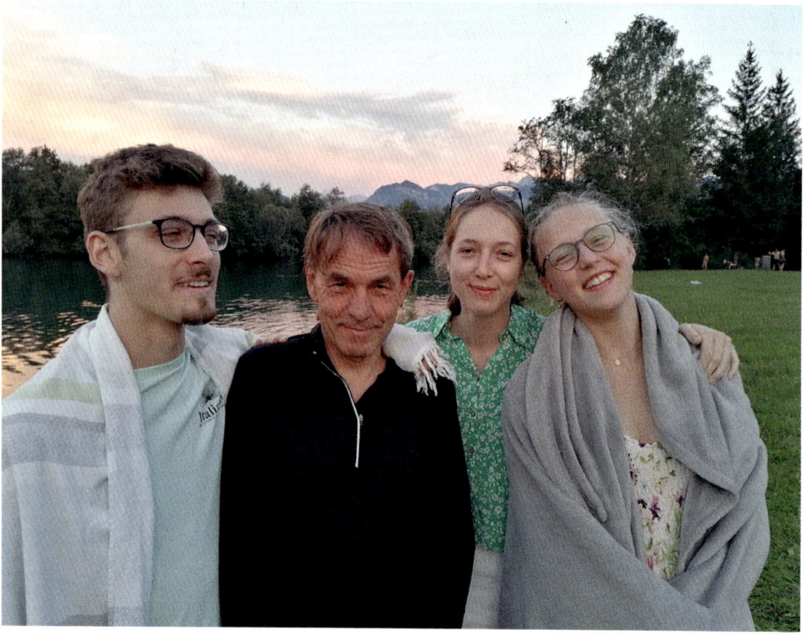

Mit den Kindern im Abendlicht

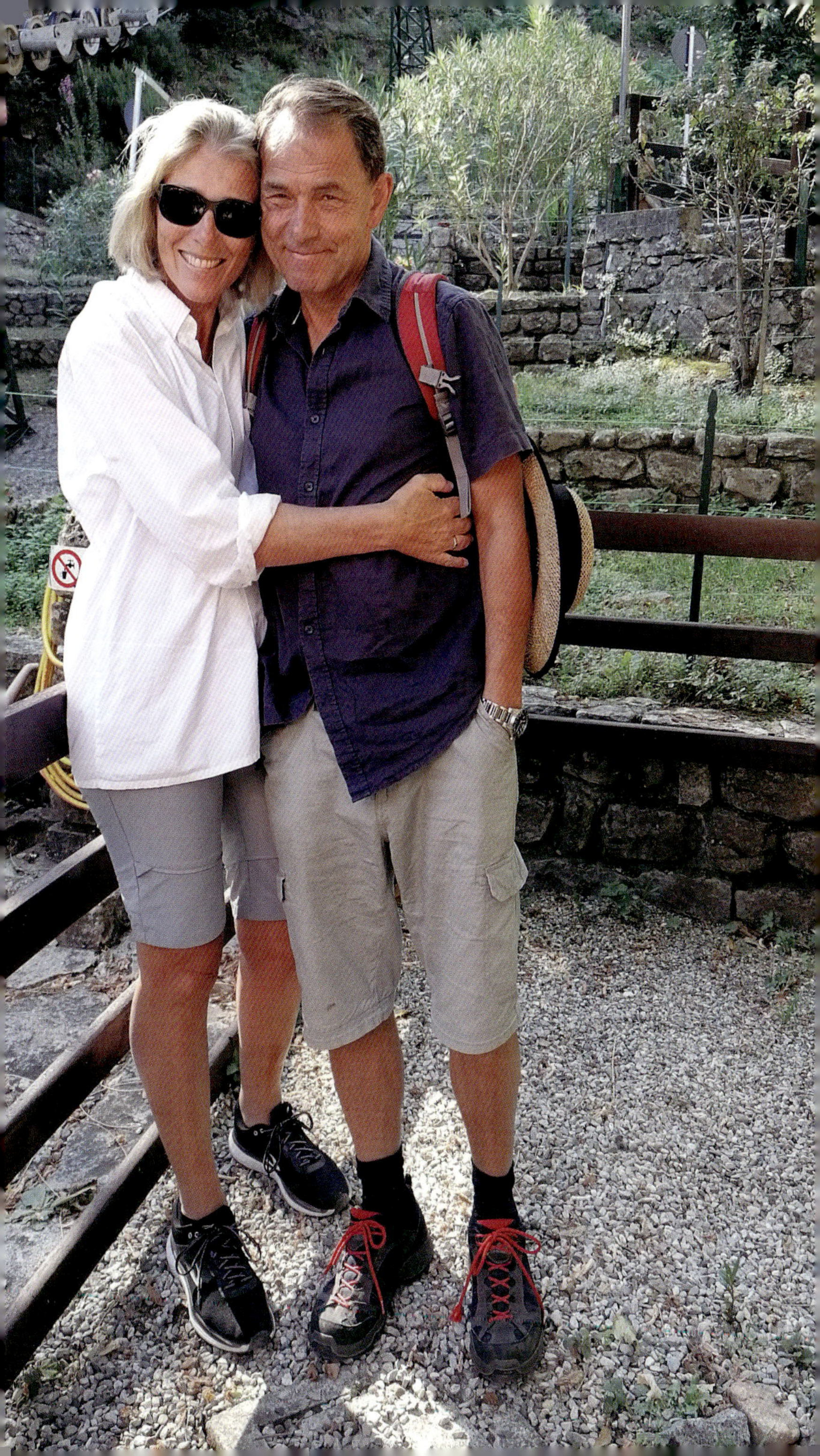

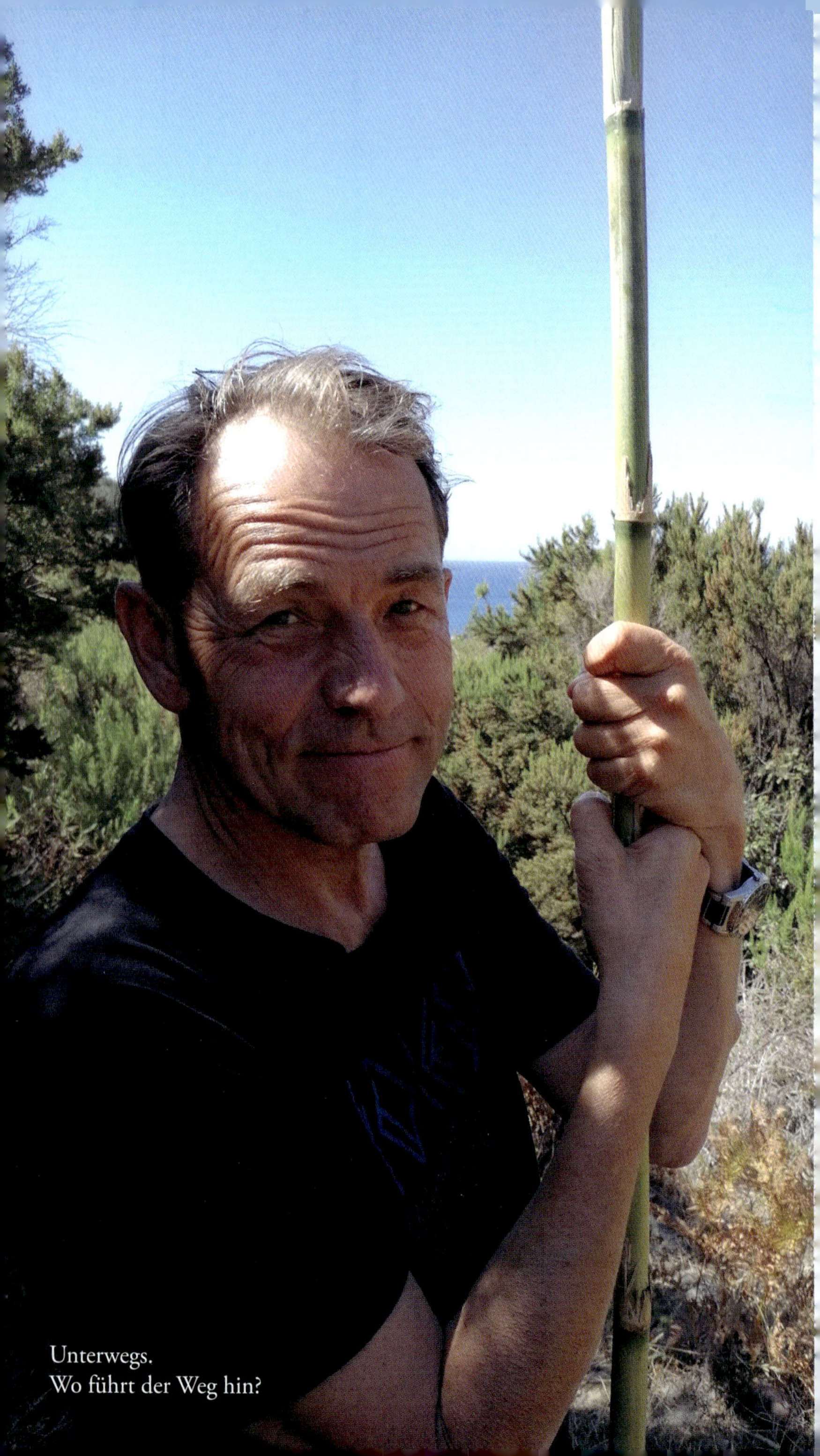

Unterwegs.
Wo führt der Weg hin?